圖解中醫藥概論

大專用書 ⑤

編著：林宗輝 博士

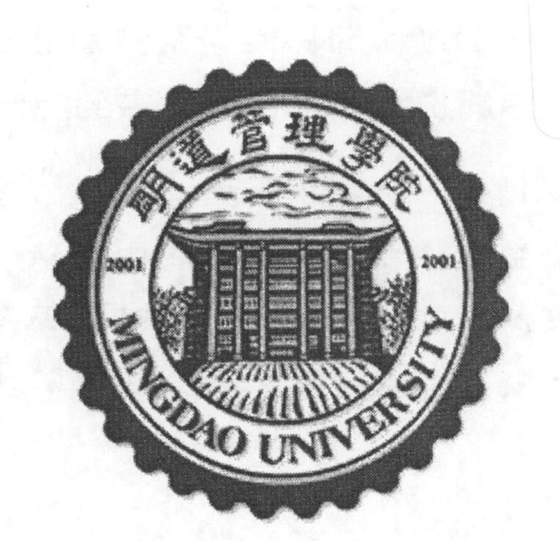

明道管理學院休閒保健學系/發行

文興出版事業有限公司/出版

校長序

明道管理學院位於彰南平原，創辦於西元2001年，立校以來，在全體師生的共同努力下，本校榮獲了教育部2004年評鑑全國大學院校，在「校務發展」、「教學輔導」、「一般行政」等三方面之優等，在科系的設立方面，本校大膽以新世紀的新思維創設了全國首創之「數位設計」、「時尚造形」、「休閒保健」、「精緻農業」等學系，其中休閒保健學系的努力方向在培養休閒保健的專業指導人才，確實結合休閒運動、保健養生與經營管理三位一體。在未來的休閒產業規劃與經理人才的培訓中，明道休閒保健學系特別著重保健醫學基本能力的建立，以創造優質休閒產業的特色與更高的附加價值。

本書作者林宗輝博士，專精中醫藥學，並任教於本校休閒保健學系，今其為了完備學生上課之教材，特將中醫藥學分為15章，作系統性的編寫，其內容更加入許多圖解，可使莘莘學子更易進入中醫藥之殿堂。值此書付梓之際，喜悅之餘，特撰此序，以為推薦。

明道管理學院校長

汪大永

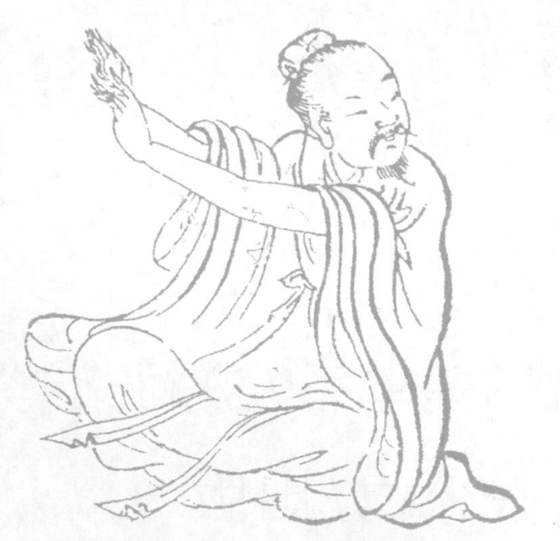

系主任序

本書作者林宗輝博士因家學淵源，自幼即研習中醫藥知識，其從學士到博士的研究，都在臺灣中醫藥的發源地－中國醫藥大學完成，中國醫藥大學不僅孕育了臺灣中醫藥的產生，更是目前臺灣中醫藥研究之重鎮。

在學期間，林博士除了專心於醫藥之研究，亦參與許多校外之教學，更有感於臺灣所用中藥材多數自中國大陸進口，其教學極重視臺灣本土藥用植物之應用推廣。幾年前，本系有幸聘請林博士擔任休閒保健學系之教職，其上課教學認真，資料詳盡，氣氛又輕鬆活潑，深獲學生們的好評。

今聞林博士為了增加其所授「中醫藥概論」課程的豐富性，欲將其多年來研究中醫藥知識的心得，彙集成冊，余翻閱書稿後，發現其內容不僅敘述傳統中醫藥概念，亦加入現代科學之研究知識，而許多難懂的中醫藥觀念(例如：藥物與病證的關係)，都採用圖表化，相信本書的印行，不但適合作為醫藥保健相關科系之教科書，更是一般喜好中醫藥讀者們的最佳入門讀物，樂為之序。

明道管理學院休閒保健學系主任

洪李芬

作者序

台灣今日經濟繁榮，人民生活富裕，生活品質不斷提升，而且長壽已不再是夢想，每人活個七、八十歲是輕而易舉的事。但要有健康的身體，活著長久才有意義，才能追逐夢想，享受生活，所以現代人除了重視工作賺錢外，更重視休閒、以及保健養生。

中國傳統中醫藥除了治病外，其實也是蘊含豐富的養生知識，值得大家一起深入研究。但是大家對中醫藥的印象是高深莫測，難以捉摸，尤其是那麼多的書籍，那麼多的古字，都是會令人止步。

本書「圖解中醫藥概論」以現代醫學觀點，並加入圖示說明來檢視中醫藥學，內容由中醫藥的基本哲學內涵開始，再是中醫的診斷學與治療法則介紹，最後則是方劑與中藥的基礎認識，共分十五章，期盼為中醫藥學的初學者開啓一扇窗。

藥學博士 林宗輝

謹識於明道管理學院休閒保健學系梅426研究室

二○○六年二月

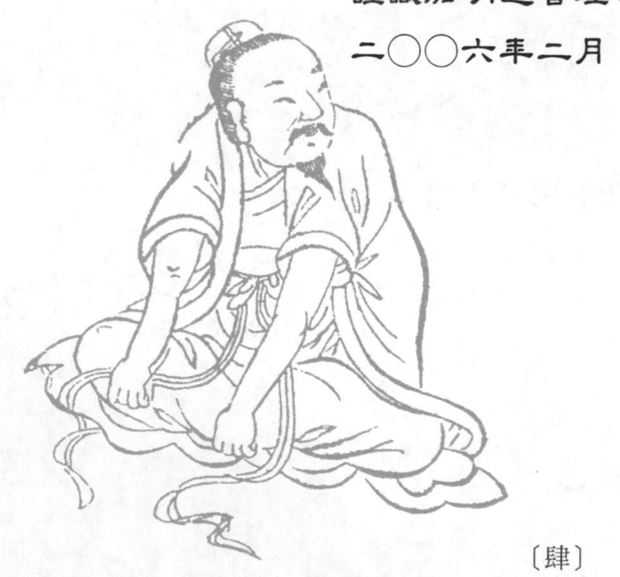

目錄

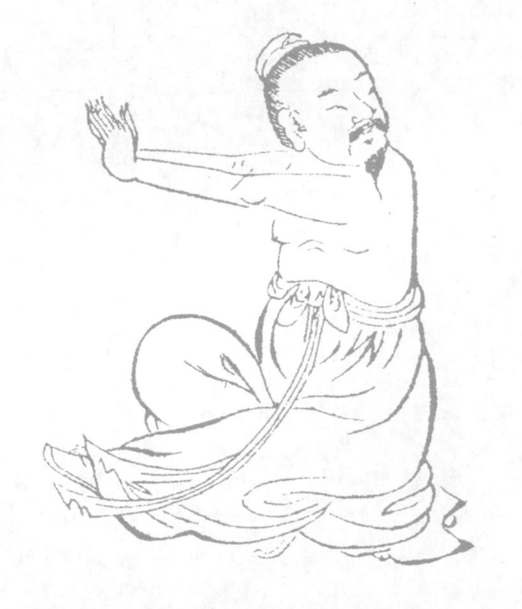

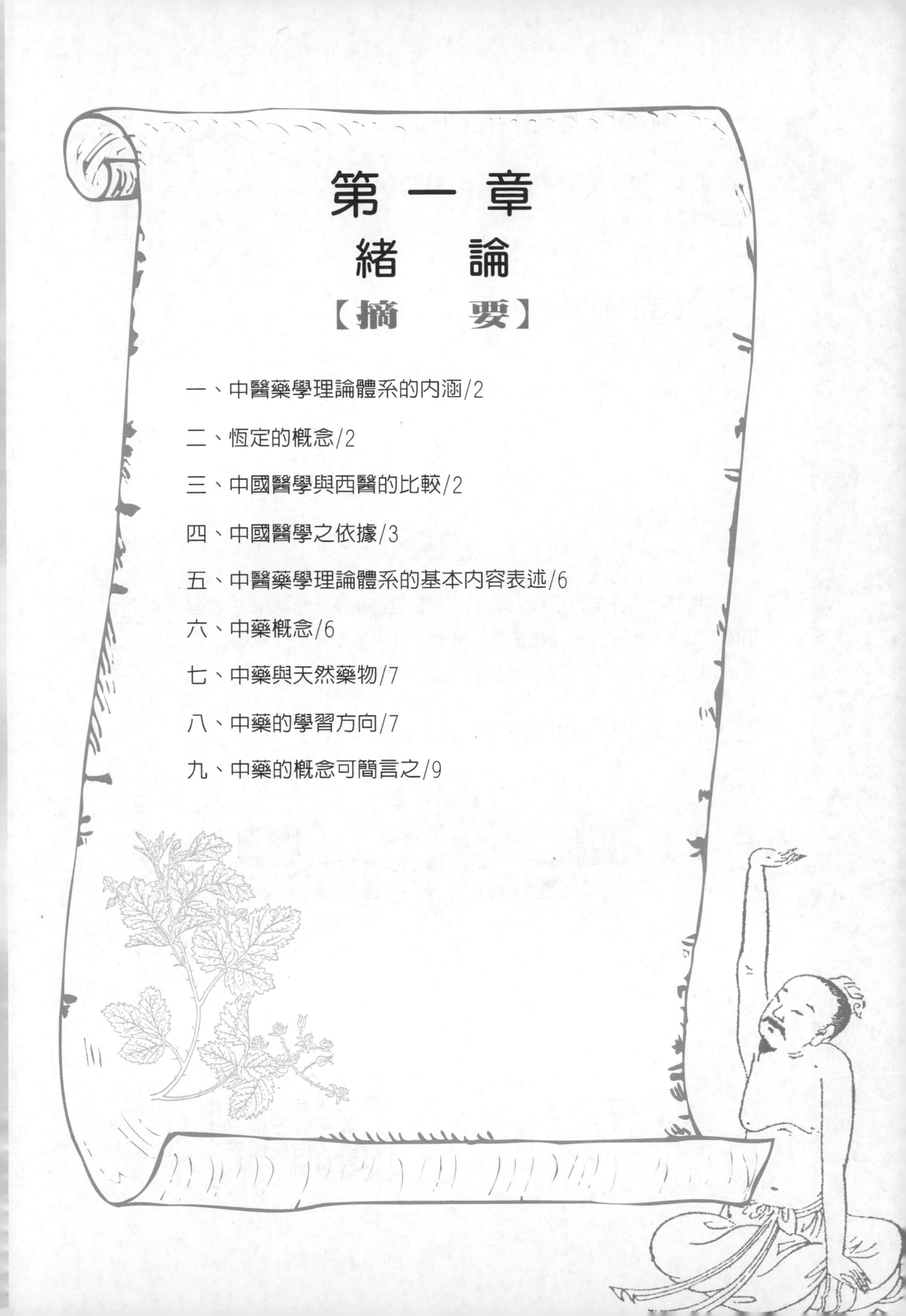

第一章
緒論

【摘　要】

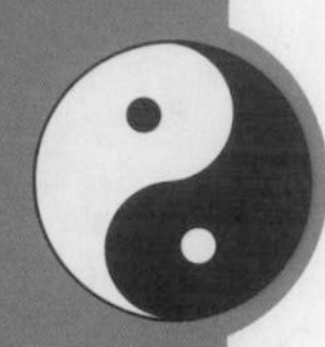

一、中醫藥學理論體系的內涵

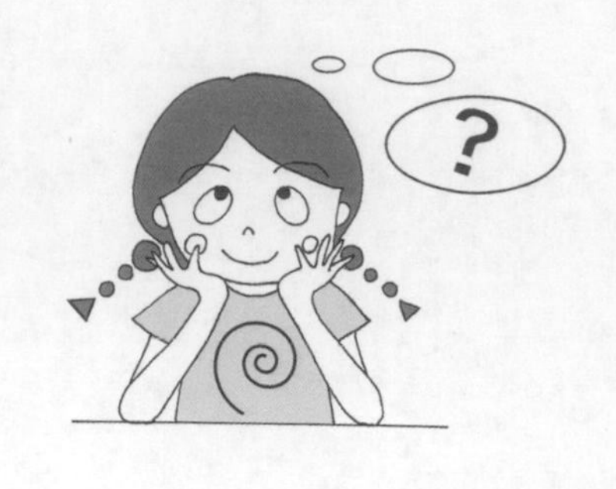

・什麼樣的醫藥學理論之體系稱作中醫藥學理論體系呢？

・中醫藥學體系具備哪些基本內容？

二、恆定的概念

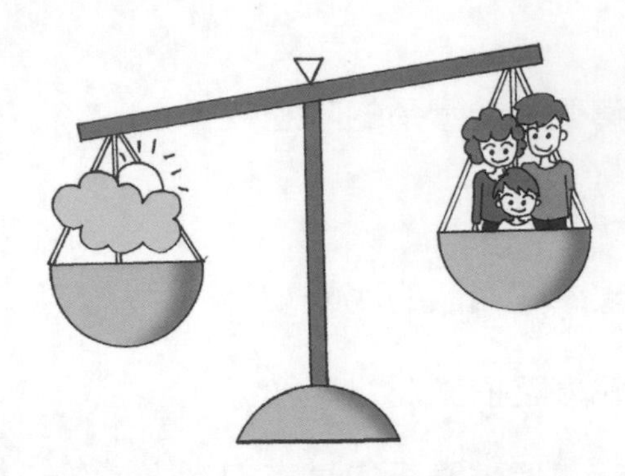

中國醫學講究的是天人合一，除了身體本身的狀況外，還重視與大自然相處之間的道理，是一種平衡的概念，即所謂恆定的意義，人要與大自然平衡，要配合大自然的變化調整至恆定健康的狀態。

三、中國醫學與西醫的比較

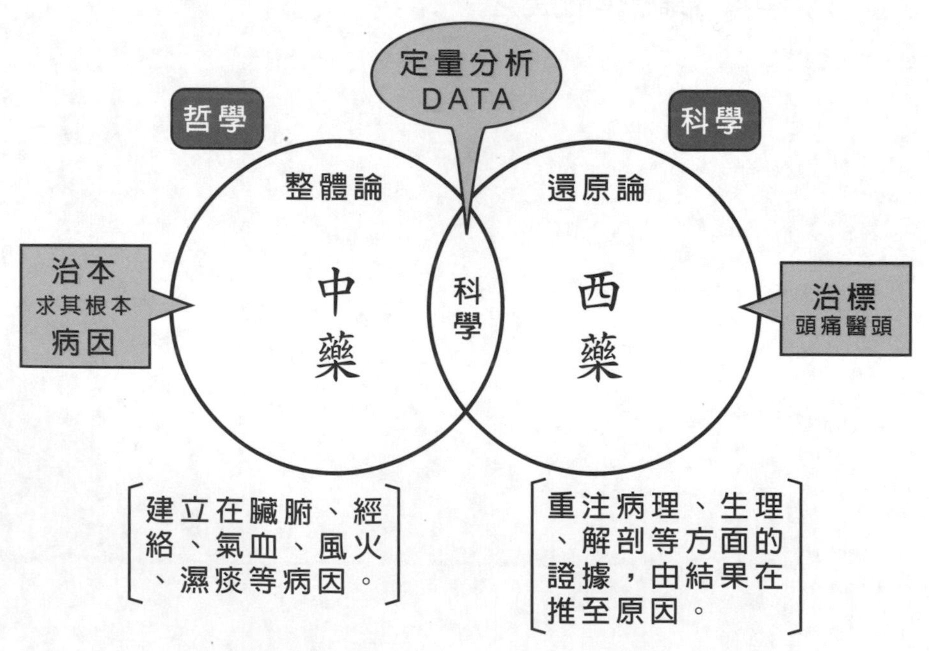

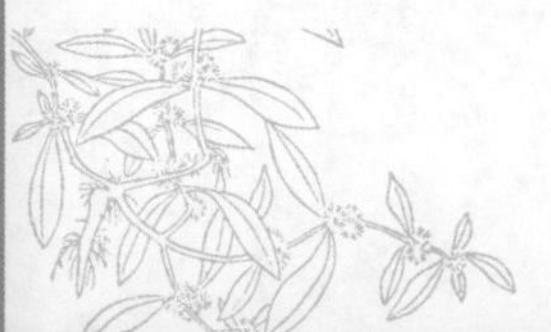

今日爲科技進步的時代，凡事講究時間，要求效率，生病就醫亦是。以現代醫學（西醫）而言，確實爲人類延長了壽命，但對於許多的慢性疾病，依然無法藉由西醫的治療而有效的根治，只能治標以維持生命。其實中國醫學對於治病與調養身體，所強調的是治本，要將病源根治。

中西醫學各有所長，學習中醫藥的基礎，當然要了解中醫藥的特點，此外亦要知道西醫藥的專長，如此才能知己知彼，百戰百勝。

四、中國醫學之依據

・古典醫書一如「黃帝內經」、「神農本草經」。

◆「黃帝內經」介紹

・「黃帝內經」是戰國時代的著作，為中國醫學初級的典籍；是一部精采的養生著作經典，重視天人合一的養生方法。

・「黃帝內經」指出人與天、地相對應，養生者必須「 順四時而適寒暑」、「安居處」、並提出「法於陰陽，和於術數」、「春夏養陽，秋冬養陰」等一系列的養生原則。

・「黃帝內經」主張從適勞逸、慎飲食等方面來養形，並且更重視七情、靜思慮等方面來養神。

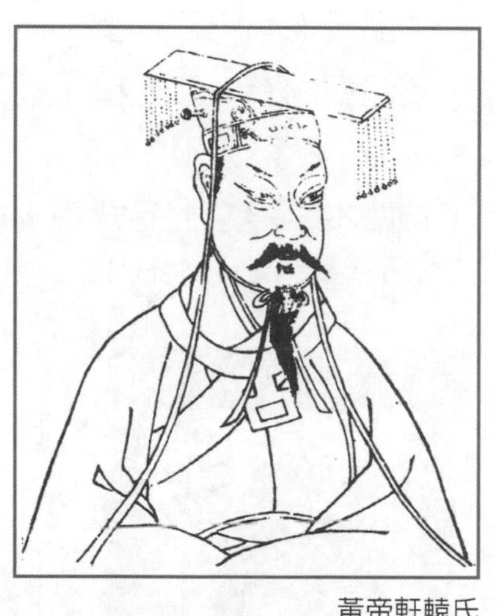

黃帝軒轅氏

黃帝內經靈樞卷第五

經脈第十

雷公問於黃帝曰禁脈之言凡刺之理經脈爲始營其所行制其度量內次五藏外別六府願盡聞其道黃帝曰人始生先成精精成而腦髓生骨爲幹脈爲營筋爲剛肉爲墻皮膚堅而毛髮長穀入于胃脈道以通血氣乃行雷公曰願卒聞經脈之始生黃帝曰經脈者所以能決死生處百病調虛實不可不通

肺手太陰之脈起于中焦下絡大腸還循胃口上膈屬肺從肺系橫出腋下下循臑內行少陰心主之前下肘中循臂內上骨下廉入寸口上魚循魚際出大指之端其支者從腕後直出次指內廉出其端是動則病肺脹滿膨膨而喘咳缺盆中痛甚則交兩手而瞀此爲臂厥是主肺所生病者欬上氣喘渴煩心胷滿臑臂內前廉痛厥掌中熱氣盛有餘則肩背痛風寒汗出中風小便數而欠氣虛則肩背痛寒少氣不足以息溺色變爲此諸病盛則寫之虛則補之熱則疾之寒則留之陷下則灸之不盛不虛以經取之盛者寸口大三倍于人迎虛者則寸口反小于人迎也

大腸手陽明之脈起于大指次指之端循指上廉

黃帝內經（靈樞卷）

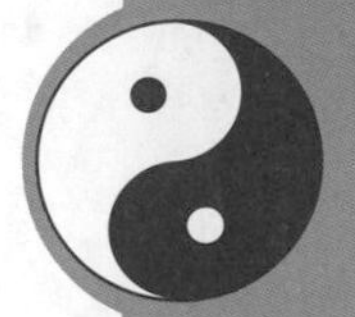

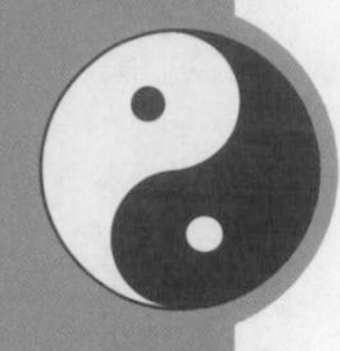

◆「黃帝內經」內容：修改現存「素問」、「靈樞」。

1.「素問」

・就生理、病理、環境衛生等加以評論之醫學概要。

2.「靈樞」

・記載解剖、生理、及詳述針的治療方法，並以陰陽、五行、氣血榮衛、臟腑、經絡等學說，成為其基幹。

◆「神農本草經」介紹

・神農本草經是東漢末年的著作，為我國最早藥物學著作。

・把藥物分類為上、中、下三品，共收載三六五味藥物。

・上品藥物有一二〇種，稱為君藥，能補養、無毒，可以多服久服。

・中品藥物有一二〇種，稱為臣藥，能治病補虛，無毒或有毒，斟酌使用。

・下品藥物有一二五種，稱為佐使藥，專主治病，能除寒熱邪氣，破積聚，多毒，不可久服。

・神農本草經之上品君藥，多服輕身，能延年益壽、青春永駐，是大家所追求的健康養生之道。

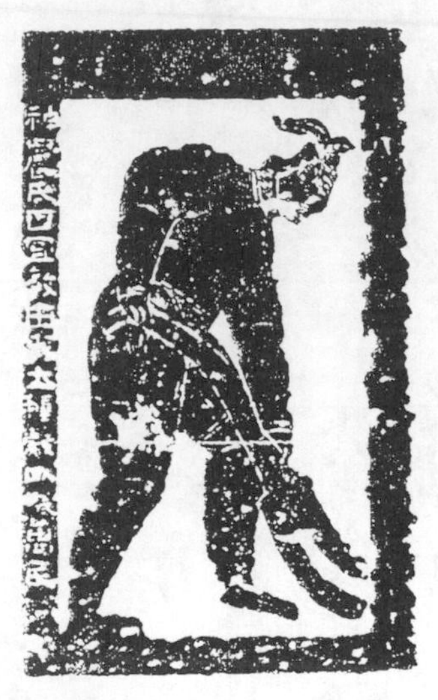

漢武梁祠石刻神農氏

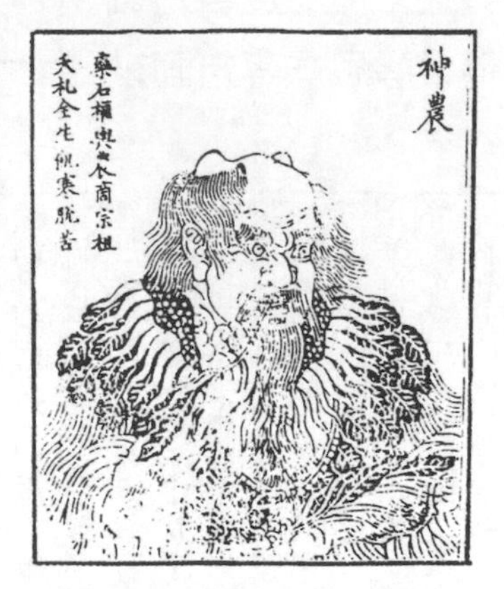

神農氏版畫（王圻《三才圖會》）

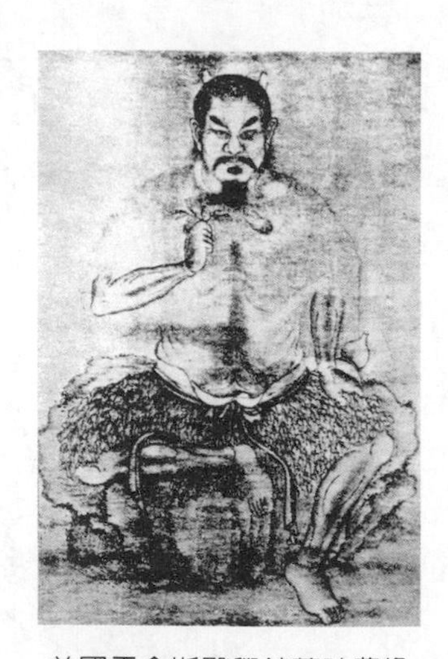

美國霍金斯醫學館藏神農像

神農本草經卷一

金山顧觀光尙之學

序錄

上藥一百二十種爲君主養命以應天無毒多服久服不傷人欲輕身益氣不老延年者本上經

丹砂　雲母　玉泉　石鍾乳

礬石　消石　朴消　滑石

空靑　曾靑

白石英　紫石英

菊花　人參

神農本草經卷二

金山顧觀光尙之學

上品

丹砂味甘微寒主身體五藏百病養精神安魂魄益氣明目殺精魅邪惡鬼久服通神明不老能化爲汞

雲母味甘平主身皮死肌中風寒熱

安五藏益子精明目久服輕身延

華一名雲英一名雲液一名雲砂

玉泉味甘平主五藏百病柔筋強骨

久服耐寒暑不飢渴不老神仙人

神農本草經卷三

中品

雄黃味苦平原衍寒字依盧本刪主寒熱鼠瘻惡瘡疽痔死肌殺精物惡鬼邪氣百蟲毒勝五兵鍊食之輕身神仙一名黃金石依盧本

雌黃味辛平主惡瘡頭禿痂疥殺毒蟲蝨身癢邪氣諸毒鍊之久服輕身增年不老

石硫黃味酸溫主婦人陰蝕疽痔惡血堅筋骨除頭禿能化金銀銅鐵奇物

神農本草經卷四

金山顧觀光尙之學

下品

孔公孽味辛溫主傷食不化邪結氣惡瘡疽瘻痔利九竅下乳汁

殷孽味辛溫主爛傷瘀血泄痢寒熱鼠瘻癥瘕結氣一名薑石

鐵精平主明目化銅

鐵落味辛平主風熱惡瘡瘍疽瘡痂疥氣在皮膚中

鐵主堅肌耐痛

《神農本草經》各卷刊頭

（清・顧觀光 輯，2006 文興出版 發行）

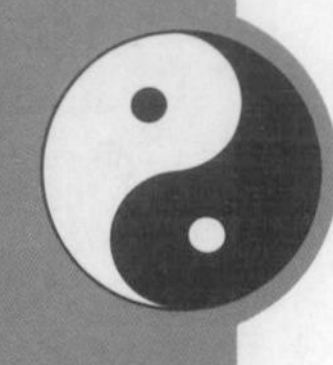

五、中醫藥學理論體系的基本內容表述

・中醫藥學是以陰陽五行學說為基礎的理論體系。

・古代哲學思想，自然界的根源太極，產生陰陽二氣。

・以陰陽五行學說解釋人與自然界的關係，由人體內部的臟腑相互關係，而在整體觀念的原則下，明分病理、診斷、預防、治療等問題。

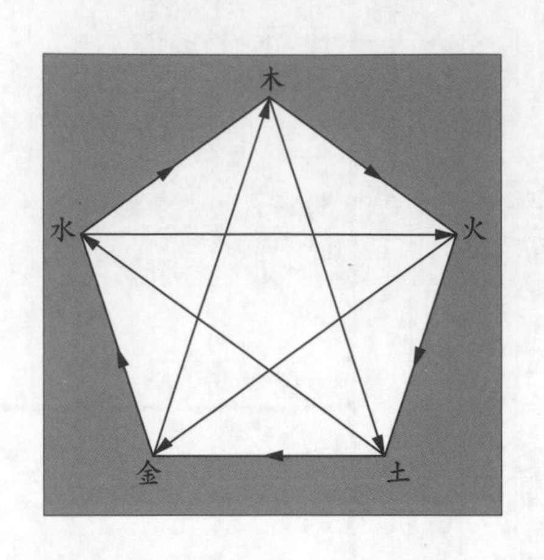

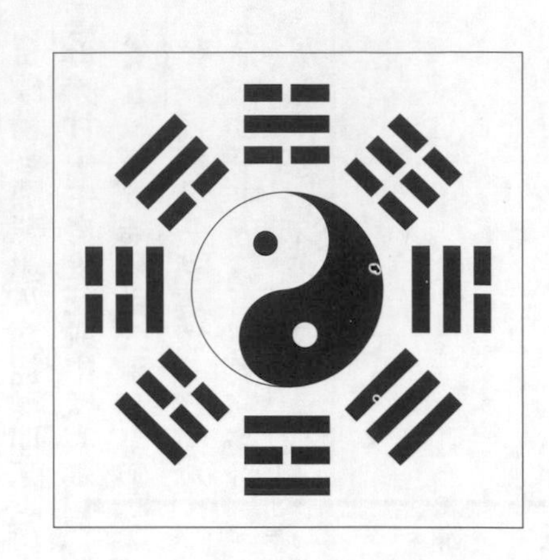

・中國醫學的解剖學：用臟腑（五臟、六腑）、經絡、衛氣營血、三焦等表示機體的功能部位。

・中國醫學的生理及病理學：以八綱—「陰、陽、表、裏、寒、熱、虛、實」來表示機體的功能狀態。

・中國醫學的診斷學：四診的「望、聞、問、切」作為了解機體表現狀況的手段。

・中國醫學的預防及治療學：以中藥來預防或治療疾病。

六、中藥概念

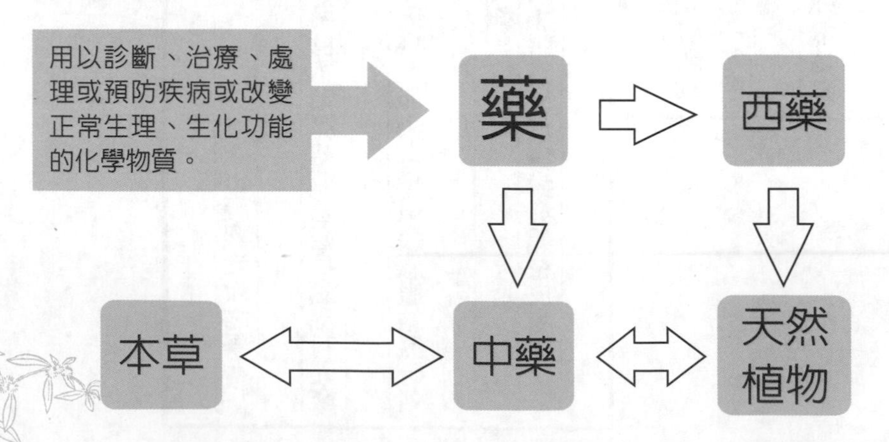

七、中藥與天然藥物

- 中藥來自天然物，包括植物、動物及礦物等三大範疇。
- 天然藥物缺乏系統的理論支持。
- 中藥具有中醫理論基礎來支持。
- 中藥藥性較天然物溫和。
- 中藥是經炮製過程。
- 「炮製」語出張仲景《金匱玉函經》：指藥材在製成各種劑型之前，經過不同的加工處理的過程。

八、中藥的學習方向

中國醫學有自己獨特的風格，學習中藥也有特殊的方法，學習中藥的範疇，以下主要將它列爲三點：

（一）藥物本身特殊性能的表述。

（二）藥物的功效以中醫藥學術語表述。

（三）藥物配合使用時，有其特有的規律。

（一）藥物本身特殊性能的表述

- 中藥的特性，即狹義的中藥藥性。
- 性味：包含四氣（寒、熱、溫、涼）、五味（酸、苦、甘、辛、鹹）。
- 歸經：包括臟腑、經絡、三焦、衛氣營血等歸經。
- 六經：太陽經、陽明經、少陽經、太陰經、少陰經、厥陰經 。
- 升降浮沉：藥效的趨勢。

升浮	有向上、向外的藥效趨勢。
沉降	有向下、向內的藥效趨勢。

（二）藥物的功效以中醫藥學術語表述

以下介紹一些術語名詞：

- 解表：即汗法，能發汗，解除風寒等表邪。可用麻黃、桂枝、薄荷、葛根等藥。

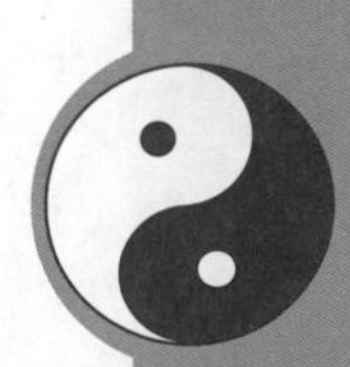

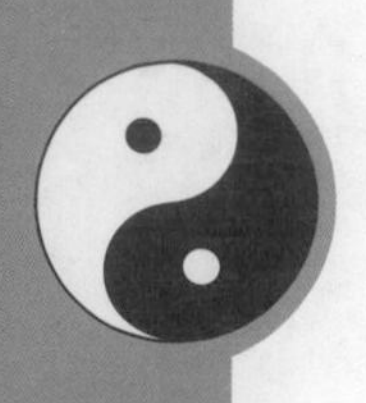

- 涼血：是清血分熱邪的方法。適用於熱性病，熱入血分，迫血妄行、吐血、衄血、便血、舌色紫絳或發斑色紫黑等症。用犀角地黃湯（犀角、生地黃、芍藥、牡丹皮）。散血是涼散血中之熱。
- 平肝熄風：是治療由於肝陽上亢而引動內風的方法。病人頭部掣痛，頭暈目眩，口眼歪斜，肢體發麻或震顫，舌頭發硬，舌體偏斜抖動，語言不清楚，甚至突然昏倒，手足拘急或抽搐，苔薄質紅，脈弦。可用鉤藤，天麻、白蒺藜、菊花、蚯蚓、真珠母、牡蠣、石決明等藥。
- 清熱解毒：火熱極盛所致，稱為"熱毒"或"火毒"。使用能清熱邪、解熱毒的藥物（如：金銀花、連翹、板藍根、紫花地丁、蒲公英、半枝蓮等藥物。）治療熱性病的裡熱盛及癰瘡、癤腫疔毒、斑疹等，即是清熱解毒法。
- 疏肝解鬱：即疏散肝氣鬱結的方法。肝氣鬱結，表現為兩脅脹痛或竄痛、胸悶不舒、或食慾不振、噁心、嘔吐酸水、腹痛腹瀉、周身竄痛、舌苔薄、脈弦。可用柴胡、當歸、白芍、香附、川楝子、延胡索、厚朴等藥物。

（三）藥物配合使用時，有其特有的規律

- 按君臣佐使關係，使各味藥共同構成一個功能整體與機體整體的功能狀況，相對應證而發揮預防治療的作用。（方劑的組成即是如此）

  藥物在配伍組方時要考慮到：
- 藥物的七情、十八反、十九畏、禁忌及毒性。

〔七情〕七情有人之七情與藥物之七情

- 人之七情：為人對外界事物的精神情志變化之反映，包含喜、怒、憂、思、悲、恐、驚等七種表現，為人之七情。
- 人之七情致病因素：是指喜、怒、憂、思、悲、恐、驚等精神活動過度強烈和持久，影響臟腑氣血的功能，或內臟先發病變，進而影響習精神活動。
- 藥物七情為藥物配伍的七種不同作用。即「單行、相須、相使、相畏、相惡、相殺、相反」等（參見《神農本草經》）。

〔毒性〕

- 《素問．五常政大論》：大毒是藥物毒性劇烈的。常毒藥的毒性次於大毒。小毒藥的毒性小。無毒藥即平性藥。

（十八反、十九畏、禁忌、毒性，請參照第十一章）

九、中藥的概念可簡言之

- 中國傳統經典（本草）所記載的天然藥物，來源包含植物、動物和礦物。
- 以中醫藥學理論體系的術語表述藥物的性能、功效和使用規律、並且按照中醫藥學理論考慮其應用時，這樣的藥物就稱爲中藥。

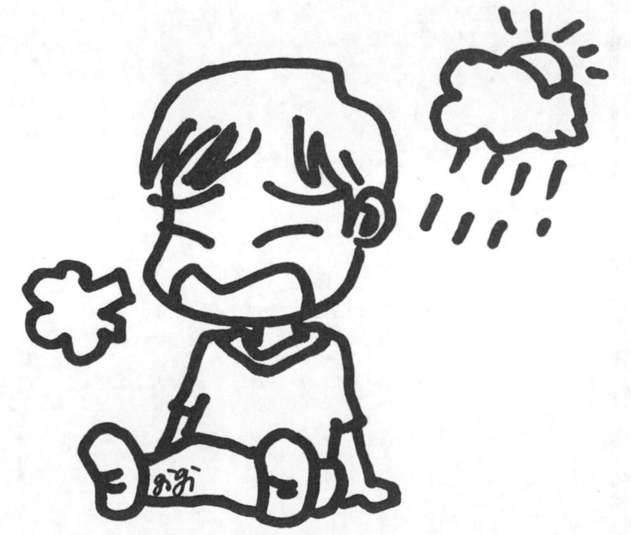

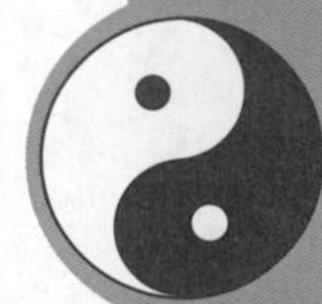

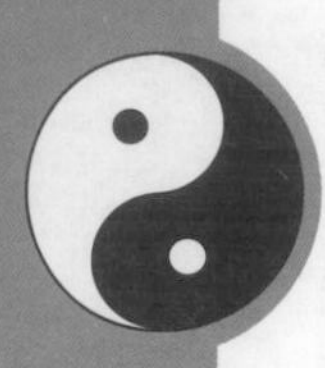

課後練習

1.試比較中、西醫學之間的差異。

2.什麼是中藥？

3.學習中藥有哪些方向？

4.中國目前發現最早的醫學和藥學著作是什麼？

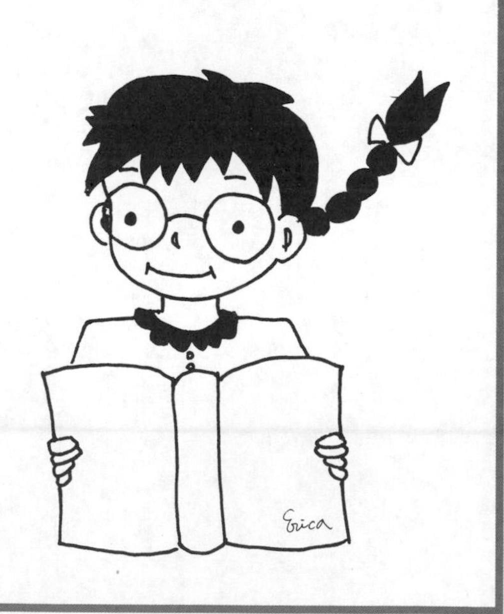

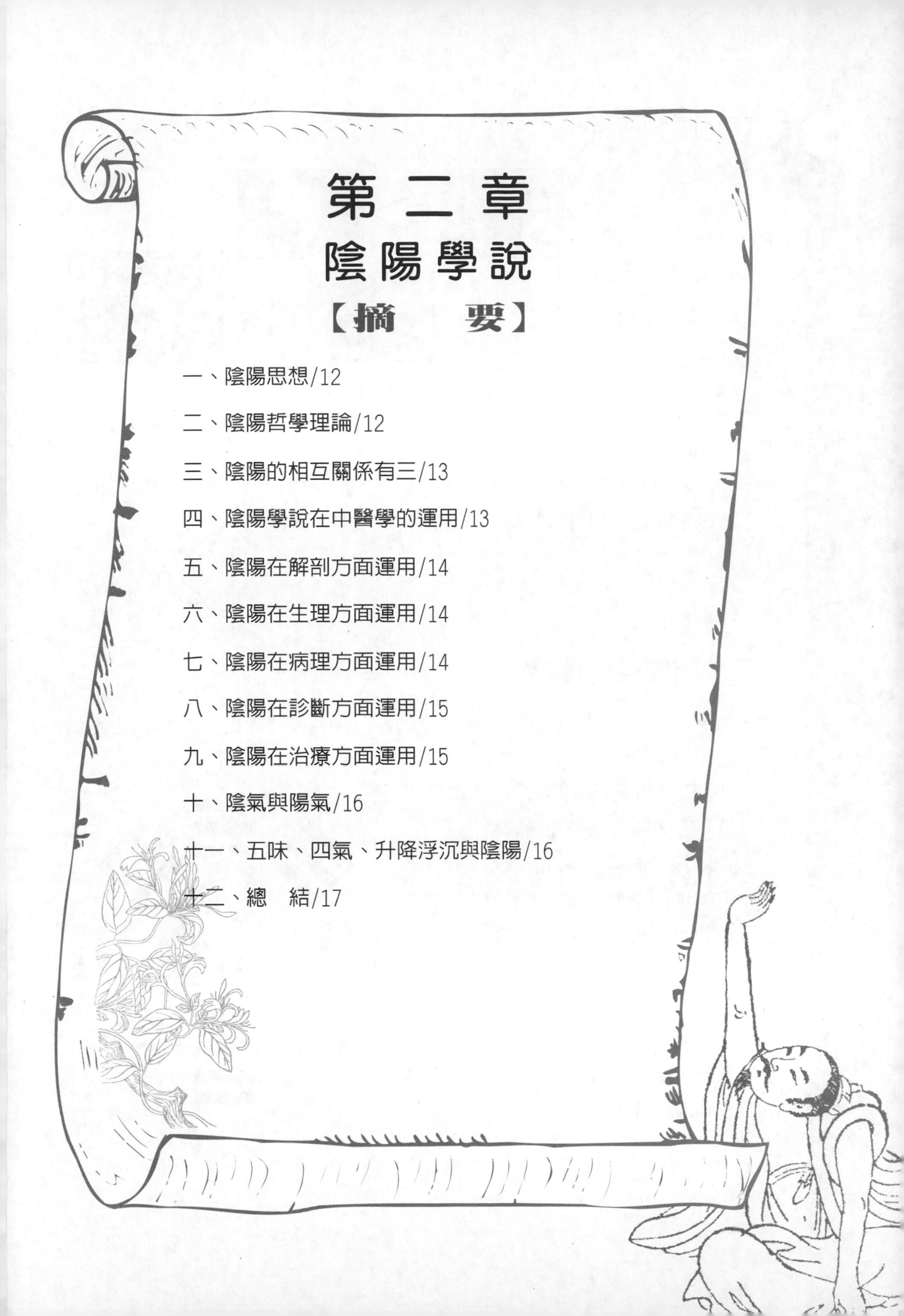

第二章
陰陽學說

【摘　要】

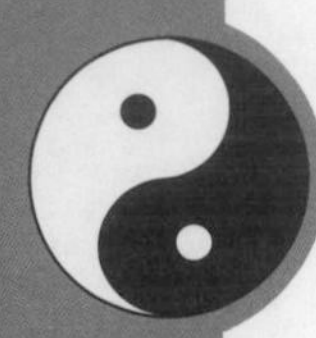

一、陰陽思想

・無極
・陰陽
・二儀(日月陰陽)
・四象(春夏秋冬)
・八卦

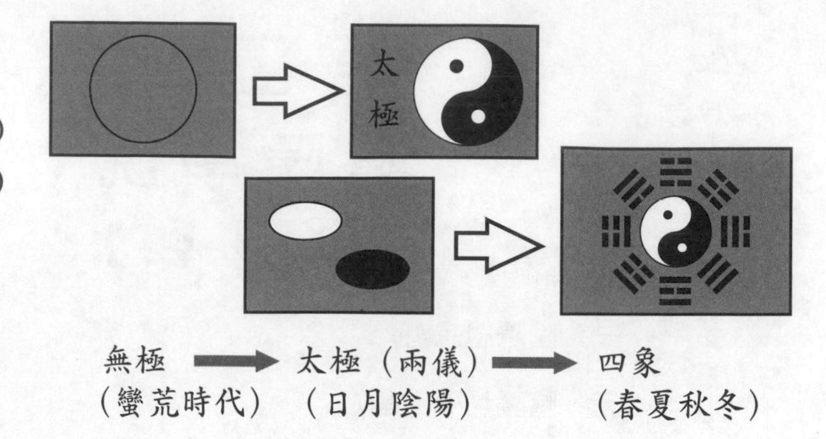

・自然界是以陰陽兩極的關係，相互依存、消長與轉化、變化萬物，如同以 2^n 級數變化，以有日月陰陽、春夏秋冬四季等變化。

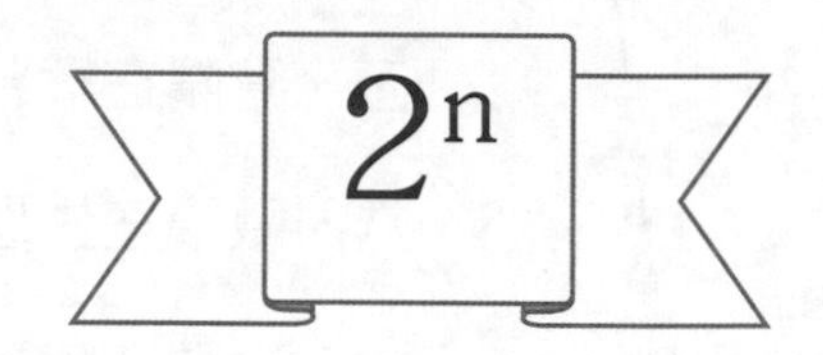

二、陰陽哲學理論

・陰陽是古代先賢對自然界萬事萬物的性質及其發展變化，做規律觀察及歸納的總結。

・中國醫學的陰陽學說是古代辨證的思想方法結合醫學經驗的產物。

・以陰陽的性質，對立與統一，消長與轉化的觀點，來說明人與自然界之間的關係，並概括中醫藥學領域裡的一系列問題。

・在中醫學理論，用陰陽學說來說明人體的組織結構、生理功能、病理變化，並歸納藥物的性能，以指導臨床辨証論治。

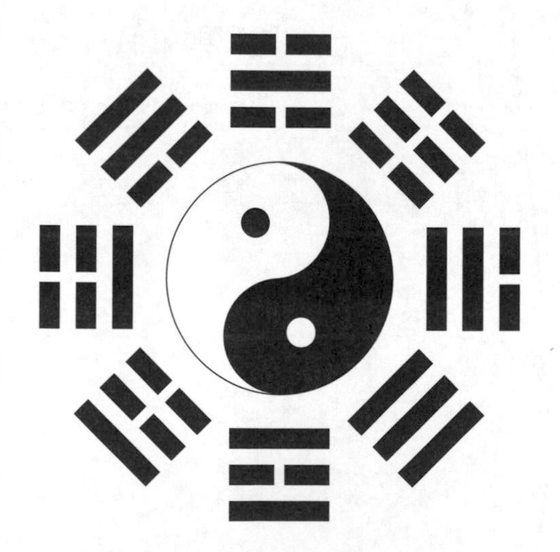

三、陰陽的相互關係有三

（一）陰陽的對立制約。
（二）陰陽的相互依存。
（三）陰陽的消長轉化。

（一）陰陽的對立制約

- 《類經．陰陽類》：「陰陽者，一分為二也。」
- 說明自然界的一切事物和現象都存在著相互對立，及屬性相反的陰和陽兩面，此即為陰陽對立。

陽	天日東南春夏晝風雷山火
陰	地月西北秋冬夜雨雪澤水

（二）陰陽的相互依存

- 《素問．陰陽應象大論》：「陰在內，陽之守也；陽在外，陰之使也。」
- 陰陽相互依存，保持平衡，是維持生命的根本條件。
- 若「孤陰不生，獨陽不長」，嚴重者出現「陰陽離決，精氣乃絶」的情況，生命就會停止。

（三）陰陽的消長轉化

- 《素問．陰陽應象大論》：「重陰必陽，重陽必陰」，「寒極生熱，熱極生寒」。即所謂〔物極必反〕。
- 陰陽二者間的變化，包括質與量兩種形式。
- 陰陽消長：是量的變化過程。
- 陰陽轉化：是量變的結果，就是變質。
- 「陽消陰長」：如陽屬之「氣」可生變化為陰屬之「血、津液」。
- 「陰消陽長」：如陰屬之「水穀精微」轉化為「氣」。

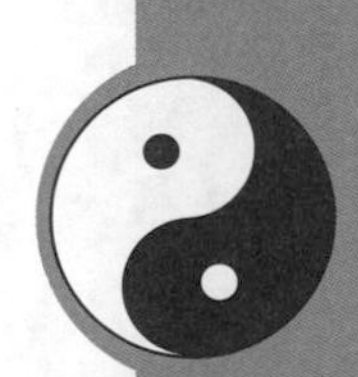

四、陰陽學說在中醫學的運用

- 陰陽的平衡是維持生命活動的基礎。

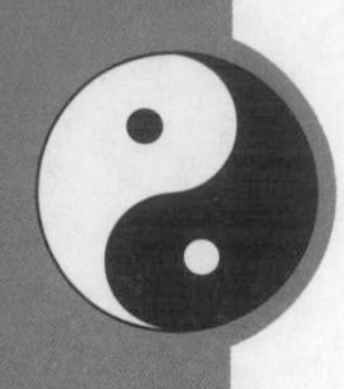

・中醫學對於人體的生理狀態，特別強調二點：

（一）陰陽必須保持平衡，陰陽的平衡是維持健康之基本條件。

（二）陰陽之間是相互依存的關係，正所謂「陰者，藏精而起亟也，陽者，衛外而為固也」。

五、陰陽在解剖方面運用

・歸納人體臟腑組織的屬性—

《靈樞・壽夭剛柔篇》：「是故內有陰陽，外亦有陰陽；在內者，五臟為陰，六腑為陽；在外者，筋骨為陰，皮膚為陽。」

・大體上：
- 陰—下部、體內、腹部、內側。
- 陽—上部、體表、背部、外側。

- 五臟：心、肝、脾、肺、腎—陰
- 六腑：小腸、膽、胃、大腸、膀胱、命門—陽

陰陽之中還有陰陽

- 陽—體表—（體表屬陽）
  - 皮膚屬陽
  - 筋骨屬陰
- 陰—體內—（體內屬陰）
  - 五臟屬陰
  - 六腑屬陽

五臟屬陰；又有分陰陽

・心—
- 心陰
- 心陽

・腎—
- 腎陰
- 腎陽

六、陰陽在生理方面運用

・《素問・生氣通天論》：「陰者，藏精而起極也；陽者，衛外而為固也。」

・陰代表著水穀精微之物質的儲藏與運用，即人體消化系統對營養物質的消化與吸收，並轉化為能量，是陽氣能量的來源。

・陽代表機能活動，起著衛外而固守陰精的作用。

七、陰陽在病理方面運用

・闡明病理變化的基本規律。

・《素問・陰陽應象大論》：「陰盛則陽病，陽盛則陰病；陽盛則熱，陰盛則寒。」

·《素問·調經論》：「陽虛則外寒，陰虛則內熱；陽盛則外熱，陰盛則內寒。」

〔陰陽偏盛〕

·採實者瀉之。

·「陰盛則寒」用「寒者熱之」法，並以益陽兼顧之。

·「陽盛則熱」用「熱者寒之」法，並以益陰兼顧之。

〔陰陽偏衰〕

·採虛者補之。

·「陽虛則寒」用「益火之源，以消陰翳」。

·不宜用辛溫發散藥以散陰寒，而要用扶陽益火之法，以消退陰盛。

·「陰虛則熱」用「壯水之主，以制陽光」。

·不宜用寒涼藥直折其熱，要用滋陰壯水之法，以抑制陽亢。

〔邪氣（外因）〕

·外來影響生病的原因。

·六淫： 為風、寒、暑、濕、燥、火（熱）等六種不正之氣。

·陽邪： 為風邪、暑邪、火（熱）邪、燥邪。

·陰邪： 為寒邪、濕邪。

八、陰陽在診斷方面運用

·《素問·陰陽應象大論》：「善診者，察色按脈，先別陰陽。」

·陰陽是對病症屬性歸類的總綱，把陽證與陰證作爲總體的鑑別要領。

九、陰陽在治療方面運用〔原則—損有餘，補不足〕

·調整陰陽相對平衡的原則：確定瀉其有餘，補其不足，如《素問·至眞要大論》：「寒者熱之，熱者寒之」；又如《素問·陰陽應象大論》：「陽病治陰，陰病治陽。」等。

·藥物的性能、針灸的手法等，均有相應的陰陽屬性。在臨床上，須注意證之陰陽與治之陰陽的關係。

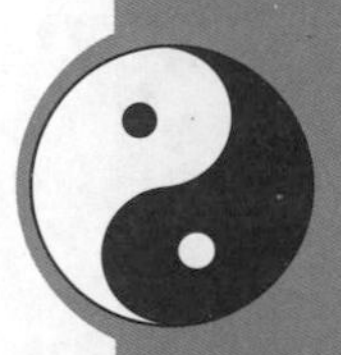

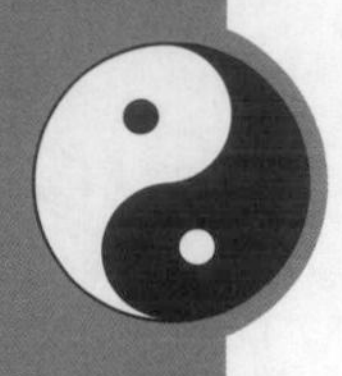

· 綜合說明：陰陽是中醫藥學基礎理論的重要組成，也是總結臨床經驗的工具。

· 注意：陰陽學說只能根據一些直覺的體驗來對事物內部的相互關係作粗略的說明。

十、陰氣與陽氣

· 「陰氣」與「陽氣」是相對應的：

· 陰氣與陽氣泛指它們是事物的兩個對立面之一。

· 就機能與物質來說：陰氣指物質，陽氣指機能。

· 就臟腑機能來說：五臟之氣為陰氣，六腑之氣為陽氣。

· 就營衛之氣來說：營氣為陰氣，衛氣為陽氣。

· 就運動的方向和性質來說：行於內裏的，向下的，抑制的、減弱的、重濁的為陰氣；行於外表的，向上的、亢盛的、增強的、輕清的為陽氣。

	陽氣	陰氣
就兩個對立面而言	陰氣	陽氣
就機能與物質而言	機能	物質
就臟腑機能而言	六腑	五臟
就營衛之氣而言	衛氣	營氣
就運動的方向和性質而言	行於外表的，向上的、亢盛的、增強的、輕清的	行於內裏的，向下的，抑制的、減弱的、重濁的

十一、五味、四氣、升降浮沉與陰陽

中藥之特性五味四氣、升降浮沉與陰陽的關係如下表整理。

	四氣	五味	升降浮沈
陽	溫、熱	辛、甘、淡	升、浮
陰	寒、涼	酸、苦、鹹	降、沉

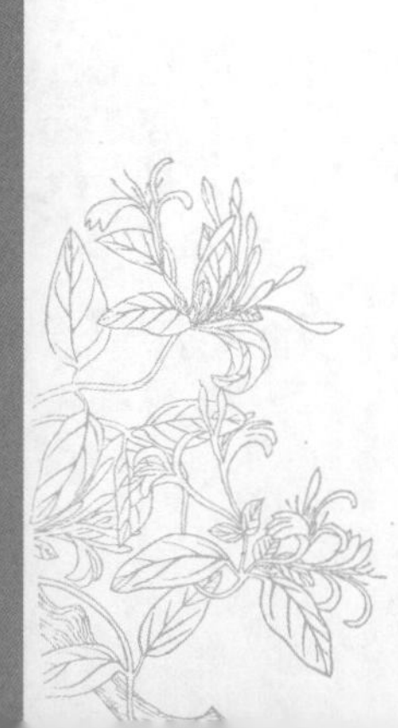

十二、總　結

- 陽盛者瀉熱，陰盛者祛寒。
- 陽虛者扶陽，陰虛者補陰。
- 陰陽要恢復到平衡，並協調至正常狀態。

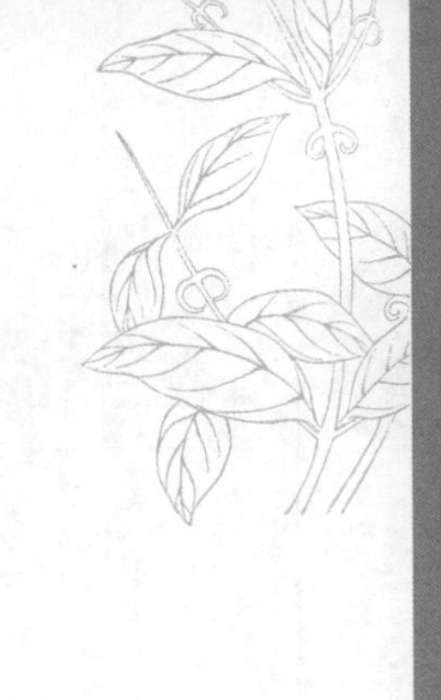

〔滋陰藥〕

- 黃精、女貞子、天門冬、阿膠、麥門冬、石斛、沙参、玉竹、百合，旱蓮草、龜板、鱉甲、桑寄生等。

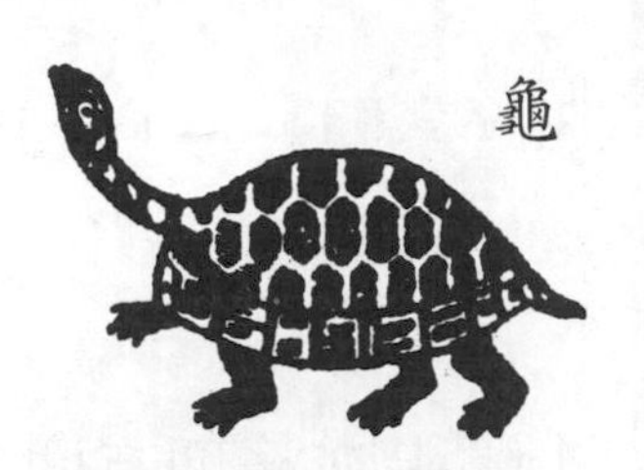

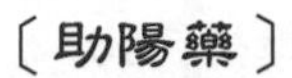

- 菟絲子、補骨脂、核桃仁、巴戟天、肉蓯蓉、山茱萸、杜仲、鹿茸、狗脊、鎖陽、續斷、冬蟲夏草、附子、肉桂、海馬、海龍、蛤蚧等。

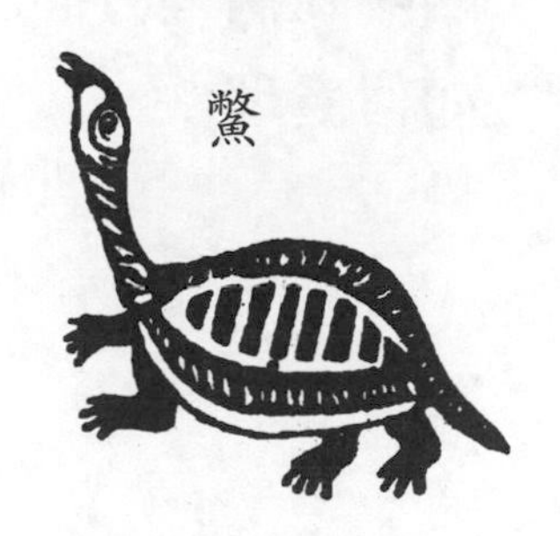

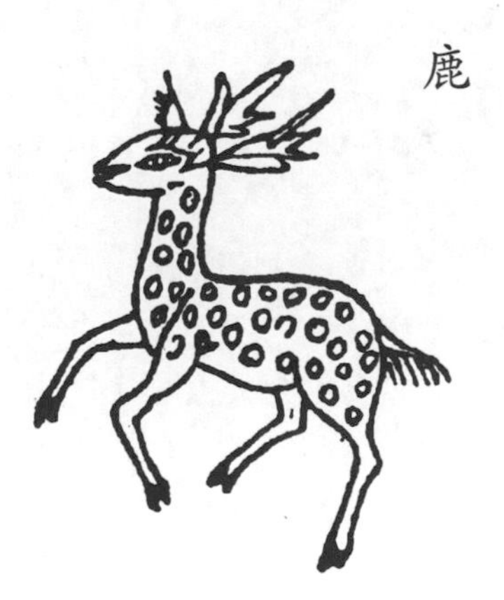

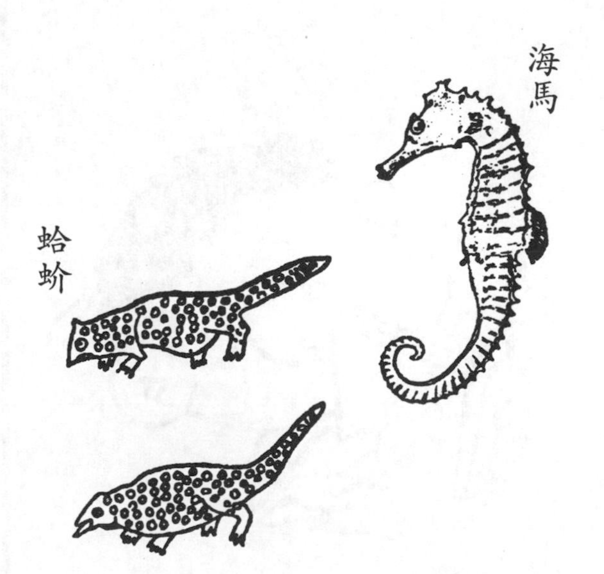

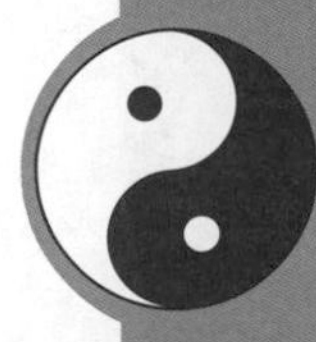

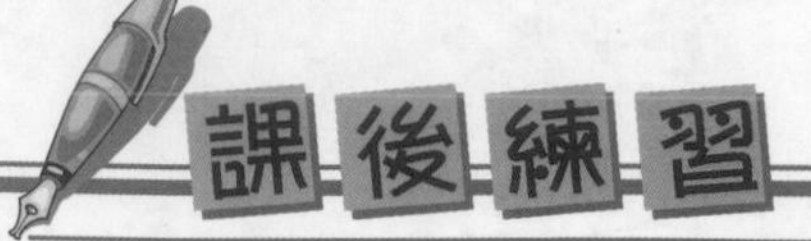

1.陰陽之間的相互關係爲何？

2.陰陽學說在中醫學的運用，特別強調的是什麼？

3.《素問》：「善診者，察色按脈，先別陰陽」，「先別陰陽」意義爲何？

4.陰陽在病理方面的運用，「陰陽偏盛」及「陰陽偏衰」該如何處理？

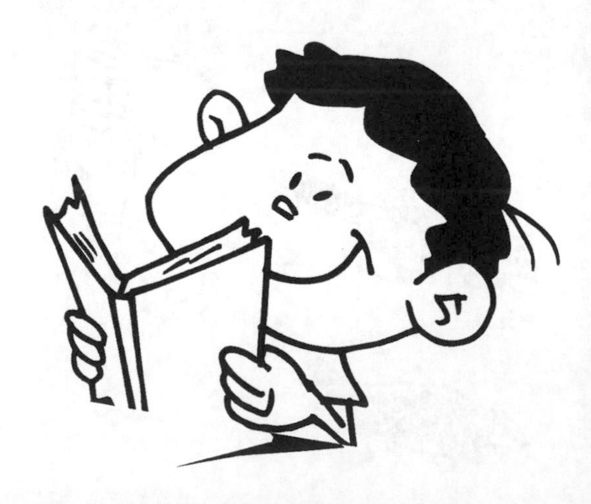

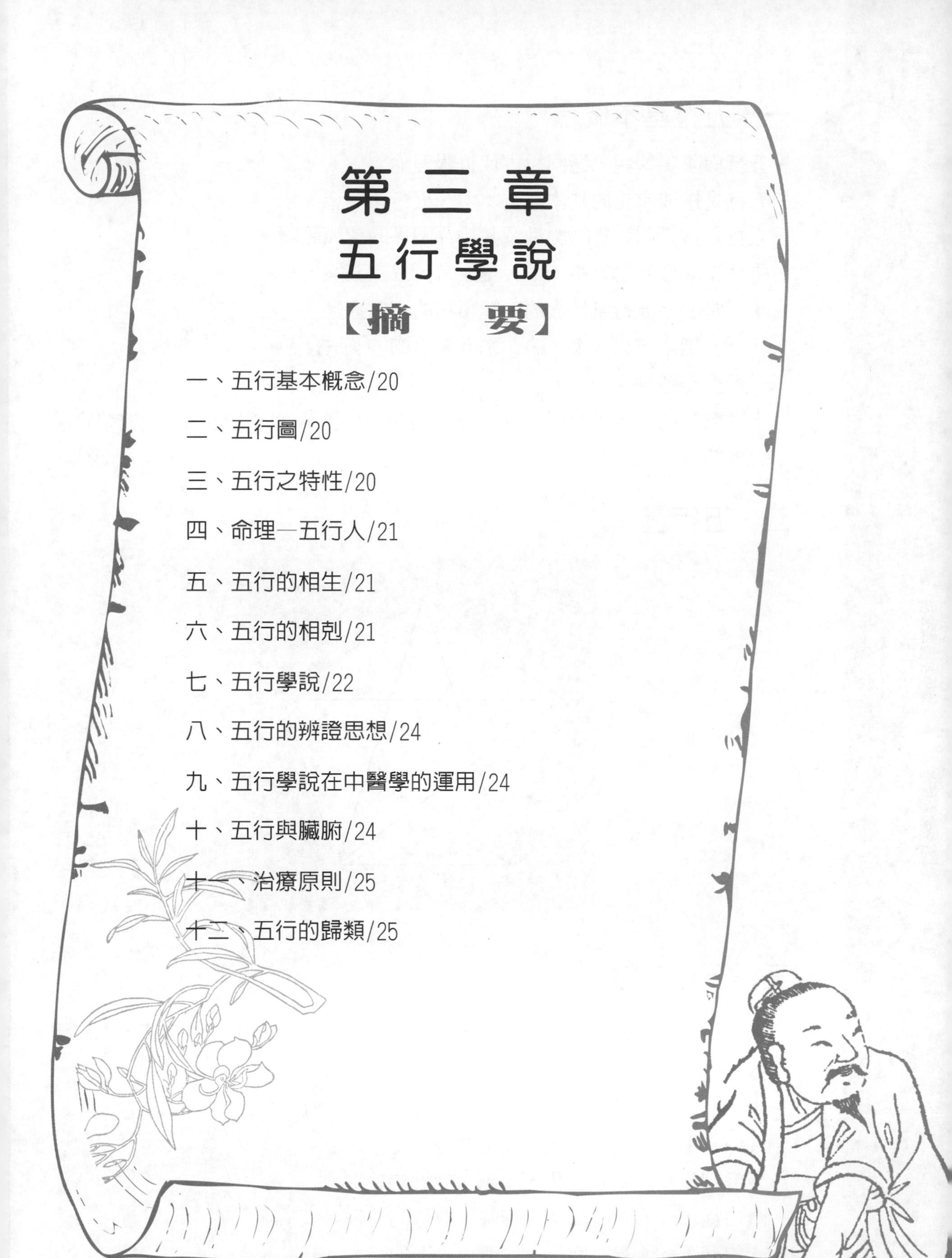

第三章
五行學說

【摘　　要】

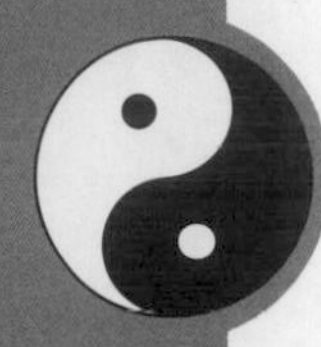

一、五行基本概念

・五行與陰陽學說一樣同為古代哲學理論。
・五行是構成宇宙的基本物質：木、火、土、金、水。
・五行是古人對物質的屬性及其相互關係的認識範疇。
・張仲景《傷寒論》序：「人稟五常，以有五臟。」
・「五常」指五行所代表的五類事物的正常運動。
・「五」指木、火、土、金、水五類事物 （歸納）。
・「行」是運動。
・中國醫學的五行學說是古代的樸素唯物，自發辨證的思想方法與醫學實驗的相結合。

二、五行圖

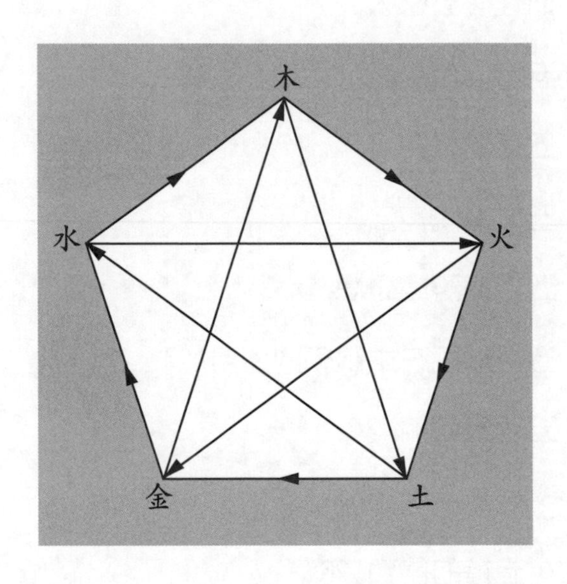

三、五行之特性

・《尚書・洪范》：「水曰潤下，火曰炎上，木曰曲直，金曰從革，土爰稼穡」。
・木曰曲直：木具有生長、生發、條達舒暢的特性。
・火曰炎上：火具有溫熱、向上升騰的特性。
・土爰稼穡：土具有生化、承載、受納的特性。
・金曰從革：金具有清潔、肅降、收斂的特性。
・水曰潤下：水具有寒涼、滋潤、向下的特性。

四、命理—五行人

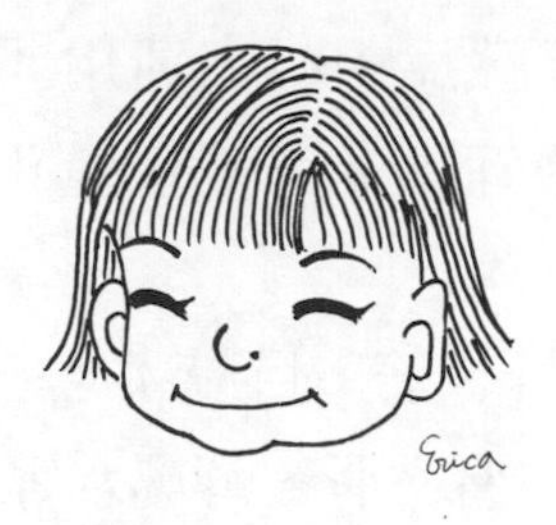

☆ 金行人
（額方闊臉四方、面肉豐滿，鼻頭圓潤）。

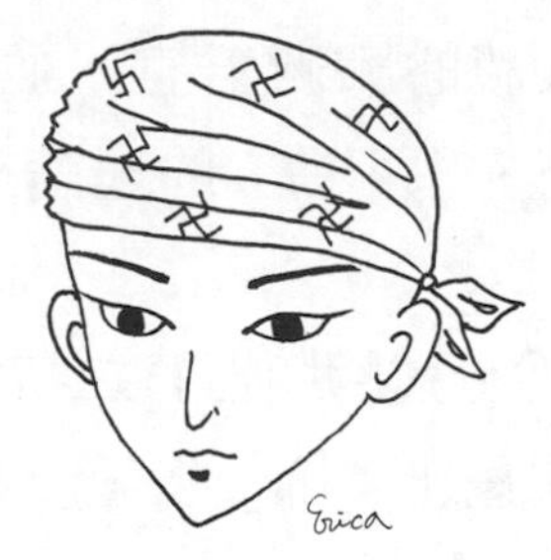

☆ 木行人
（臉形瘦長、鼻直長、眼細長、眼神強勁）。

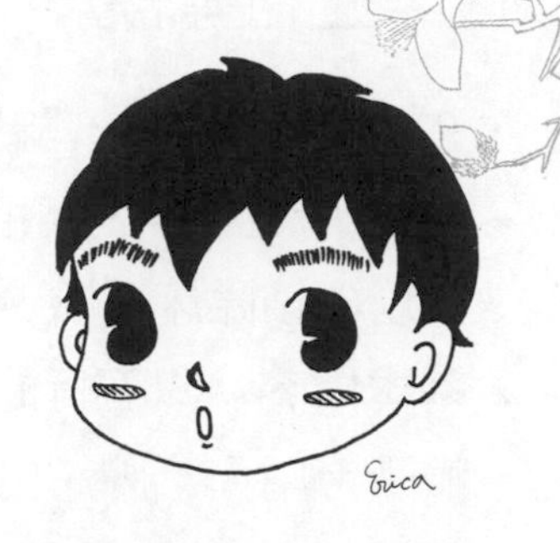

☆ 水行人
（臉圓飽滿有肉、濃眉大眼、肌膚有彈性）。

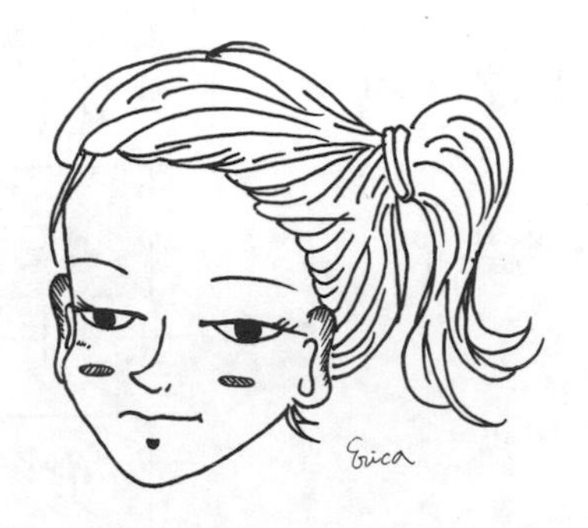

☆ 火行人
（臉尖耳紅、皮膚赤紅、鼻高耳露輪廓、顴骨高）。

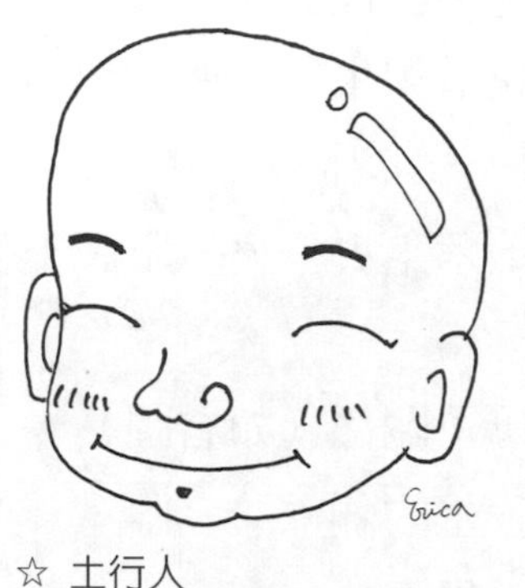

☆ 土行人
（臉圓肉厚、骨重肉肥、頭大臉大、鼻準厚重）。

五、五行的相生

- 木生火：以木爲燃料則生火。
- 火生土：火燃燒盡時成灰土。
- 土生金：金橫田土中生成。
- 金生水：水源存於金礦。
- 水生木：木吸收土中水分。

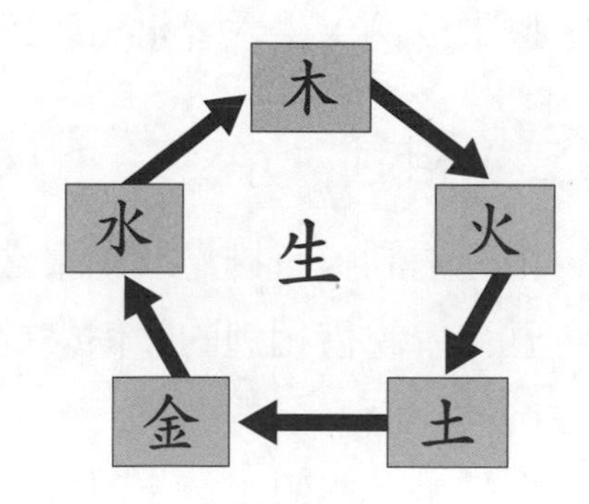

六、五行的相剋

- 木剋土：木吃土之養分。
- 土剋水：水被土堵住。
- 水剋火：水消火。
- 火剋金：火消金生水。
- 金剋木：金口木硬。

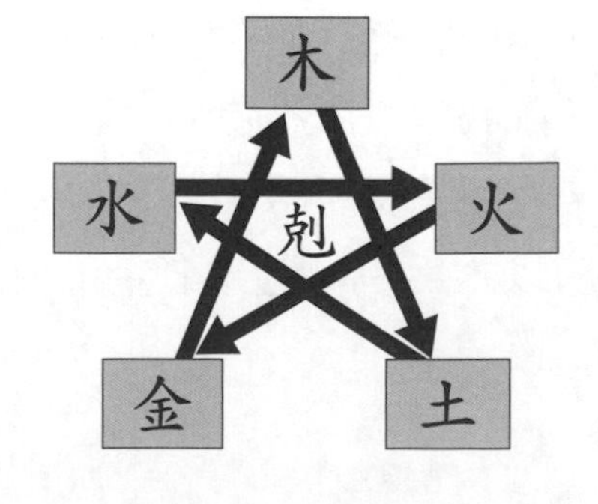

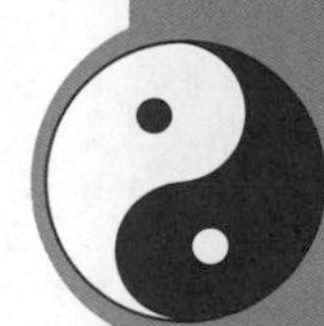

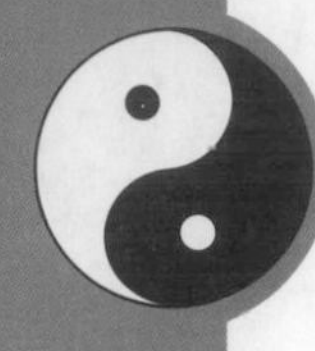

七、五行學說

・以五行的屬性，聯繫人體的臟腑器官，並通過五臟爲中心，運用「相生」、「相剋」、「相乘」、「相侮」的理論來說明生理現象和病理變化，用以總結臨床經驗。

・基本內容：以五行的屬性分述臟腑器官之特徵。如肝、筋、目屬木；心、脈、舌屬火；脾、肉、口屬土；肺、皮毛、鼻屬金；腎、骨、耳屬水等。

（一）相生

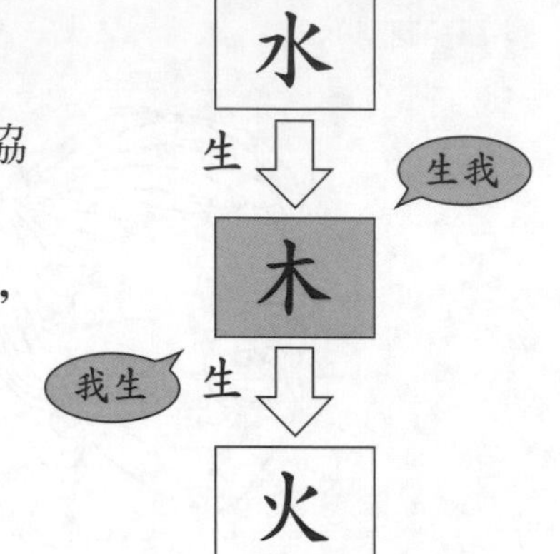

・相互資生，有促進、助長之意。

・五行學說借相生的關係來說明「事物有相互協同的一面」。

・具體是：木生火，火生土，土生金，金生水，水生木。

・相生爲母子關係（如右圖）

・生我和我生的關係

・生我者爲母

・我生者爲子

・以木爲例：生木者水，所以水爲木之母；木生者火，所以火爲木之子。

（二）相剋

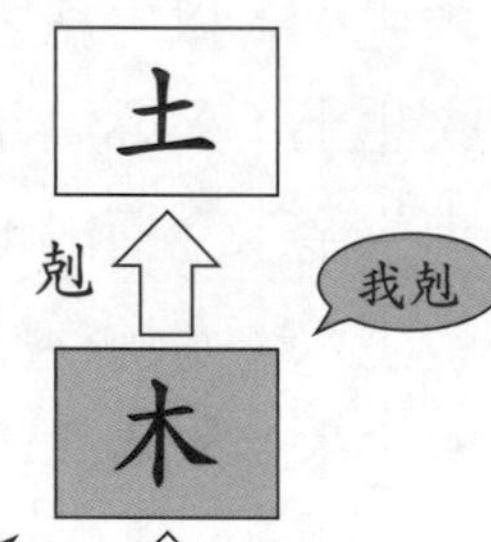

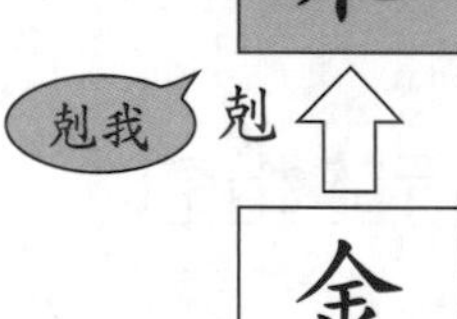

金

・相互約制，有排斥或克服之意。

・五行學說借相剋的關係來說明「事物有相互拮抗的一面」。

・具體是：木剋土，土剋水，水剋火，火剋金，金剋木。

・相剋關係（如右圖）

・剋我者：所不勝。

・我剋者：所勝。

・以木爲例：剋木者金，所以金爲木之所不勝；木剋者土，所以土爲木所勝。

（三）生中有剋，剋中有生

- 以木爲例：水生木，木生火，但水可剋火，此爲生中有剋；土剋木，木剋金，但土可生金，此爲剋中有生。

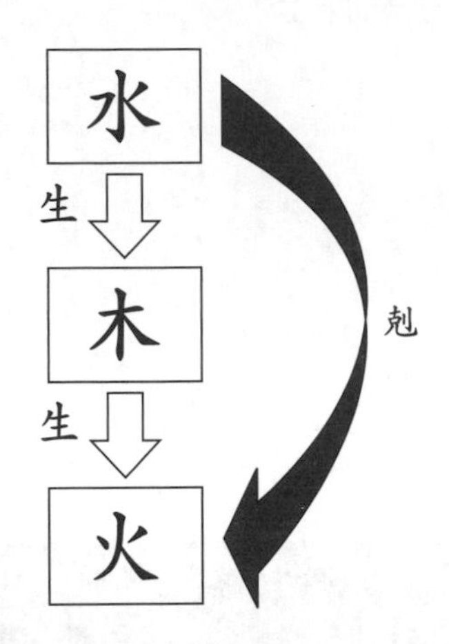

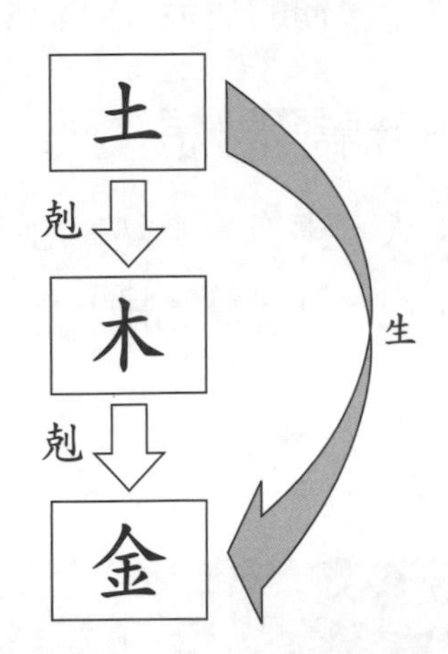

（四）相侮（反剋）

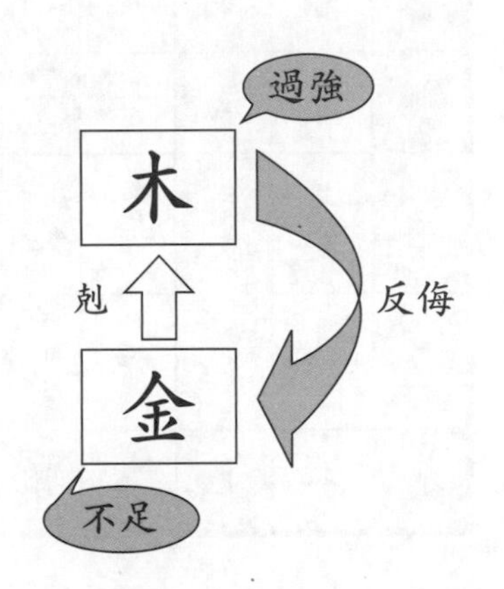

- 侮，有恃強凌弱之意。
- 相侮是相剋的反向，即反剋，爲事物間關係失去正常協調的另一種表現。、
- 五行學說中「相侮屬病理變化的範圍」。
- 相侮是反剋關係
- 過強
- 不足
- 例如：木侮金
- 正常的相剋關係是金剋木，若金氣不足，或木氣偏亢，木就會反過來侮金，出現肺金虛損而肝木亢盛的病症。（補肺金以平肝木）

（五）相乘

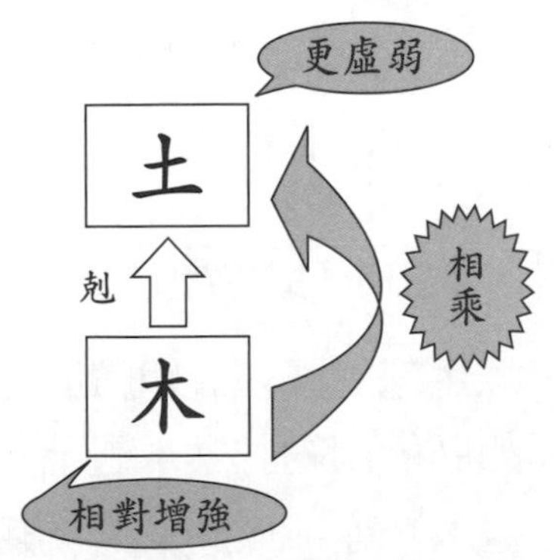

- 乘，有乘虛侵襲之意。
- 相乘即相剋得太過，超過正常約制的程度，爲事物間的關係失去了正常協調的一種表現。
- 五行學說中「相乘屬病理變化的範圍」。
- 相乘是相剋關係

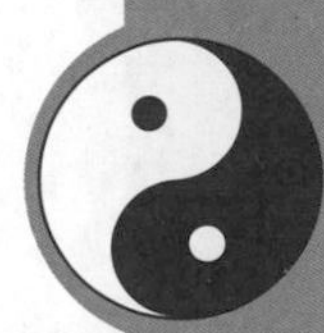

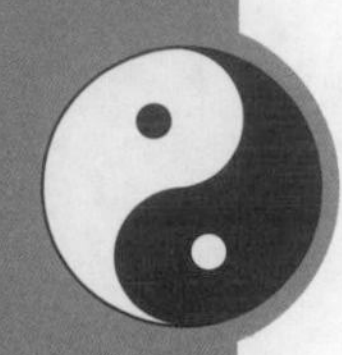

・剋制太過強

・例如：土虛木乘

・木氣偏亢，而金又不能對木加以正常剋制時，太過的木便去乘土，出現肝木亢盛和脾土虛弱的病症。（瀉肝木以補脾土）

八、五行的辨證思想

・取象類比：火、南方、炎熱、心、陽。

・間接推演：木、肝、筋、目。

肝－心－脾－肺－腎

五行	季節	方向	五氣	臟腑	在體	在竅	在志	所藏	五色	五味	五聲	五液
木	春	東	風	肝、膽	筋	目	怒	魂	青	酸	呼	淚
火	夏	南	熱	心、小腸	血	舌	喜	神	赤	苦	笑	汗
土	長夏	中央	濕	脾、胃	肉	口	思	意	黃	甘	歌	涎
金	秋	西	燥	肺、大腸	皮毛	鼻	憂	魄	白	辛	哭	涕
水	冬	北	寒	腎、膀胱	骨	耳	恐	志	黑	鹹	呻	唾

九、五行學說在中醫學的運用

・說明五臟的生理功能及其相互關係。（生理）

・說明五臟病變的相互影響。（病理）

・用於診斷和治療。（診斷與治療）

十、五行與臟腑

・以生剋的關係說明臟腑器官相互資生和制約的生理現象。

・如肝能制約脾（木剋土），但脾能資生肺（土生金），而肺又能制約肝（金剋木）等，以此來說明臟腑間有著彼此維繫、彼此協調生理活動的關係。

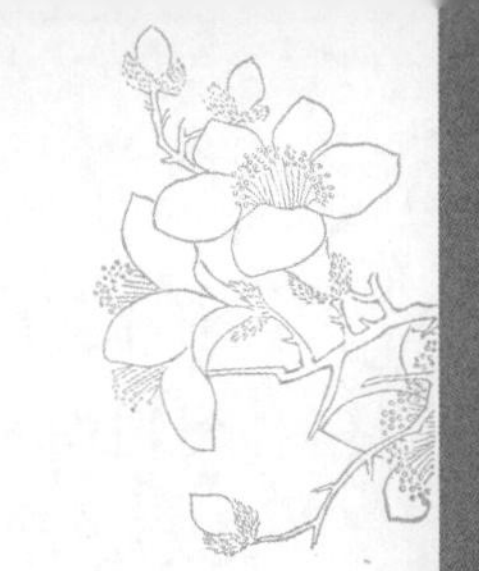

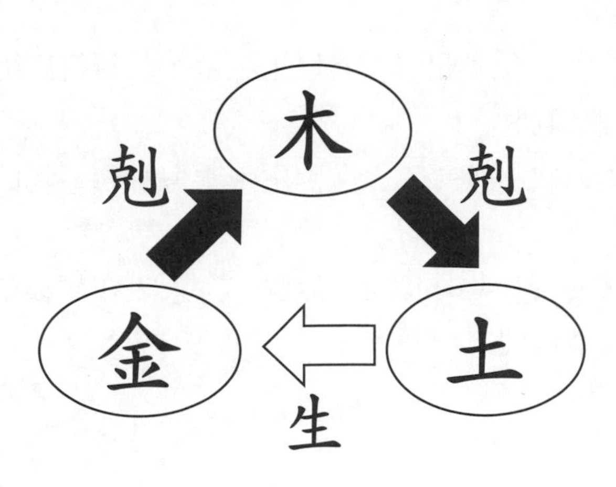

・以乘侮關係闡述病理變化及治療方法。

・如肝病犯脾，是木乘土，治療應採取抑木扶土法。（木侮土）

・治療肺氣虛弱，採用健脾補肺，叫培土生金法。（土生金）

十一、治療原則

〔虛則補其母，實則瀉其子〕（虛補實瀉）

・以五行相生規律為基礎，確定治療的基本原則。
　—補母（生我）和瀉子（我生）。

・補母者用於母子關係中的虛證，如：
　腎（水）為肝（木）之母臟，腎陰（腎水）不足不能滋養木肝，而導致肝陰不足者，其治療主要是補腎虛。

・瀉子者用於母子關係的實證，如：
　心（火）為肝（木）之子臟，肝火盛，有升無降，出現肝實證者，其治療主要是瀉心。

〔抑強扶弱〕

・五行相剋乃規律異常而出現病理變化。

・剋者屬強，表現為機能亢進。（抑強）

・被剋者屬弱，表現為機能衰退。（扶弱）

・如肝病犯脾，是木乘土，治療應採取抑木扶土法。（木侮土）

十二、五行的歸類

・肝火上昇，清瀉肝經實火，即清肝瀉火。

・腎水虧不盛，根據水生木的關係，用滋腎水養肝木法，即滋水涵木。（補母法）

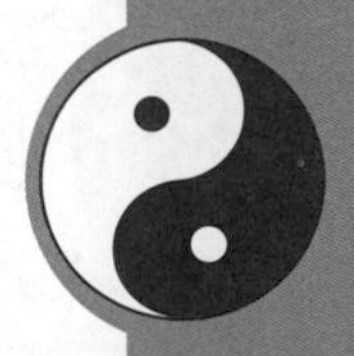

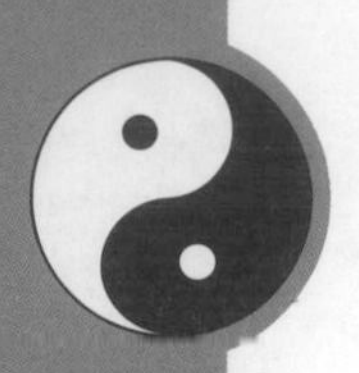

- 肝木受肺金制約，肺氣不足者，宜培土生金，肺氣得廣佈，肝木平，則眩暈自消，此乃補肺制肝。
- 以五行通套一切事物，如果完全按照生剋乘侮解釋事物的變化發展，就會失之籠統。
- 後世在醫學實驗過程中也逐漸有所擺脫。今天，在實踐中要取其有益的臨床經驗，拋棄其不合理之一面。

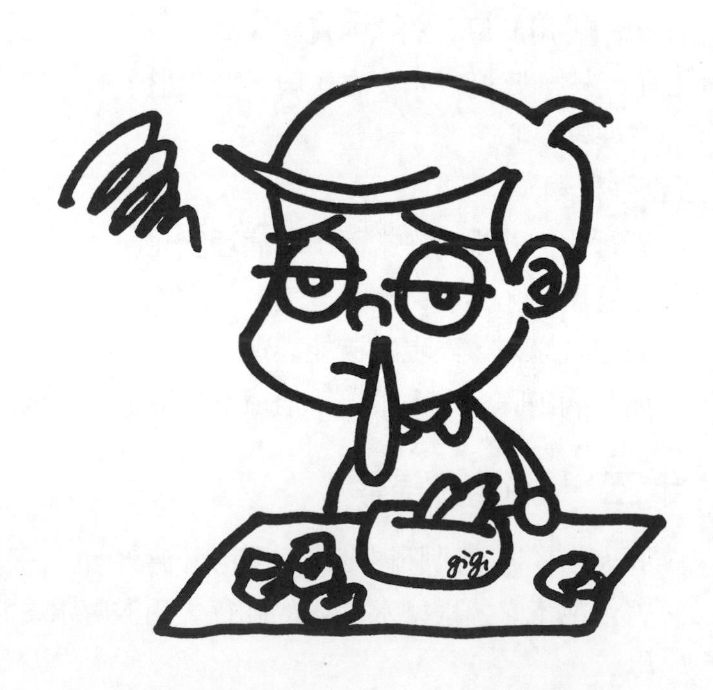

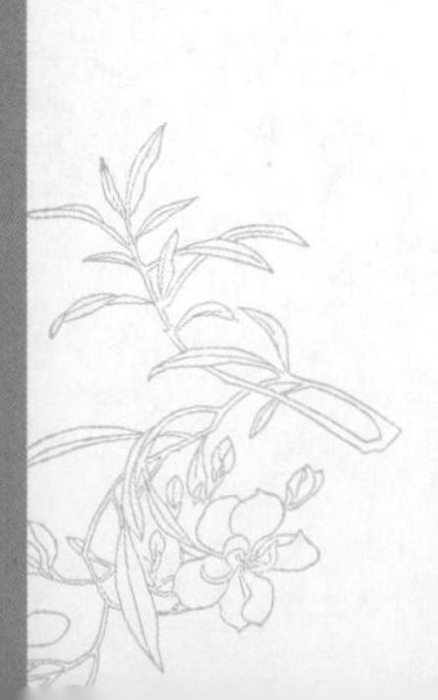

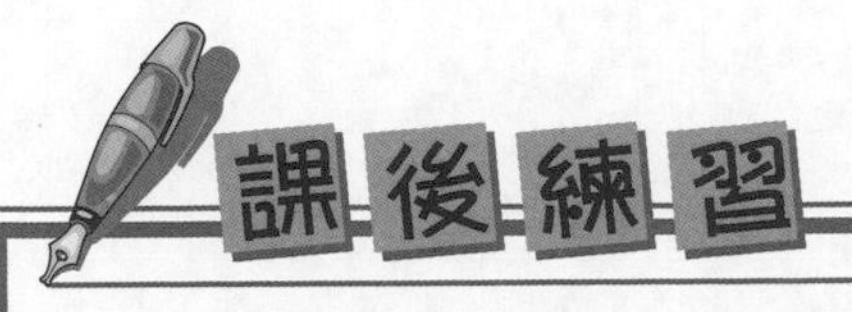

1.五行是什麼？五行有何特性？

2.五行學說是運用哪些理論來說明人體的生理和病理變化？

3.依五行的辨證思想來看，五臟分屬於五行的何者？

4.五行的「相生」、「相剋」之關係為何？

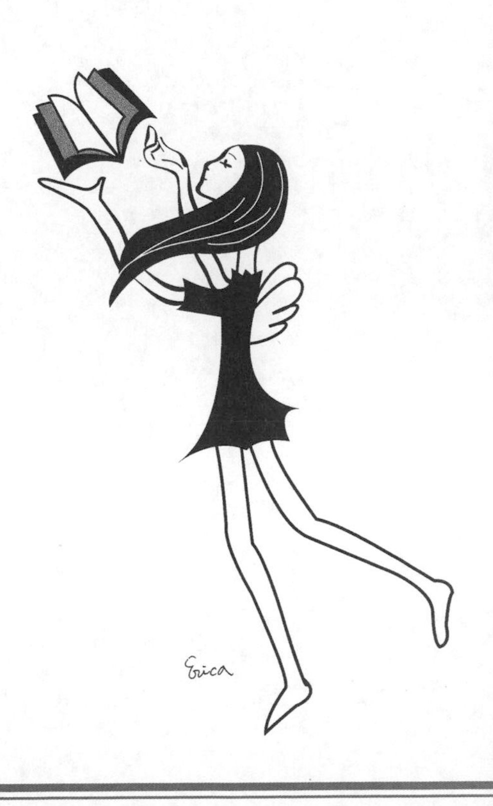

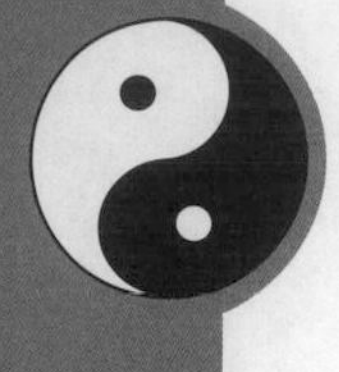

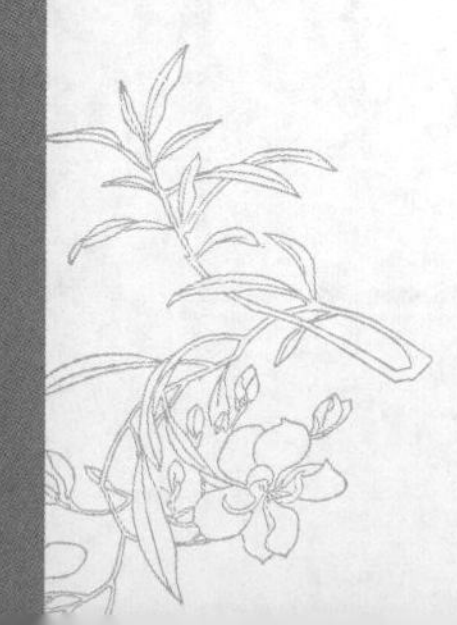

第四章
臟象學說

【摘　要】

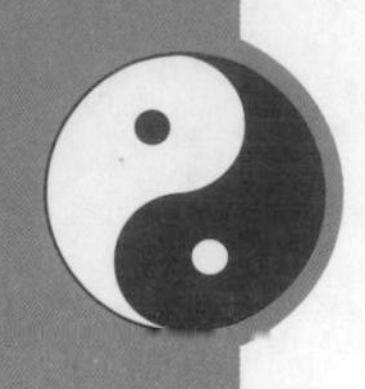

第一節　臟象學基本概念

・「臟」：即臟腑。

・「象」：是指人體臟腑正常機能及發生病態變化時反映於外的症象。形體組織和證候方面可以看到或診察到的一些徵象，可以反映內在臟腑機能（實際上包括營、衛、氣、血、精、神、津液等內容）的變化，並以此作為判斷人體健康和診察、治療疾病的依據。

・五臟：心、肝、脾、肺、腎。

・六腑：膽、胃、大腸、小腸、膀胱、三焦。

・奇恆之腑：腦、髓、骨、脈、膽、子宮。

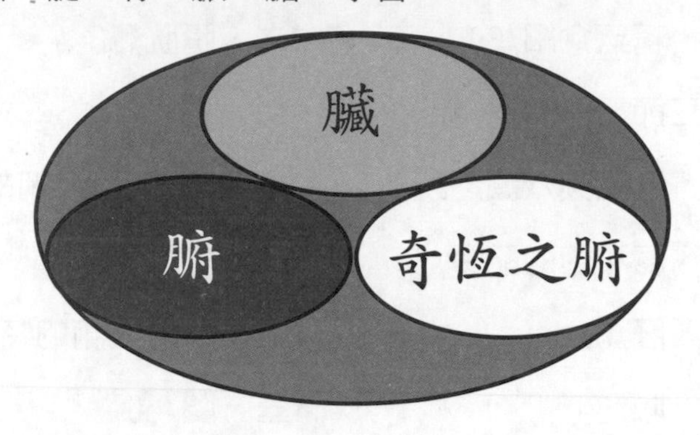

一、臟的意義

・「藏精氣而不瀉」謂之臟。（月＋藏）

・臟：指胸腹腔中那些內部組織充實，並有貯存和分泌、製造精氣功能的臟器。

・臟之作用是生化和貯藏精氣。

・生化：即生成和轉化。

・精氣：泛指精、氣、血、津液。

・五臟共同具有生成轉化和貯藏精氣的生理特點。

・五臟藏精氣而不接受水穀。

二、精氣（泛指精、氣、血、津液）介紹

精的意義

・構成人體和維持生命活動的基本物質，分為先天與後天之精。

・先天之精：為構成人體的部分，又稱「生殖之精」。

・後天之精：維持生命活動所必需的物質，又稱「水穀之精」。
・先天之精是生殖的基本物質，功能繁衍後代。
・後天之精是由所攝入的飲食所化生，是維持生命活動和機體代謝所必不可少的。
・平時臟腑的精氣充盈，則歸藏於腎，當生殖機能發育成熟時，它又可以變化為生殖之精。
・精氣不斷的消耗，又不斷得到水穀之精的滋生和補充。
・精是生命的基礎，精足則生命強，方能適應外在環境的變化而不易生病；精虛則生命力減弱，適應能力和抗病能力均會減退。

氣的意義

・氣是免疫力形成的物質

「氣」會促進體內免疫球蛋白（Immunglobuin,Ig），如IgA,IgG含量的增加，使人的活力增加。

免疫球蛋白是存在血液之血漿中的蛋白質，其功能主要是以抗原一抗體的免疫機制。

免疫球蛋白

Ig	mg/dL	通過胎盤	功能
IgA	200	－	外分泌之局部保護
IgD	3	－	B細胞之抗原辨識
IgE	0.05	－	reagin活性，從basophil與madt cell 釋出組織胺
IgG	1000	＋＋＋	補體結合
IgM	120	－	補體結合

・氣是人體生命活動力

「氣」是構成並維持人體生命活動的精微物質及動力，為人體內各器官、系統的生理功能。例如：水穀之氣為臟腑組織的運動功能。

・水穀之氣是指體內流動著的富有營養的精微物質。
・五臟之氣、六腑之氣、經脈之氣等為臟腑組織的活動能力。
・臨床上所說的「氣」，多數是指臟腑機能失調引起的病狀，如"胃氣不降"、"肝氣犯胃"等。

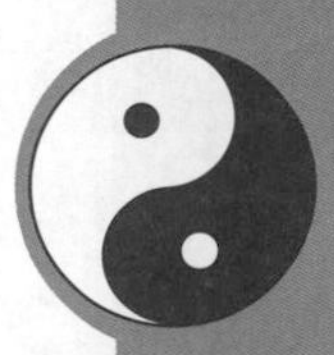

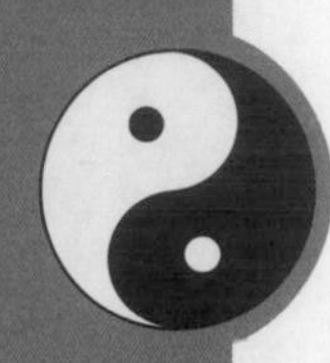

氣的功能

1.推動的作用：生長發育、生理活動、血液循環、津液的輸布。

2.溫暖作用：保持人體正常體溫，氣虛則四肢不溫。

3.防禦作用：抗拒外邪，預防疾病。

4.固攝作用：血液、汗液、尿液及精液等的維護。

5.氣化作用：指通過氣的運動而產生各種生理變化，具體說，主要是指精、氣、血、津液的化生、代謝和相互轉化。可以說氣化就是新陳代謝，沒氣化就沒生命。

氣的生成

1.先天之精氣：來自父母的、與生俱來的，藏於腎。

2.後天之氣：水穀之氣，經脾胃運化生成。

3.清氣：由肺吸入的自然界之清氣（氧氣）。

精氣的意義

· 精氣是維持生命活動不可缺少的物質。

· 精氣包含後天之精氣和先天腎所藏之精氣。

· 精氣通常指後天之精氣，是充養臟腑的精華（包括飲食所化生的“營衛之氣”）。

· 後天之精氣和腎本臟所藏的精氣（即男女媾精的精氣）有不可分割的聯繫，只有臟腑的精氣充盈，腎本臟才有充盛的精液。

血的意義

· 血的形成，是由脾胃等器官把飲食經過消化後，將精微部分和津液結合吸收，上輸到心肺，再經肺的“氣化”作用而生成。

· 血的功能除了營養身體各部組織外，又如目之視物，足之步行，掌指的握攝活動，以及皮膚的感覺等，都和血的功能有關。

· 血的功能，必須在氣的推動下，以及氣血在心血管內正常運行的條件下，才能得到充分發揮。

血的組成

· 血是生命活動的基本物質。

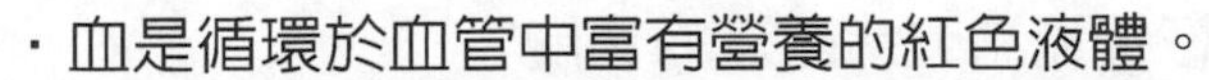

‧血是循環於血管中富有營養的紅色液體。
‧血主要由營氣和津液組成，兩者並稱為「營血」或「榮血」。
‧營氣是血液的主要組成和發揮營養作用的部分。
‧津液是體內正常水液的總稱。

〔現代醫學對血液的觀點〕
‧血液的組成包含血漿及血球兩部份。
‧血球包含紅血球、白血球及血小板，血液紅色的主要原因是紅血球的色素血紅素的因素。

血漿之組成
‧蛋白質（protein）7-8%（包含免疫球蛋白、白蛋白、纖維蛋白原）
‧凝血因子（coagulation factors）
‧醣類（carbohydrate）
‧脂肪（lipid）
‧荷爾蒙（hormones）
‧礦物質與電解質（electrolytes）
‧水（water）90%

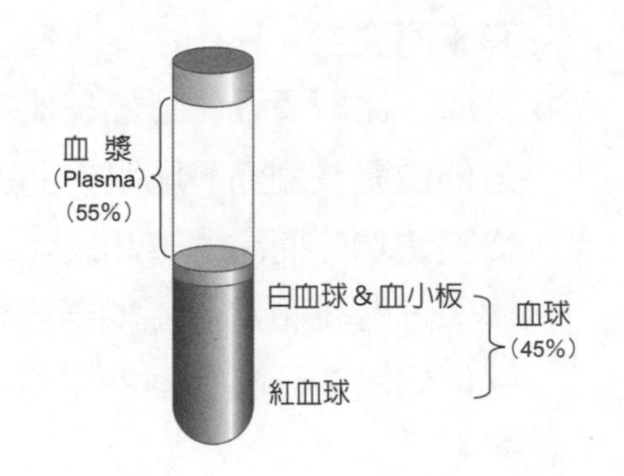

血的生成途徑
1. 水穀精微生血：
‧《靈樞‧决氣》說：「中焦受氣取汁，變化而赤，是謂血。」
‧從部位而言，中焦指橫膈下、肚臍以上部位，包括脾、胃等臟腑。
‧水穀精微經脾胃吸收、運化，與肺吸入的清氣相合，通過心肺的氣化作用，注入血管，化為血。

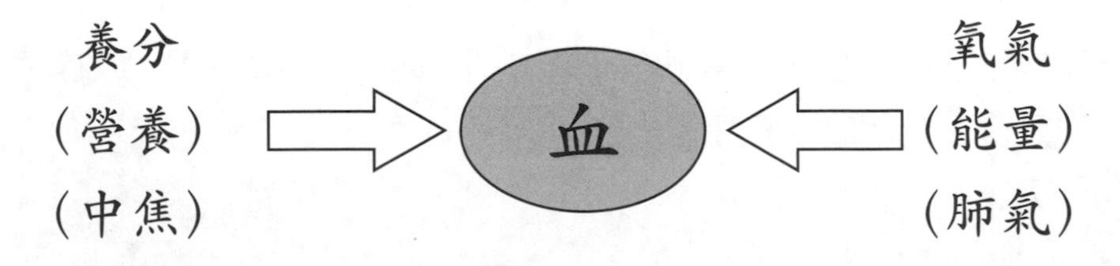

2. 腎精化為血：
‧腎主骨，髓屬於骨，腎精化生，滋養骨髓，髓充於骨，可化生為血。

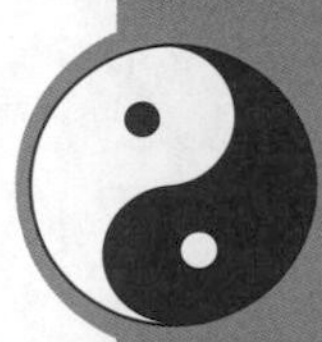

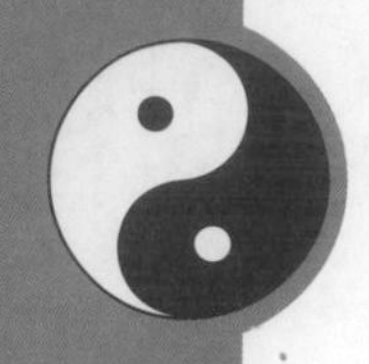

· 人體骨頭的海綿骨有紅骨髓為製造血液的功能。
· 腎精輸於肝，在肝的作用也可以化為血。
· 精血之間存在著相互資生和轉化的關係，精能化血生血，血能生精養精，故有「精血同源」的說法。

津液的意義

· 津液泛指體內一切水液。
· 由飲食精微通過胃、脾、肺、三焦等臟腑的共同作用所化生的營養物質稱為津液。
· 津液在經脈內的，為組成血液的成分；在經脈外的，遍佈於組織間隙之中，即組織間液。
· 津和液通常是並提的，但二者在性質，分佈部位和具體功用方面，均有不同之處。
· 「津」比較清稀，分佈於肌膚之間以溫潤肌膚；「液」則比較粘濁，分佈並濡養關節、腦髓、孔竅。
· 從整體功能而言，津和液可以相互影響，相互轉化。
· 津液除營養和潤澤組織器官外，隨著體內情況和外界氣候的變化，還關係到體內陰陽相對的平衡，如炎暑汗多則小便少，天寒汗少則小便多。
· 汗或小便也是津液。
· 《靈樞 · 決氣篇》說：「腠理發泄，汗出溱溱，是謂津。」這個“津”就是指的汗。
· 腠理：指皮膚、肌肉和臟腑的紋理。皮腠：指皮膚與肌肉交接的地方。
· 《素問 · 靈蘭秘典論》說：「膀胱者，州都之官，津液藏焉。」這個“津液”就是小便。
· 汗出過多（如自汗、盜汗等）或排尿過多（如糖尿病、尿崩症等），均會在一定程度上耗損體內的津液。

第二節 五臟的意義

・中醫對五臟的認識，和現代醫學同名的臟器有許多不同的特點。

・有的是指實質臟器，有的主要的是指臟器的功能活動和病理變化的種種反映。

・例如脾的功能：1.相當於消化系統的部份功能；2.包括部分代謝功能；3.血液系統有關的功能等。

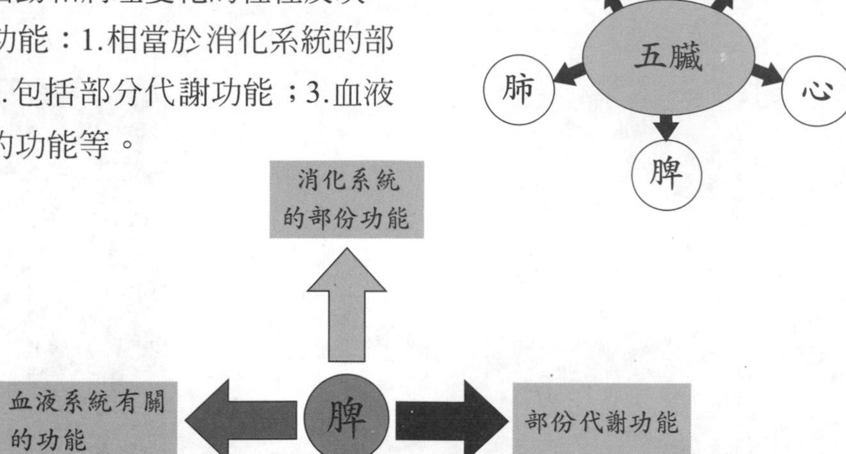

・例如心的功能：1.指心臟實體和有關循環系統方面的生理功能；2.包括中樞神經系統的一些活動（如精神、思維等）；3.其他方面的功能。

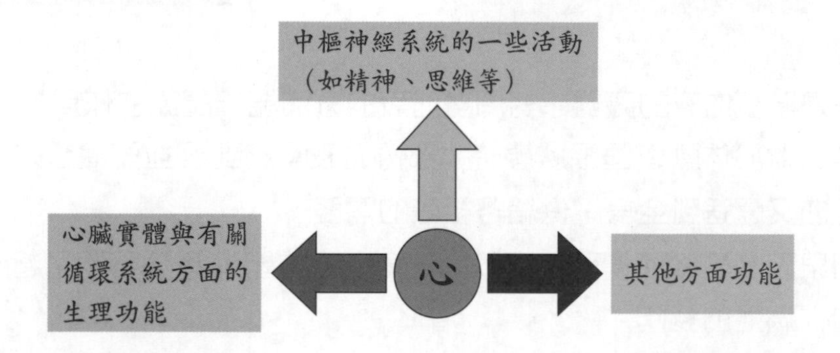

一、五臟與六臟之說

・中醫學重視內臟的生理作用，並重視內臟的病理變化的反映，以及內臟之間與形體各組織之間的聯繫。

・爲了和六腑相配合，五臟加上心包絡，就是所謂的「六臟」。

・六臟通常是指心、肝、脾、肺、腎、心包絡。

・《難經・三十六難》將五臟中的腎分爲左右兩臟「左者爲腎，右者爲命門」（左腎右命門），稱之爲「六臟」。

・心、肝、脾、肺、腎、命門，合稱爲六臟。

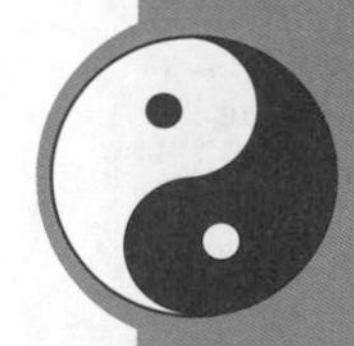

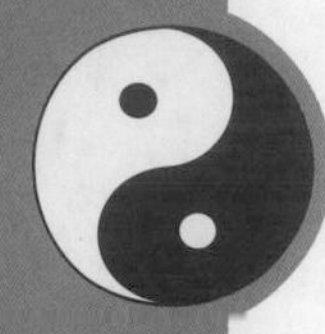

二、臟和腑的配合

・臟和腑的配合，稱「互爲表裡」，腑爲表，臟爲裡。

・臟和腑的相互關係，可以影響對方。

・是：心合小腸，脾合胃，肝合膽，肺合大腸，腎合膀胱，心包絡合三焦。

三、肝

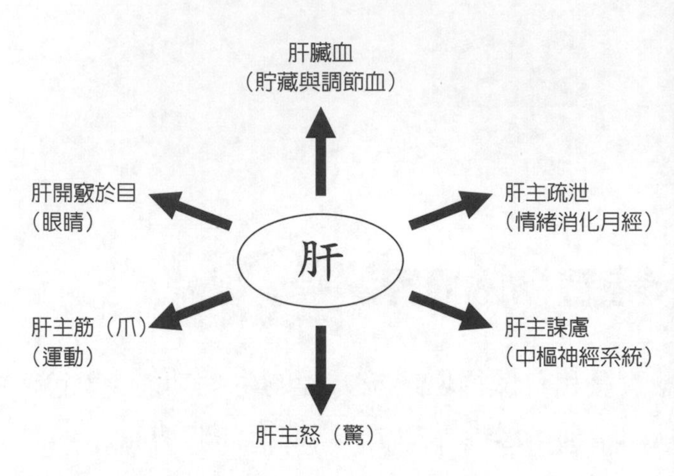

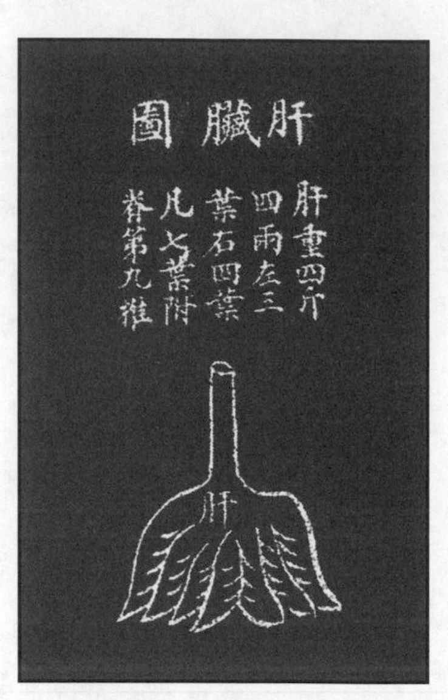

肝藏血

・肝是貯藏血液的臟器，對周身血液的分佈能起調節的作用。

・當人處於休息或睡眠狀態時，部份血液回流到肝並貯藏起來，活動時肝血又運送到全身，供給各組織的需要。

・如果因為暴怒而傷肝，可以影響藏血的功能，甚至可能引起出血或出血性病症的發作。

肝主疏泄

・肝性如木，生疏泄條達。

・條達是形容樹木無拘束地生長，枝條暢達。聯繫到人體，肝氣條達，氣血就比較舒暢，條達的前提須靠肝氣的疏泄作用。

・肝具有疏散宣泄的功能：

1. 肝和情緒有關：肝氣宜舒暢條達，如因為情緒不好，就可能產生肝鬱結，這是肝病表現為疏泄功能受影響的最常見的一種病症。

2. 肝與消化機能有關：脾的運化，脾氣的散精作用和膽汁的排泄，均有賴於肝氣的疏泄作用。
3. 肝與某些疼痛症狀有關：「通則不痛」，肝氣鬱滯可以影響氣血的流通而產生疼痛，如肝病脅痛、肝胃氣痛等。
4. 肝與婦女月經有關：因為“肝藏血”和“胞宮”又有經脈聯繫，如肝疏泄失調，可能產生月經不調等症候。

肝開竅於目

- 《素問．金匱真言論》：「開竅於目，藏精於肝。」
- 《靈樞．脈度篇》：「肝氣通於目，肝和則目能辨五色矣。」
- 肝臟的精氣通於目竅，視力的強弱和肝是有直接關係的。
- 《素問．五臟生成篇》認為"肝受血而能視"，即視力和肝血的調節功能有關，如肝血不足，目失所養，就會出現兩眼乾澀，視力減退或夜盲；肝火上炎，常見目赤多淚。
- 不少眼病多被認為和肝有關，而從治肝入手，故有"肝開竅於目"之說。

肝主筋

- 《靈樞．九針論》：「肝主筋」。
- 《素問．六節臟象論》：「肝者……其充在筋。」說明筋（肌腱）的營養來源是從肝而得。
- 筋附於骨節，由於筋的弛張收縮，使全身肌肉關節運動自如，故又有"肝主運動"之說。
- 筋必須在得到充分營養供應的情況下，才能運動有力。
- 《素問．上古天真論》：「七八，肝氣衰，筋不能動，……」就是說男子一般到了五十六歲左右，就可能感到運動不大靈便，認為這是由於「肝氣衰，筋不能動」的原故。說明肝和筋、筋和運動之間有著密切聯繫。

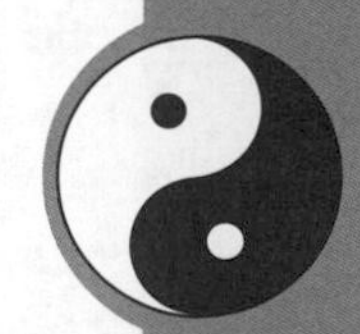

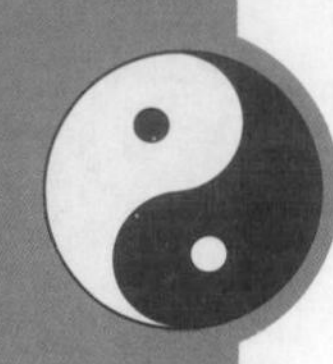

肝其華在爪

·《素問．六節臟象論》：「肝者，……其華在爪。」"華"有榮華外露之意，爪即指（趾）甲。

·「爪為筋之餘」：筋為肝臟的精氣所生，爪的營養來源和筋相同。爪也是肝臟的精氣所生。

·筋為肝所主，肝與筋的虛實情況，可以從爪甲的變化反映出來。

·凡筋力健壯者，爪甲多堅韌；筋衰無力者，爪甲多薄而軟。

·肝藏血功能正常、供血充分者，爪甲透紅光澤；肝血不足則指甲色澤枯槁。

·望診指（趾）甲對於判斷肝和筋的生理、病理有一定參考價值。

肝主謀慮

·《素問．靈蘭秘典論》記載：「肝者，將軍之官，謀慮出焉。」

·古人用將軍征戰時的深謀遠慮比喻肝的作用。也就是說肝和某些高級神經的功能有關。

·肝氣喜舒暢條達，如因肝氣鬱結或肝氣太過而致肝陽偏亢，就容易使人性躁易怒；相反，如肝氣不足則易出現驚怕的症狀，都會影響「肝主謀慮」的作用。

肝主驚

·驚是指有所感觸（如驟然聽到巨響、看到可怕的景象或受到突然的刺激等）而心動。

·《素問．金匱真言論》提到肝「其病發驚駭」。「驚駭」是大驚的意思。

·肝為「風木之臟」，風木多震動，故肝病易驚。

·驚的產生和心氣狀況很有關係，心氣虛的人，容易致驚；如心氣強固，一般不易產生驚的病症。

四、心

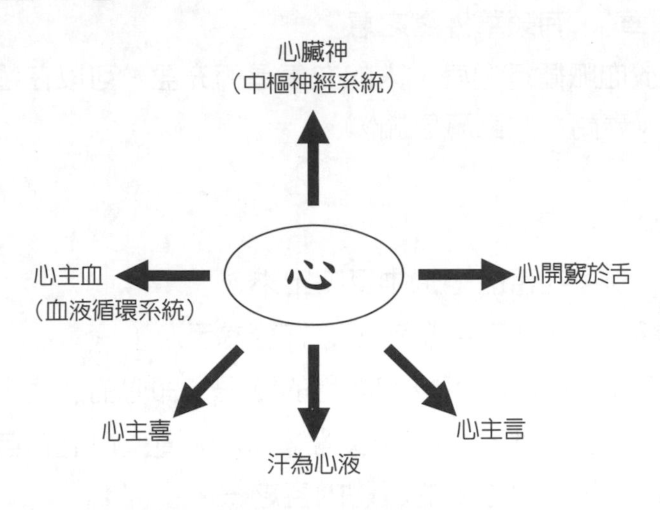

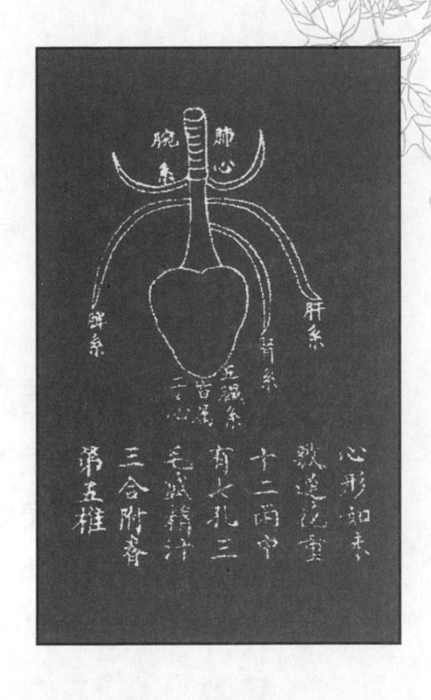

<u>心藏神</u>

- 《素問 · 靈藏秘典論》記載：「心者，君主之官也，神明出焉。」"君主"是封建名詞，有統帥、高於一切的含義，意即心在臟腑中居首要地位。
- 《素問 · 調經論》：「心藏神。」
- 「神明」或「神」是指高級中樞神經機能活動。這些功能由心主持和體現，所以說「心主神明」。
- 古人對心的理解，包括中樞神經系統的功能在內。人體臟腑、氣血在心的這種中樞神經系統活動的影響下，進行統一協調的生理活動。
- 如心有了病變，失卻神明統率的作用，其它臟腑的生理功能也會受到影響。

<u>心主血</u>

- 心生全身的血脈。
- 《素問 · 痿論》：「心生身之血脈」。
- 《素問 · 六節臟象論》指出「心者，....其充在血脈」，說明心的功能和血脈之間有不可分割的聯繫。
- 心是主持血液運行的動力，脈管是血液運行的通道。
- 心和血脈之間的關係，主要體現在輸送營養和血液循環的相互聯繫方面。

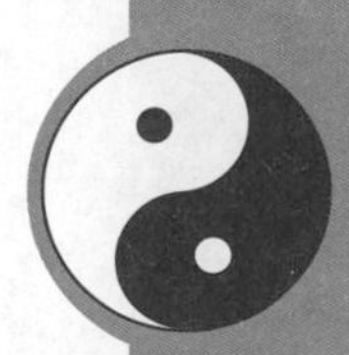

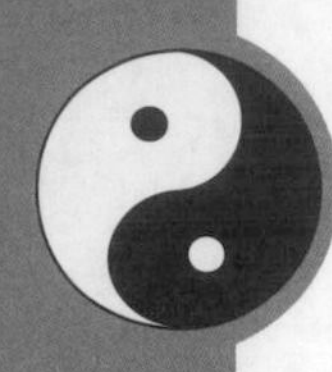

心，其華在面

- 「心，其華在面」。「華」，有榮華外露之意。
- 心主全身的血脈，由於血脈循行週身，人的血氣是否充盈，可以在望診面色時看出來（見《素問．六節臟象論》）。

心開竅於舌

- 心的生理、病理情況，可以在舌的變化中反映出來。
- 《素問．陰陽應象大論》：「心在色為赤，....在竅為舌。」
- 古人還提到「舌為心苗」。「苗」，有略微顯露的意思，即心的病症，從舌象上可以有所顯露（如心經有熱，舌尖發紅....）。這種以五官苗竅的變化來推斷臟腑的病情，是診斷的具體內容之一。

汗為心液

- 「汗為心液」:心和出汗有密切的關係，臨床上有些自汗或盜汗的病症須從心論治。

心主言

- 《難經》在論述「心」時，提到「其聲言」。
- 在正常情況下，言語是受心（概括了中樞神經系統的某些功能）主持和控制的。
- 心或它的“外衛”心包絡受到熱邪的侵犯，症狀之一就是"譫語"(病中神智不清胡言亂語)。

心腎相交

- 心在上焦屬火；腎在下焦，屬水。
- 心中之陽下降至腎，能溫養腎陽，腎中之陰上升至心，則能涵養心陰。
- 在正常情況下，心火和腎水就是相互升降、協調，彼此交通，保持動態的平衡，這就是「心腎相交」，也是「水火相濟」的表現。
- 如腎陰虧虛，或心火熾盛，腎水和心火失去平衡，不能相濟，就會產生心煩、怔忡不安、失眠等心火熾盛的症候，臨床上稱之為「心腎不交」。

五、脾

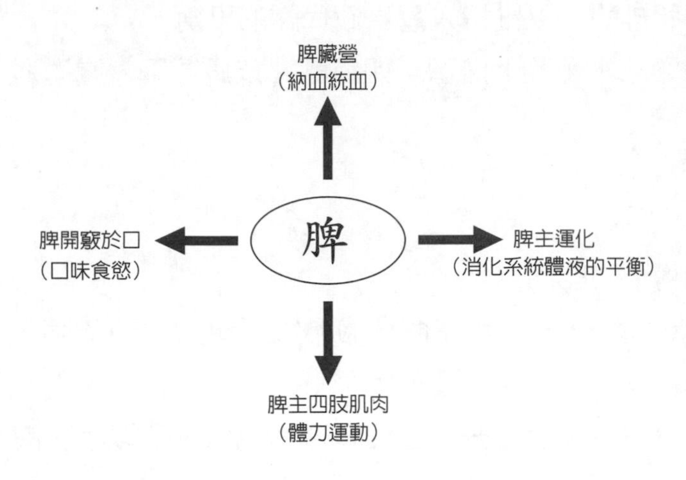

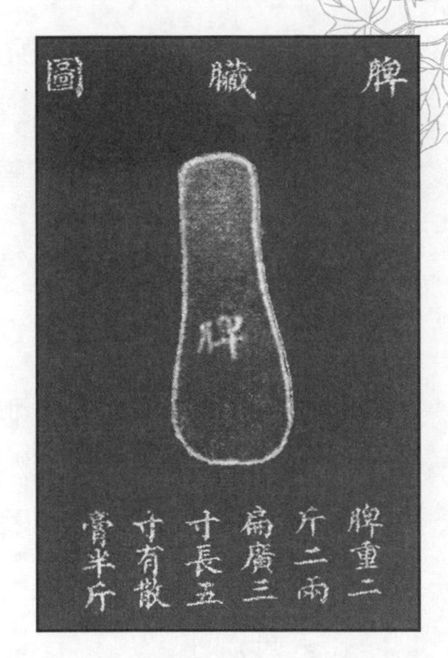

<u>脾藏營</u>

- 《靈樞．本神篇》：「脾藏營。」是指脾有藏納營血的作用。
- 「營」指循行於經脈內的精氣 - 營養物質。
- 營主血，可以化生為血，故通常營、血並提。
- 《難經．四十二難》指出：「脾....主裹血。」"裹"，有裹襪或裹護之意。
- 在臟腑中雖是「肝藏血」，「脾統血」，而實際上脾也具有藏納營血的作用。

<u>脾統血</u>

- 脾有統攝血液，使之正常運行於經脈之中的功能。
- 因脾能益氣，脾氣足則能統攝血液在脈管內的正常運行。
- 脾氣虛弱就有可能影響統攝血液的功能，血液由經脈外溢，引起各種出血疾患，如血小板減少性紫癜，功能性子宮出血等。

<u>脾主運化</u>

- 脾的功能之一是主管運輸和消化，也就是消化飲食和輸布精微（營養成分）。
- 飲食入胃，胃和脾共同進行消化，所產生的精微被吸收後，再由脾氣幫助運送到身體各部，以滋養全身組織器官。
- 脾的消化吸收運輸功能失常，則會有腹脹、倦怠、頭暈、消瘦、臉色

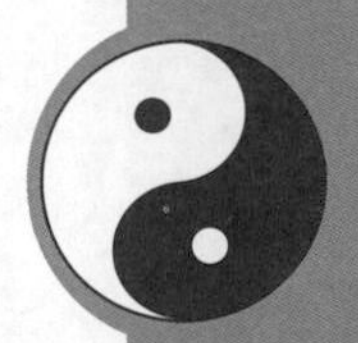

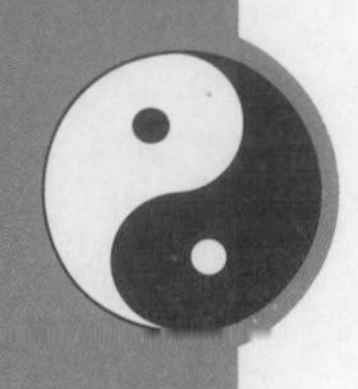

萎黃、營養不良等症狀產生。

- 脾能促進水液的運轉和排泄，以維持人體水液代謝的平衡。
- 脾運化水液失常，會導致水（濕）滯留，如氮飲、皮膚浮腫，腸道泄瀉、腹水等。

脾主升清

- 升清，是指脾的運輸轉化功能而言。
- 「清」，泛指精微物質，因為脾氣能將飲食的精微、津液上輸於肺，再輸布於其它臟腑器官而化生氣血，營養全身。
- 脾運化的特點是以上升為主，而上升的主要是精微物質，所以說「脾主升清」。
- 如脾氣不升，甚或下陷，可以導致泄瀉或內臟下垂等症。

脾主肌肉

- 肌肉的營養是從脾的運化吸收而得。
- 一般而言，脾氣健運，營養充足，則肌肉豐盈，所以說「脾主肌肉」。
- 如脾有病，消化吸收發生障礙，往往就會逐漸消瘦。

脾主四肢

- 四肢之活動，靠來自飲食所化的陽氣。
- 陽氣為胃中飲食所化，必須經過脾的轉輸才能使陽氣達於四肢。在脾氣健運的情況下，全身得到充分的營養供應，四肢活動就有力。
- 四肢無力，往往是脾氣虛弱的表現，所以四肢痿弱無力之症，可用健脾的方法來治療。

脾主為胃行其津液

- 《素問．厥論》：「脾主為胃行其津液者也。」
- 胃在受納飲食之後，需要通過脾的作用，把富有營養的津液（榮血）輸送到其它臟腑和人體各個部份。
- 胃只是一個給營養倉庫，而真正要「行其津液」，主要靠「脾主運化」的功能。

脾主後天

- 人在出生以後，主要有賴於脾胃功能的健全，以保證生長、發育的需要，而其中更為重要的是脾。
- 飲食的精微是靠脾的消化吸收並輸送到臟腑和人體各部份，使之獲得營養，所以說「脾主後天」。
- 「後天」可以單指脾，也可以脾胃並提。故營養不良或發育不良的，多稱之為「後天失調」。

脾，其華在唇四白

- 《素問．六節臟象論》：「脾、胃……其華在唇四白。」「華」，有榮華外露之意。
- 唇四白，指口唇周圍的白肉。脾主肉，主運化，其精氣顯露於口唇周圍。
- 《素問．五臟生成篇》記載：「脾之合肉也；其榮唇也。」這是因為一方面是脾的"散精"作用；另一方面是脾有藏營的作用，能將"營氣"輸布於全身，脾氣健運，口唇紅潤有光澤。
- 望診口唇和口唇周圍，有助於判斷脾功能的情況。

脾藏意

- 《素問．宣明五氣篇》：「五臟所藏，……脾藏意。」意，指意念，是一種思維活動。
- 《靈樞．本神篇》：「心有所憶謂之意。」
- 古人按五行學說把情志思維活動分屬五臟，觀察到因思慮過度可以傷脾並產生一些病症，然後用補脾的治法而獲得療效，故認為「脾藏意」，但不免牽強附會。

脾主中州

- 古人將東、西、南、北、中央，分別和五臟相配合。
- 脾列為“中央”，根據五行學說，脾又歸屬“土”臟，故有“脾主中土”或“脾主中州”之稱。
- 土是生化萬物的，脾主運化，把消化吸收的水穀精微輸送到其它臟腑器官、四肢百骸（所謂「脾居中央，灌溉四旁」），為促進生長發育、

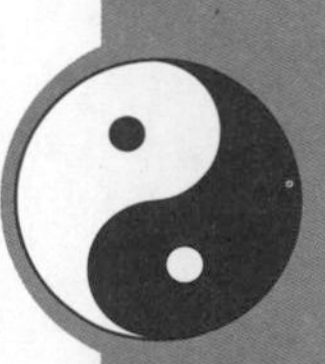

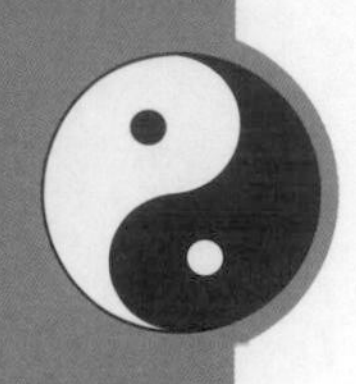

維持人體機能和代謝的需要，因而把脾和土的生化萬物的特性聯繫在一起，所以說「脾主中州」。

· 另一角度而言，脾的運化作用，也說明「脾為生化之源」。

脾開竅於口

· 《素問 · 金匱真言論》：「開竅於口，藏精於脾。」
· 《靈樞 · 脈度篇》：「脾氣通於口，脾和則口能知五穀矣。」
· 脾臟的精氣通於口，脾氣功能正常，則舌能辨味。
· 脾有病可以影響味口，如脾虛，多覺口中淡而無味；脾有濕熱，常感到嘴裏發甜或口膩等感覺，這些對於辨證有一定的幫助。

六、肺

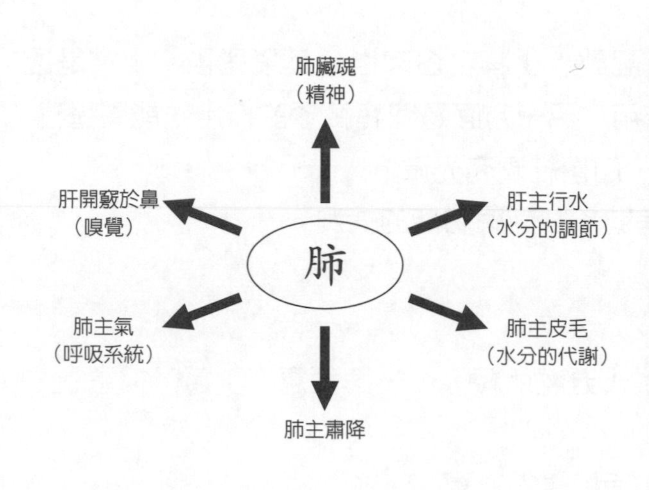

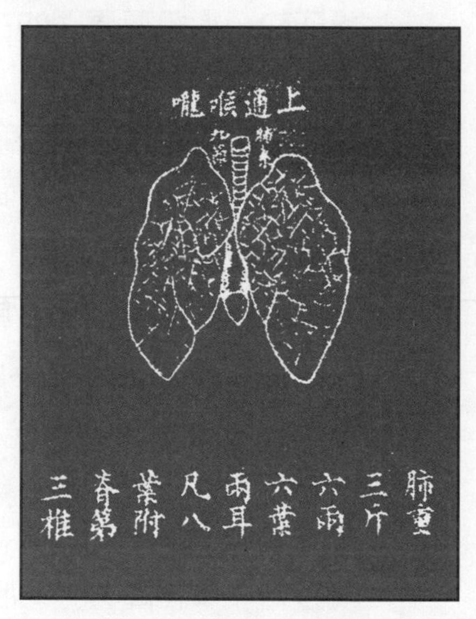

肺藏魄

· 《素問 · 宣明五氣篇》：「五臟所藏，……肺藏魄。」「魄」屬於精神活動的一部份。
· 《類經 · 臟象論》（卷三）指出：「魄之為用，能動能作，痛癢由之而覺也。」
· 人體一些知覺和動作是「魄」作用的結果。

肺主治節

· 《素問 · 靈蘭秘典論》記載：「肺者，相傳之官，治節出焉。」
· 「相傳」是和所謂的「君主之官」— 心相對而言。“相傳”有輔助

"君主"的意思，意即在臟腑活動中心肺功能的協調是很重要的，是人體臟腑器官依著一定的規律活動所必不可少的因素。

・「治節」，即治理、調節，主要是指肺和心的機能必須相互協調以共同保持正常的生理活動。

肺主氣

・氣，是人體賴以維持生命活動的重要物質。

・《素問・五臟生成篇》說：「諸氣者，皆屬於肺。」

・「肺主氣」，是指人身之氣為肺所主，因為整個人體上下表裡之氣的為肺所主。

肺主肅降

・"肅"有清肅之意。

・「肺主肅降」是指肺氣宜清宜降。

・由於肺居胸部，以及肺在體內所起的作用（如司呼吸、主氣、主治節、通調水道等），決定了肺氣必須在清肅下降的情況下，才能保持其正常的機能活動。

・如肺氣失降，就會出現喘逆咳嗽或小便不利等症。

肺主行水

・人的水液代謝，不僅和脾的運化，腎的氣化有關，與肺氣的肅降也有密切關係。

・通過肺氣的肅降作用，才能保證水液的運行並下達於膀胱，而使小便通利。

・所以說「肺主行水」，「肺主通調水道」。而另一方面又有「肺為水之上源」的說法。

肺主皮毛

・《素問・陰陽應象大論》：「肺生皮毛。」即皮毛由肺的精氣所生養。

・肺與體表皮毛相合（所謂「肺合皮毛」），這是一種臟器與組織相關的聯繫。

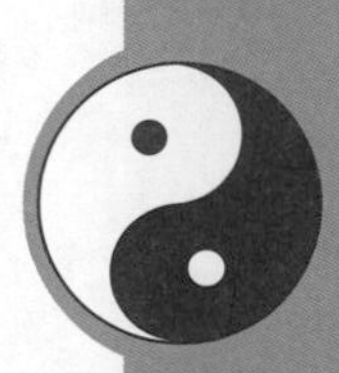

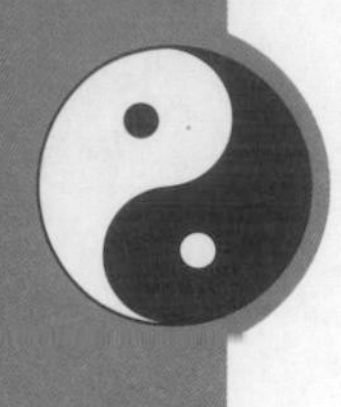

- 肺主呼吸，皮毛、汗孔也有調節呼吸的作用。
- 《素問．生氣通天論》稱汗孔為「氣門」，認為有散氣的作用。唐容川《中西匯通醫經精義》也指出皮毛有「宣肺氣」的作用。
- 肺有敷布陽氣、外衛肌表的功能，所以又說「肺主皮毛」、「肺主一身之表」。
- 如肺氣虛，肌表不固，多有自汗；衛外之氣不足，肌表就易受風寒侵襲，甚至可以內合於肺，產生咳嗽等症。

肺開竅於鼻

- 《素問．金匱真言論》：「開竅於鼻，藏精於肺。」
- 《靈樞．脈度篇》：「肺氣通於鼻，肺和則鼻能知香臭矣。」
- 肺主呼吸，鼻為呼吸出入之門戶，所以說「開竅於鼻」。鼻要發揮正常的通氣和嗅覺功能，必須依賴肺氣調和，呼吸通暢。
- 如外感風寒襲肺，則鼻塞流涕影響嗅覺；肺有燥熱，則鼻孔乾澀；邪熱壅肺，往往有氣喘鼻煽。可見肺與鼻竅是息息相關的。

肺，其華在毛

- 《素問．六節臟象論》：「肺者……其華在毛。」「華」，有榮華外露的意思。
- 從毛髮的榮枯，推斷肺機能的盛衰，是因為肺能「輸精於皮毛」。
- 例如肺結核病到了嚴重階段，往往有皮膚色夭、毛髮枯悴的症象，所以說「肺，其華在毛」。

肺主聲

- 聲音和肺氣的作用有關，故聽聲音可以大致上了解一個人的肺氣情況，肺氣足的人，聲音宏亮；肺氣虛的人，聲音低怯。
- 風寒外感，肺氣閉塞，引起聲盲嘶啞或失聲。
- 肺結核病到了晚期，往往說話感到吃力，聲音嘶啞，此顯示了聲音和肺氣之間的密切關係。

肺腎相生

- 肺屬金，腎屬水，又叫「金水相生」。

- 根據五行理論，肺金和腎水是母子關係。
- 在生理功能中，肺和腎互相配合互相影響，這就叫「肺腎相生」。
- 在病理方面，肺氣虛損可以導致腎氣衰弱，這是「母病及子」；相反，腎氣衰弱也可以導致肺虛，稱之為「子病累母」。

七、腎

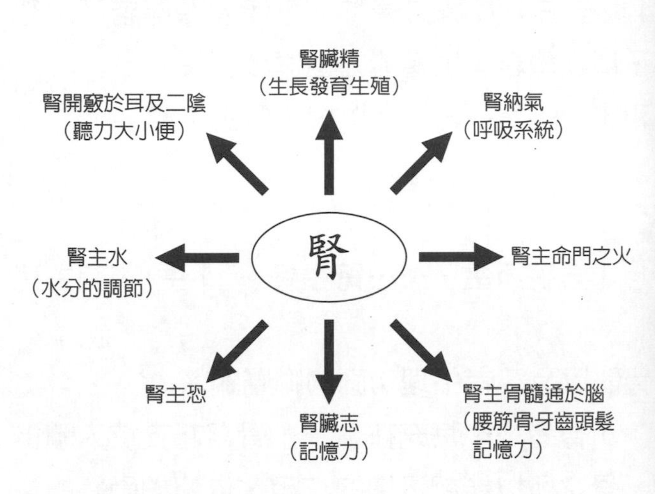

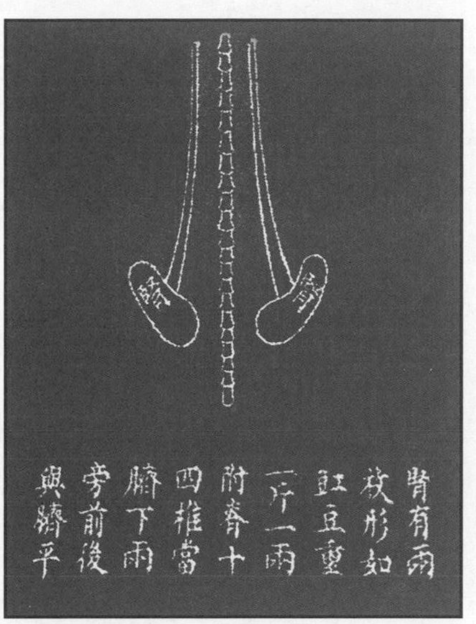

腎藏精

- 腎是先天的根本，接受其它臟腑的精氣而儲藏起來，五臟的精氣充旺，腎精的生成、儲藏和排泄才能保持正常。
- 《素問．六節臟象論》指出腎為「封藏之本」(「封藏」有閉藏、貯藏之義)，主要就是體現腎的藏精作用。精不宜過度消耗，以免影響全身的各種機能。
- 腎所藏的精，包含本臟之精「先天之精」(即男女媾精的精氣)，和「後天之精」(藏五臟六腑水穀所化生的精氣)，能滋養臟腑和肢體各部組織。
- 「先天之精」是生育繁殖的最基本物質。它和人的生殖、生長、發育和衰老有關。這一部份精的生成、儲藏和排泄，均由腎主管。
- 腎所藏之精，來源於飲食的不斷的補充，是維持人體生命和生長發育的基本物質。

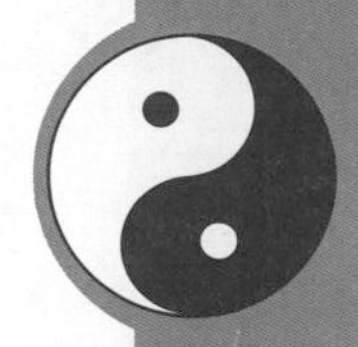

腎主生殖

- 腎為藏精之腑，對於人體的生長發育，以及繁衍後代有著重要的作

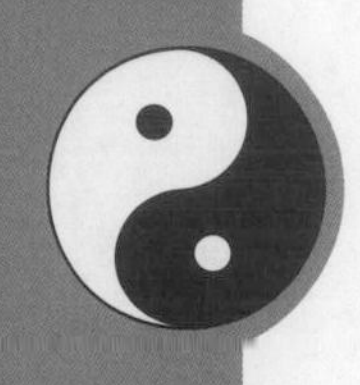

用。

- 男女生殖器官的發育成熟及其生殖能力，均有賴精氣（腎臟的精氣）的充實。
- 古代早就認識到女子約14歲左右月經來潮，男子約16歲左右精氣充滿，並能排精，說明生殖機能開始成熟，男女殖機能成熟的情況下交合就能生育。
- 女子到了49歲，男子64歲左右，腎氣的衰微，不僅人顯得老了，隨著女子更年期經閉和男子精少體衰，生殖能力也逐步喪失。
- 因為精氣的生成，儲藏和排泄由腎主管，所以說「腎主生殖」。

腎主骨髓通於腦

- 《素問．宣明五氣篇》：「五臟所主，……腎主骨。」「主」，有主持的意思。
- 「腎主骨」包含腎充養骨骼以及二者生理功面的聯屬關係。
- 《素問．六節臟象論》：「脊者……其充在骨。」骨骼起支持人體的作用，為人身體之骨架。骨之所以能起這樣的作用，依賴於骨髓的營養。
- 骨髓由腎精所化生。
- 《素問．陰陽應象大論》指出「腎生骨髓」髓藏於骨腔之中，以濡養骨骼，所謂「腎充則髓實」。而髓的生成，為「腎主骨」提供了物質基礎。
- 牙齒和骨的營養來源相同，同樣都屬於腎臟的精氣所化生，故有「齒為骨之餘」之說。
- 腎精能滋養骨和髓。《靈樞．海論》：「腦為髓之海。」故腎直接和腦、髓、骨的生長，發育和功能情況有關，腎精足，人體自然就會顯得精力充沛。
- 牙齒的健康和頭髮的生長、脫落和光澤，也和腎氣的是否充實有關。

腎其華在髮

- 《素問．六節臟象論》：「腎者，……其華在髮。」「華」，有榮華外露之意。
- 頭髮的營養雖然來源於血（所謂「髮為血之餘」），但頭髮的生機，根源於腎氣。

- 體內腎氣的外部表現可從毛髮上顯露出來，青壯年腎氣充盛的人，頭髮茂密光澤，年老體弱，腎氣虛弱的人，往往毛髮容易枯槁脫落。

腎藏志（誌）

- 《素問·調經論》：「腎藏志」。
- 「志」古通「誌」，指記憶力，因腦和髓均為腎精所化，故腎虛患者，每多健忘。（一說「志」有專意而不移的意思。）

腎主恐

- 心中畏堪不安謂之恐。
- 《素問·陰陽應象大論》：「腎在志為恐」。
- 前人認為五臟的精氣相併於腎，如腎經經脈的脈氣不足，或腎水不足以及肝、心、胃的某些病症，均可能出現"恐"的證候。
- 腎水充則肝血足而膽壯，腎水虛則肝血不足而膽弱易恐。「恐則氣下」，恐的結果又能傷精傷腎，所以有「腎主恐」的說法。

腎開竅於耳

- 《素問·陰陽應象大論》：「腎在竅為耳」。
- 《靈樞·脈度篇》：「腎氣通於耳，腎和則耳能聞五音矣。」
- 耳為腎之官，腎精足則聽覺聰靈，腎精虛則兩耳失聰。
- 通過耳聽覺的變化，一般可以推斷腎氣的盛衰情況。

腎開竅於二陰

- 前陰指尿道，後陰指肛門，主要是指腎和大小便的關係，因為腎主水，是管理水液代謝的，此一功能的產生，又和命門之火的氣化功能有關。
- 腎功能正常的情況下，水液的分佈，排泄才能各走其道。
- 大小便之利與不利，與腎也有密切關係。
- 如腎水不足，可使大便乾燥秘結，或小便量少；命門之火不足，又可引起泄瀉或小便不禁等病症。

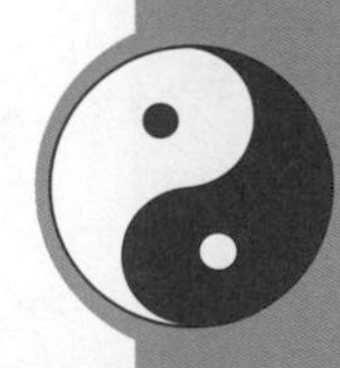

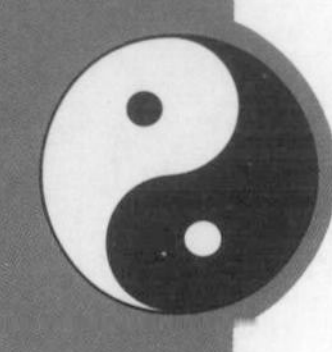

腎主水

‧「腎為水臟」，在調節體內水液平衡方面是極為重要的作用。

‧腎對體內水液的瀦留，分佈與排泄，主要靠腎氣的"開"和"闔"（所謂「腎主開闔」）。"開"，主要是輸出和排泄水液；而"闔"，指瀦留一定量的水液在機體內。

‧"開"和"闔"取決於腎陰，腎陽功協調。在正常情況下，由於人的腎陰、腎陽是相對平衡的，腎氣的開闔是協調的，因而尿液排泄正常。如果腎有病，失掉"主水"的功能，以維持體內水液代謝的平衡，而發生水腫等病症。

腎主納氣

‧肺是主呼吸的，但腎有攝納肺氣（即「納氣」）作用。

‧在臨床上一般的久病咳喘，特別是年老腎虛患者，多有納氣困難。

‧氣喘的特點是呼多吸少。例如老年慢性支氣管炎合併肺氣腫，主要表現是吸氣困難，臨床上稱之為「腎不納氣」，需要用補腎納氣的方法來治療，治療藥物如冬蟲夏草。

‧腎有"納氣"的功能，和呼吸系統也有密切關係。

‧有些腰部症狀也和腎有關（因為腎在後腰部位，所謂「腰為腎之府」），腎在上「開竅於耳」，腎氣調和，聽覺就會靈敏一些；在下「開竅於二陰」（前陰指尿道或說包括精竅，後陰指肛門）。可見耳的生理、病理和某些大小便異常須從腎的方面進行分析。

‧腎主水，水液下行於腎，其濁液經腎的氣化，由膀胱排出體外，濁中之清者，由腎保存於體內，故腎為體液平衡調節的重要臟器。

‧腎有兩枚，《難經‧三十六難》認為左側為腎，右側為命門。腎主陰，屬水；命門主陽，屬火。故腎又有「水火之臟」之稱。通常所說的「真陰」就是指的腎水；「真陽」就是指的腎陽，或稱「命門之火」。

八、心包絡

‧簡稱「心包」，是心臟的外膜，附有絡脈，是通行氣血的道路。

‧心包和心都與中樞神經的活動有關，如果外邪侵犯心臟，首先是心包受到影響，如臨床上急性傳染病等因高熱引起的神昏譫語，發狂，稱之為「熱入心包」。

・在治療上是以「清心」為主，說明心包和心從辨證的角度來看是一致的，只不過反映病情的淺、深、輕、重程度的不同而已。

・另一說，心包絡病是五臟病的總稱，就如同三焦是人身上中下全部的總稱。

九、命門

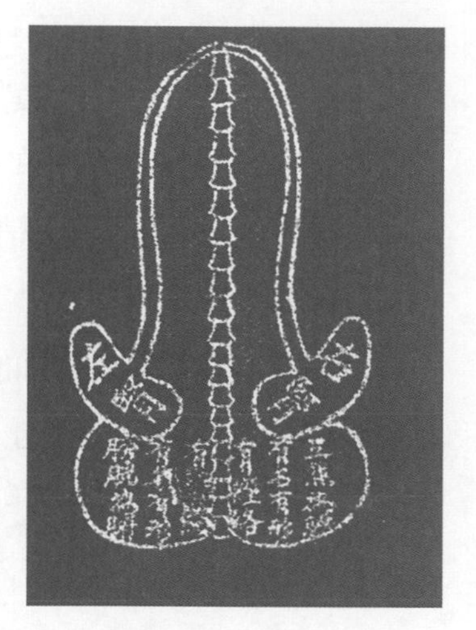

・有生命之門的含義，它是人體生命的根本和維持生命的要素，命門學說是臟腑學說的組成部份。

・在五臟中大都是單一的臟器，只是腎是兩枚，古代醫學家多推崇《難經》“左者爲腎，右者爲命門”的說法。

・實際上兩腎從外形到組織結構均無差異，故虞搏《醫學正傳》反對這種說法，認爲不可獨指右腎爲命門，主張兩腎「總號爲命門」。

・有的根據命門穴在十四椎下陷中的部位，認爲命門是在兩腎之間，具體體現爲“腎間動氣”（指兩腎間所產生的人體動力來源。），也就是命門之火。因爲腎爲“水臟”，這是水中之火，乃先天之眞氣，此氣自下而上，與後天的胃氣相接，由此而生生不息。

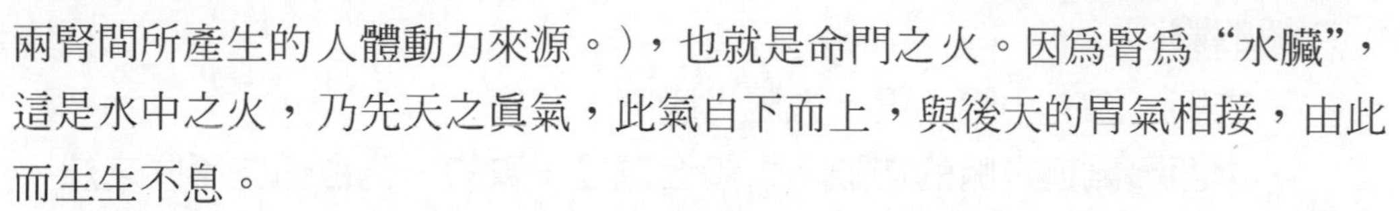

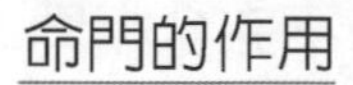

命門的作用

・命門為元氣的根本，是人體產生熱能的發源地。

・命門能幫助三焦的氣化。

・命門之火有煖脾胃，幫助飲食消化的作用。

・命門與人體的性機能和生殖系統密切相關，命門之火（屬相火）不足或偏亢，均可產生病態。

・命門有納氣作用，與呼吸系統的功能密切相關。

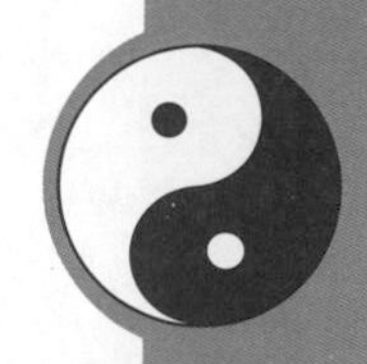

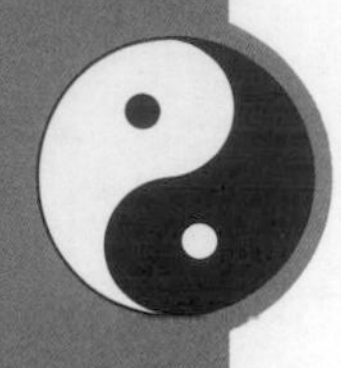

第三節 六腑的意義

一、腑的意義

- 「傳化物而不藏」謂之腑，腑如同倉庫，可以取用。
- 腑：是指腹腔中之中空有腔的器官，具有出納轉輸，傳化水穀的功能。
- 作用是受盛和轉化水穀。
- 受盛：有接受與承受之意。
- 傳化：指變化與傳異。
- 六腑共同具有接受水穀、消化水穀、並傳異排泄糟粕的生理特點。
- 六腑接受水穀而不藏精氣。
- 《靈樞．平人絕穀篇》：「小穀入口則胃實而腸虛，食下則腸實而胃虛，更虛更滿故氣得上下，五臟安定。」
- 指消化、吸收、排泄的過程，虛和滿的交互，故氣亦得上、下，以維持身體正常。

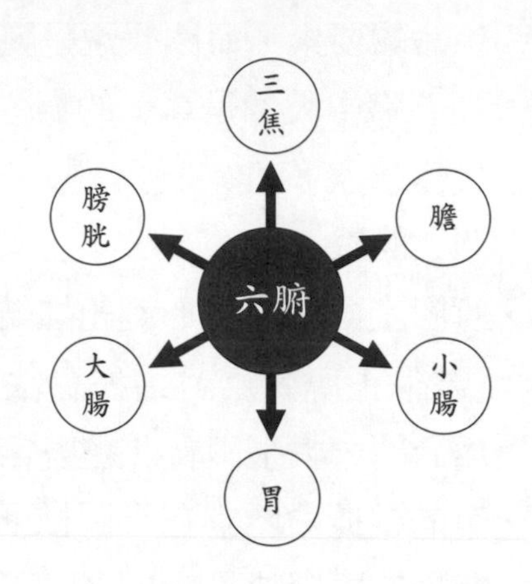

六腑的體認

- 六腑：膽、小腸、胃、大腸、膀胱、三焦。
- 中西醫論述六腑的功能，大體上還是一致的，但也有些不同之處。
- 例如三焦是中醫臟腑學說所獨有的；又如中醫所說的六腑，聯繫到臟腑學說和經絡學說，其功能就可能和解剖學上同名的腑不完全相同。
- 以膽為例，膽附於肝葉之下，貯藏膽汁，它和其它腑之傳化水穀、糟粕的功能有明顯的不同。
- 膽和肝相表裏：「肝主謀慮」，「膽主決斷」，說明肝、膽都和中樞神經的活動有關，而膽和肝在病理上又都易產生一些「火」的症候，這些說明和現代解剖學上所說的膽還是有區別的。
- 腑和臟的配合（稱「互為表裏」，腑為表，臟為裏）是：膽合肝、胃合脾、大腸合肺、小腸合心、膀胱合腎、三焦合心包絡。

二、大腸

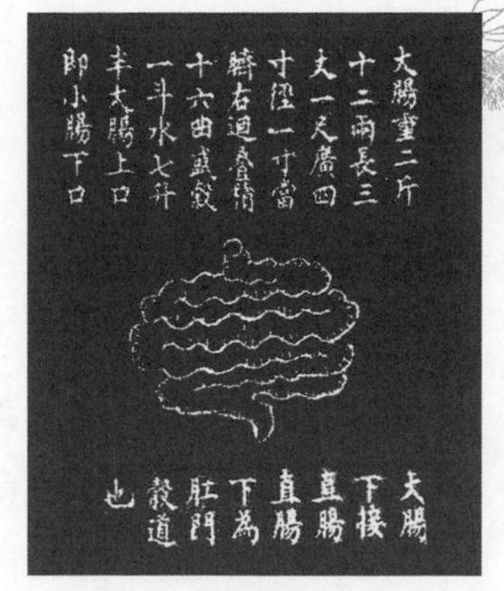

<u>大腸主傳導</u>

- 大腸又稱「迴腸」(一說迴腸還包括直腸、肛門)。
- 《素問．靈蘭秘典論》：「大腸者，傳導之官，變化出焉。」
- 大腸的主要功能，就是將從小腸消化吸收後傳送下來的物質，吸收其中剩餘的水份和養料，變化為糞便，然後由肛門排出體外。
- 大腸為傳送糟粕的通道，所以說它「主傳導」，為「傳導之官」。
- 如因種種原因使大腸的傳導功能失常，往往會產生泄瀉或便秘等症。
- 大腸有病，可以影響大便的次數和性狀。

<u>肺合大腸</u>

- 肺與大腸之間的相互關聯和影響。這種相合是臟腑互為表裡。
- 互為表裡：臟為陰屬裡，腑為陽屬表的關係。
- 「肺與大腸相表裡」，是通過肺和大腸經絡之間的聯繫和某些生理功能的相互配合而體現的。
- 肺或大腸病症的治療，可以通過這種“相合”、"相表裡"的關係互為影響。

肺 ⟷ 大腸

(二者相表裡)

- 如肺的肅降功能有助於大腸的傳導，大腸的傳導作用有助於肺的肅降。
- 如痰壅氣喘，往往須參用瀉下法，才能使肺氣通利；有些便秘的治療法，須參用開肺的治法。
- 如化痰止咳藥杏仁、栝樓仁等也有潤腸的作用。

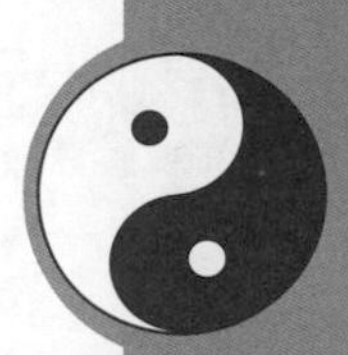

三、小腸

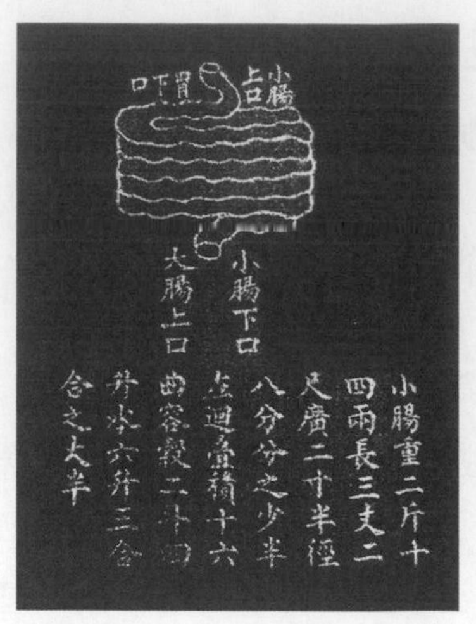

<u>小腸主受盛</u>

- 受盛有承受的含義。
- 《素問．靈蘭秘典論》：「小腸者，受盛之官，化物出焉。」
- 小腸主要功能是承受從胃初步消化的飲食，進一步消化，把飲食中那些精華養料吸收後，通過脾的運化，滋養全身。
- 將消化後糟粕樣的物質傳送到大腸，而其中的水液則通過其它臟腑的作用而滲入膀胱，故小腸在整個消化過程中起很重要的分清別濁的作用。

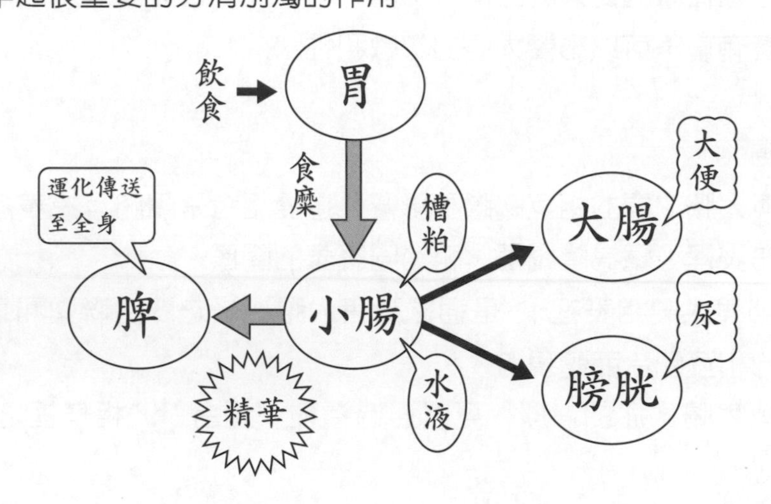

<u>心合小腸</u>

- 心與小腸之間的相互關係和影響。
- 「心與小腸相表裏」，主要是通過心和小腸經絡之間的聯繫和某些生理功能的相互配合而體現的。
- 治療心或小腸的病症，有時可以通過這種「相合」、「相表裏」的關係而互為影響。
- 如心移熱於小腸，小便短赤、小便尿血，處方中就要用清心火的藥物。

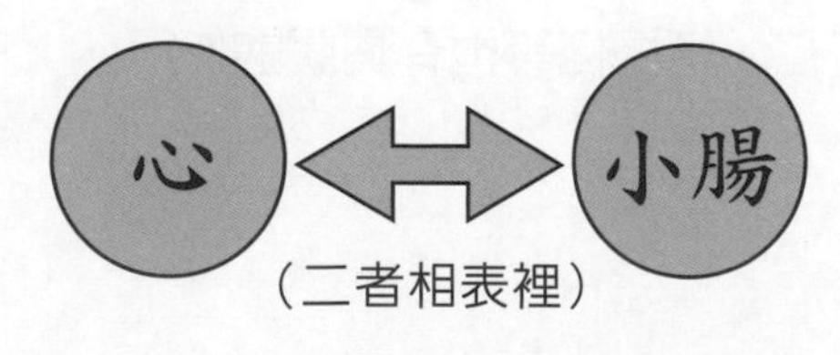

（二者相表裡）

四、膽

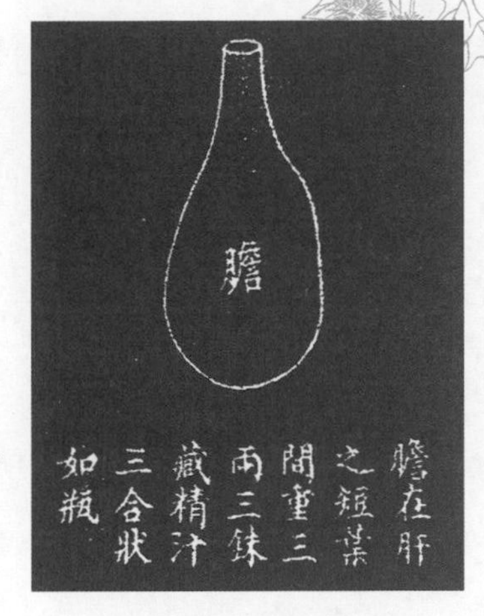

・膽主要是貯存膽汁並輸出膽汁以幫助消化，它不與外界直接相通，不直接參與傳化水穀，和胃腸的功能有別，所以又把它列爲「奇恒之腑」。

・王叔和《脈經》：「肝之餘氣，泄於膽，聚而成精」

・膽內貯存的膽汁是由肝分泌出來的，比較潔淨，且含有精氣，故又稱「精汁」，不同於腸道和膀胱產生的糟粕及排泄物，故有「中精之腑」、「中清之腑」之稱。

膽主決斷

・《素問・靈蘭秘典論》：「膽者，中正之官，決所出焉。」所謂「中正」，意含不偏不倚。

・主要說明膽與中樞神經的某些功能活動有關。

・「膽主決斷」，對於防禦和消除某些精神刺激（如突然受驚恐）的不良影響以維持和控制人體氣血的正常運行，促使臟腑功能相互協調，起有重要的作用。

・膽氣怯弱者，可因驚恐致病，膽氣壯者，可以不受顯著的影響。

肝合膽

・指肝和膽之間的相互關聯和影響。

・「肝與膽相表裏」，主要是通過肝和膽經絡之間的聯繫和某些生理功能的相互配合而體現的。

・治療肝或膽的病症，有時可以通過這種「相合」、「相表裏」的關係互為影響。

・如膽火旺盛或肝陽偏亢，都容易有急躁善怒的症狀，用平肝的藥物可以瀉膽火，用瀉膽火的藥物，也可以平膽。

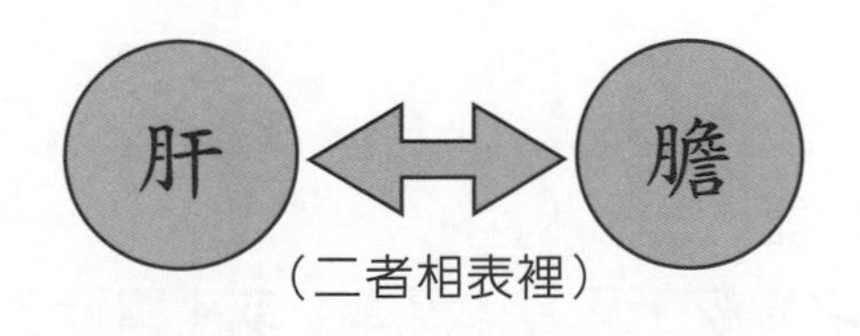

（二者相表裡）

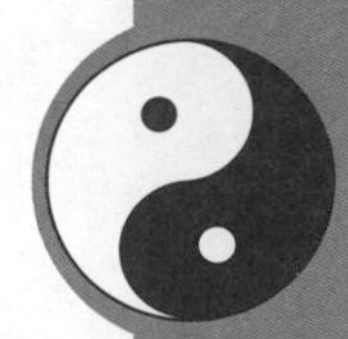

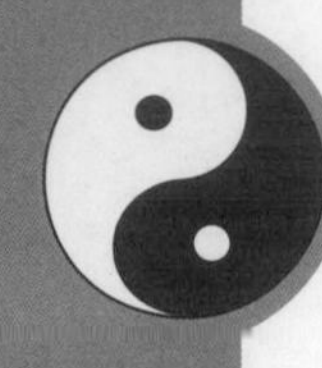

五、胃

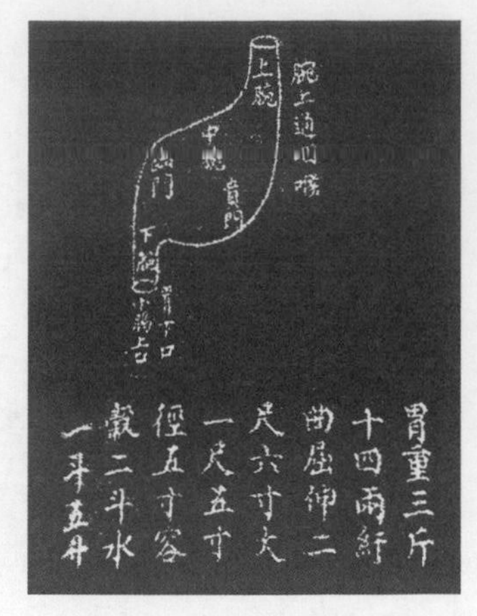

‧胃的內腔稱做「胃脘」，胃腔中部叫「中脘」，胃的上口叫「上脘」，下口叫「下脘」。

‧胃主受納：「受納」指接受和容納水穀。

‧受納飲食是胃的主要功能之一。

‧在整個消化道中，胃腔容量較大，有「水穀之海」、「五穀之腑」或「太倉」之稱。

‧胃主腐熟：胃的主要功能之一。胃將食物消化成爲食糜的過程。

胃主降濁

‧「脾氣主升，胃氣主降」，消化飲食主要就是脾胃協調、升清降濁的過程。

‧脾為陰土，胃為陽土。胃燥脾濕相互協調，飲食乃能消化。

‧脾主升清，水穀之精微賴以上輸和生化；胃氣以下降為順，把初步經過消化的飲食（包括食物殘渣）繼續推向下行，即所謂「降濁」，它和脾的「升清」作用是相反相成。

‧胃氣不降，就會出現嘔吐等症狀。

胃氣

‧胃氣泛指胃腸為主的消化功能。

‧胃氣主降，在消化功能上主要和脾氣相配合。

‧《靈樞‧五味篇》：「五臟六腑皆稟氣於胃。」

‧「人以胃氣為本」，意即消化機能在一定程度上代表病人的一般抗病能力，說明胃氣在人體的特殊重要性。

‧在治病時，歷代醫家都重視要保護「胃氣」，所謂：「納穀者昌，絕穀者亡；有胃氣則生，無胃氣則死」，對腸胃機能衰弱的人在處方時要盡量避免用苦寒瀉下、有損於胃氣的藥物。

胃陽、胃陰

‧胃陽：指胃的功能。

‧胃陰：即胃中之津液，又名「胃津」或「胃汁」，是由水穀化生而來的。

· 臨床上肺胃熱盛容易消耗胃陰，出現口乾、咽燥、便秘、舌紅少苔、脈細數等症狀，故從某種意義上講，胃陰實際上也包括了體內的其他一部份津液。

脾主為胃行其津液

· 《素問 · 厥論》：「脾主為胃行其津液者也。」
· 胃在受納飲食之後，還需通過脾的作用，把富有營養的津液輸送到其它臟腑和人體各個部份。
· 胃只是一個給營養倉庫，而真正要「行其津液」，主要靠「脾主運化」的功能。

脾合胃

· 指脾和胃之間的相互關聯和影響。
· 「脾與胃相表裡」是通過脾和胃經絡之間的聯繫和生理功能的相互配合而體現的。
· 治療脾或胃的病症，有時可以通過這種「相合」、「相表裡」的關係互為影響。

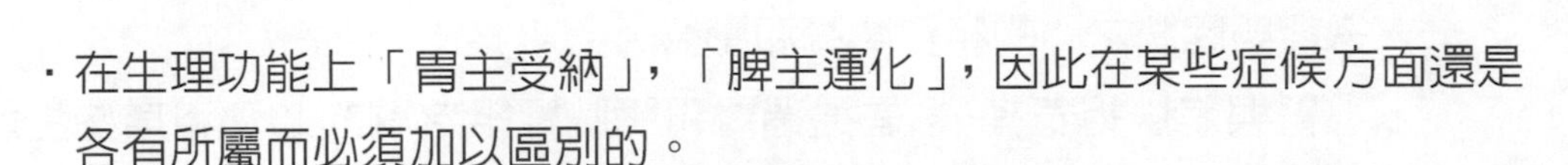

（二者相表裡）

· 在生理功能上「胃主受納」，「脾主運化」，因此在某些症候方面還是各有所屬而必須加以區別的。
· 如嘔吐，一般都以治胃為主，泄瀉通常以治脾為主，主治重點就有所不同。

腎者胃之關

· 「關」，可以體會為水液出入的關口。
· 腎居下為「至陰之臟」，開竅於二陰，與膀胱相表裡。
· 腎主水，在人體水液中起極為重要的作用。
· 通常，水入於胃，由脾上輸於肺，肺氣肅降，水下流而歸於腎，這是水液由體外攝取以後在體內升降的大概過程。
· 腎氣不化，往往二便不利；二便不利則中焦燥滿，影響水液代謝。

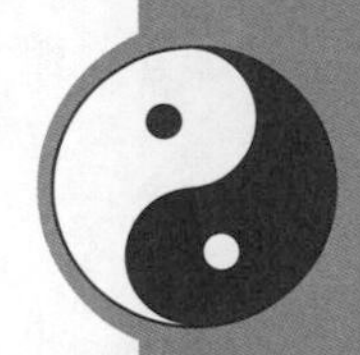

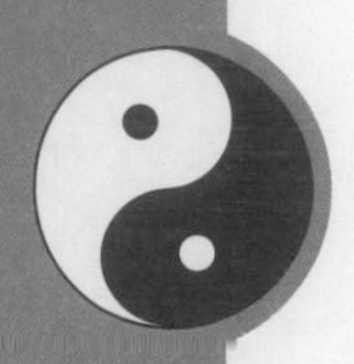

・《素問・水熱穴論》說：「腎者，胃之關也，關內不利，故聚水而從其類也。」水液排泄障礙，積聚體內，就形成浮腫，而這種浮腫是由於「腎的聚水」發展而來的。

六、膀胱

膀胱主藏津液

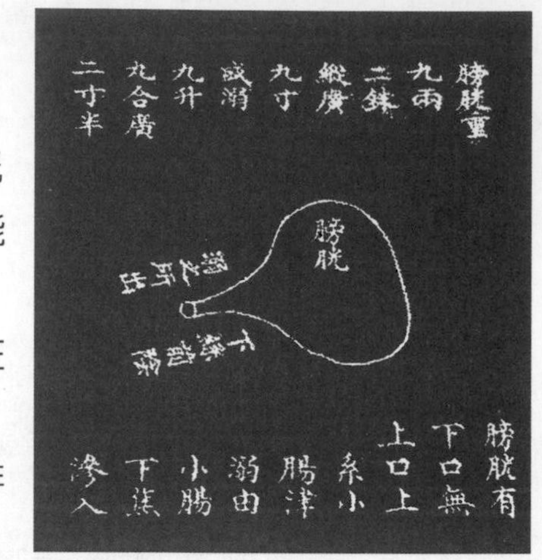

・膀胱又名「脬」，俗稱尿脬。

・膀胱是貯存和排泄小便的器官。

・《素問・靈蘭秘典論》記載：「膀胱者，州都之官，津液藏焉，氣化則能出矣。」「州即洲」，「都即渚」。

・洲渚本是指水中可以居住的地方，在這裡是指膀胱為三焦水液歸集之處。

・津液經過腎的氣化作用變成小便而排出體外。

・所謂：「氣化則能出焉」，「氣化」就是化氣行水的意思。（新陳代謝的作用）

・膀胱有病就會出現小便異常和排尿困難。

腎合膀胱

・指腎與膀胱之間的相互關聯和影響。

・「腎與膀胱相表裡」，是通過腎和膀胱經絡之間的聯繫和某些生理功能的相互配合而體現的，如膀胱排尿要靠腎的氣化作用。

・腎和膀胱病症的治療，可以通過這種「相合」、「相表裡」的關係互為影響。

・如治療小便不禁或小便不通，有時應從治腎著手，才能獲得良好的效果。

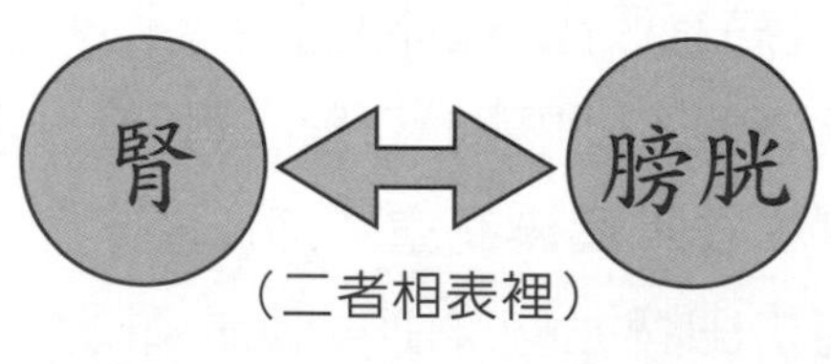

（二者相表裡）

七、三焦

・三焦分「上焦、中焦和下焦」。

三焦從部位而言：

・上焦一般是指胸膈以上部位，包括心、肺在內。

・中焦指胸膈下、肚臍以上部位，包括脾、胃等臟腑。

・下焦指肚臍以下部位，包括腎、膀胱、小腸、大腸（從病理生理的角度，還包括部位較高的肝，故下焦往往肝、腎並提）。

三焦從功能而言：

・《靈樞・營衛生會篇》指出：

「上焦如霧」（主要指心肺的輸佈作用）。

「中焦如漚」（指脾胃的消化轉輸作用）。

「下焦如瀆」（指腎與膀胱的排尿作用，並包括腸道的排便作用）。這些功能實際就是體內臟腑氣化功能的綜合。

・三焦的功能，概括而言是受納水穀，消化飲食，化生氣血精微物質，輸送營養，排泄廢料。

・三焦的「焦」字，有「熱」的含義，這種熱來源於命門之火，是通過氣化的作用來體現的。至於三焦的實體是一個爭論未決的問題。

・三焦與心包絡相表裡。

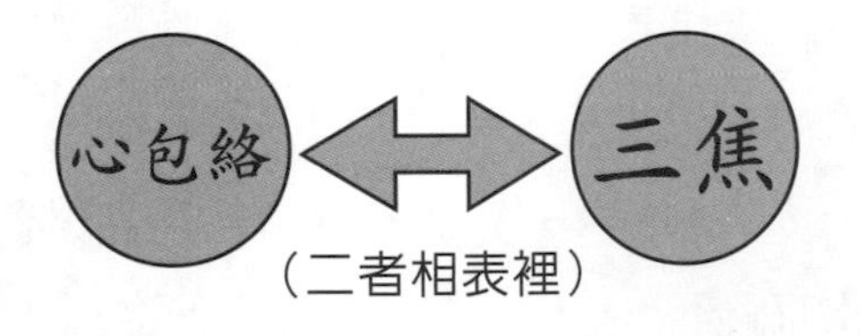

（二者相表裡）

三焦主決瀆

・「決瀆」，意即疏通水道。

・三焦有通調水道，運行水液的作用，故又稱「決瀆之官」（見《素問・靈門秘典論》）。

・三焦的決瀆功能是聯合許多臟器而發揮其作用的，其中尤以腎、脾、肺等關係更為密切，如這些臟的功能障礙，可使三焦不通利、氣化失常而產生腫脹和小便不利等症。

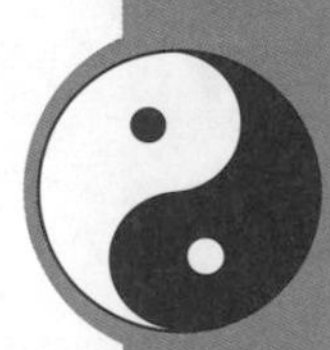

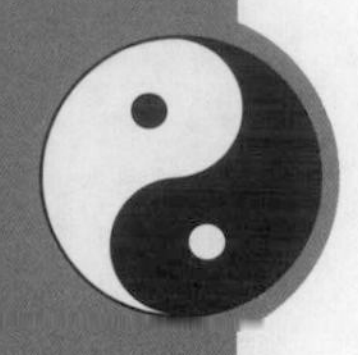

第四節　奇恆之腑的意義

一、前言

・奇恆有異乎尋常之意。
・奇恆之腑：形體類似腑，作用又類似臟（因為有貯存精氣的作用），似臟非臟，似腑非腑，在人體中與一般臟腑的作用有所不同。
・奇恆之腑一般在人體內比較深層的部位，是人體重要的組成部分。
・包括：腦、髓、骨、脈、膽、女子胞（即子宮）。

二、奇恆之腑的特點

・不和其臟腑相配偶，又不貯藏濁物。（其中只有膽是和肝相配合，但膽汁清淨不濁，所以也列入奇恆之腑。）
・奇恆之腑並非孤立的，比如：
・腦和腎、心、肝的作用彼此協調聯繫，髓和骨的生長，有賴於腎所藏精氣的充養。
・脈和心直接有關（心主血脈）。
・子宮有賴腎氣而生長發育，女子行經、養胎等又需要血的供給，故子宮和心、腎等臟也有關。

三、腦

・《靈樞・經脈篇》：「人始生，先成精，精成而腦髓生....」
・腦的產生和腎有密切關係：
腎是藏精之臟，精又能生髓，髓匯集於顱腔內形成了腦，故腦又稱為「髓海」。（PS. 精包括先天的腎精和後天水穀化生的精氣）
・腦是主管人的高級中樞神經機能的活動，是由腎精產生的，腎精充實，不僅肢體輕勁有力，更重要的是，腦的功能也能得到很好的發揮。
・腦的一些功能和心、肝、腎等臟腑相聯繫，說明它們之間的密切關係，同時也說明了腦的疾患為什麼在治療上要從心、腎等臟看手的原因。

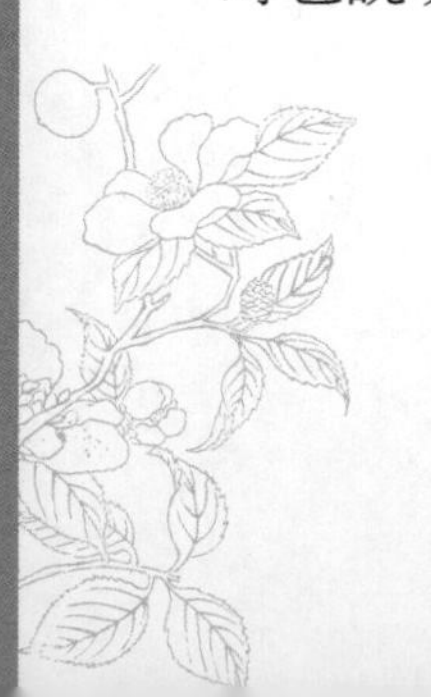

四、髓

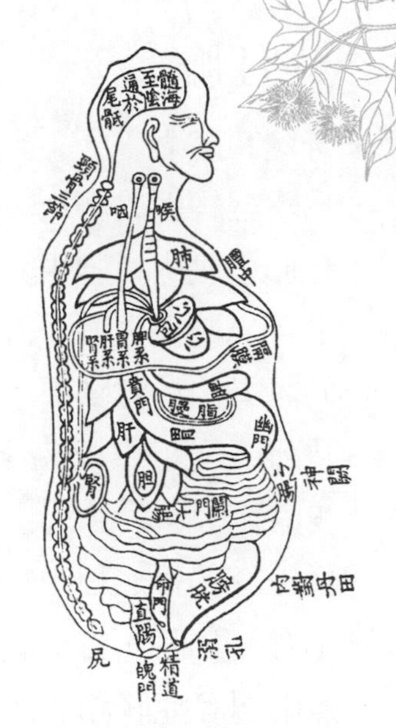

（《分經本草》周身圖）

- 髓，主要是指脊髓，也包括骨腔內的髓質，由腎所藏的精氣變化產生的。
- 腎能生髓，脊柱中的髓又與腦相通，故臨床上髓、腦、骨的病症，往往從腎論治。

五、骨

- 骨在人體主要起支架作用。
- 骨內藏髓，髓爲腎所藏的精氣所化生，能滋養骨骼，所以骨骼的生長和功能情況，取決於腎氣的盛衰。
- 牙齒是骨之餘氣（所謂「齒爲骨之餘」，實即腎氣的一部分）所生，故牙齒的生長和功能，均與腎有關。

六、脈

- 指脈管（血管）。
- 脈管與心相連，是血液運行的通道。
- 脈和心臟以及其它臟腑的關係主要表現在輸送營養和氣血循環的聯繫。

七、女子胞

- 又稱「胞宮」、「胞臟」或「子臟」，通常認爲就是子宮。
- 實際功能來說，女子胞是概括整個內生殖器（包括子宮、卵巢和輸卵管）的。
- 主要功能：通調月經和孕育胎兒。
- 女子胞的生理功能和五臟中的腎、肝、心、脾，經絡中的衝、任二脈密切相關。
- 女子不同年齡月經的變化就和腎氣的盛衰直接有關。
- 肝是藏血之臟，心主血液運行，脾是統攝血液的；衝脈有「血海」之稱，任脈則主胞胎，二脈流通，月經能按時來潮，而且容易受孕。
- 衝、任二脈正常功能的發揮，又是取決於腎的。故腎精和腎氣的充旺和女子胞的生理功能有相當密切的關係。

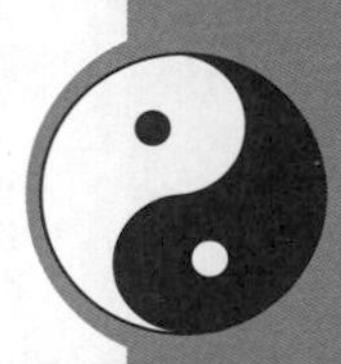

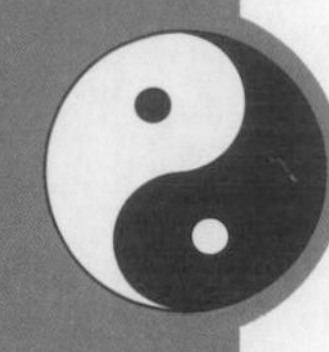

八、任脈

- 奇經八脈之一。
- 爲陰經經脈的總綱。
- 起於小腹內（胞中），沿著脊椎骨內部上行《靈樞・五音五味篇》。
- 同時又出於會陰部，上至前陰，沿著腹部正中線，通過臍部，上至胸部、頭部（均正中線），至下唇中央，由此分爲左右兩枝止於眼部《素問・骨空論》。
- 任脈在循行過程中和諸陰經相連繫。
- 本經有病時，主要有疝氣、赤白帶、腹內腫塊、胸腹部內臟機能失調、元氣虛弱等症狀和病症。

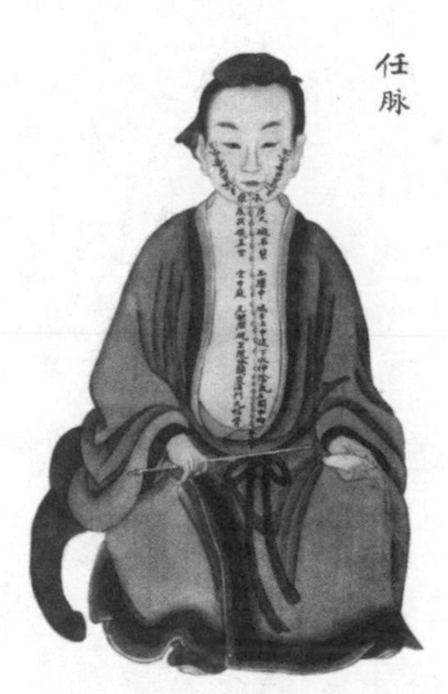

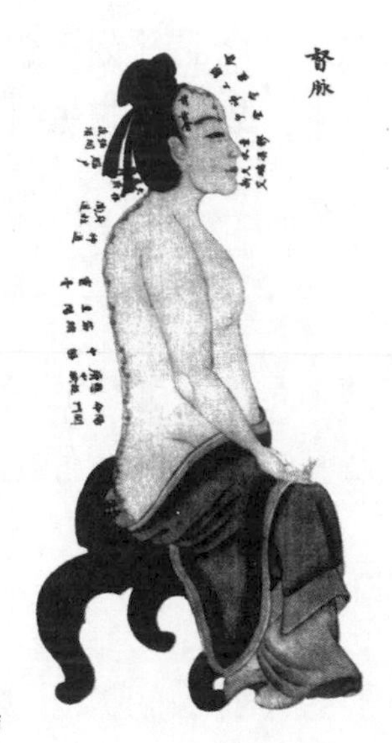

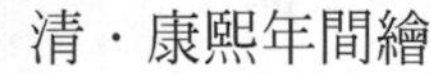
清・康熙年間繪

九、衝脈

- 《素問・上古天眞論》：「（女子）二七而天癸至，任脈通，太衝脈盛，月事以時下，故有子。」
- 太衝脈即衝脈的別稱，有調養女子的月經和胞胎之功能。

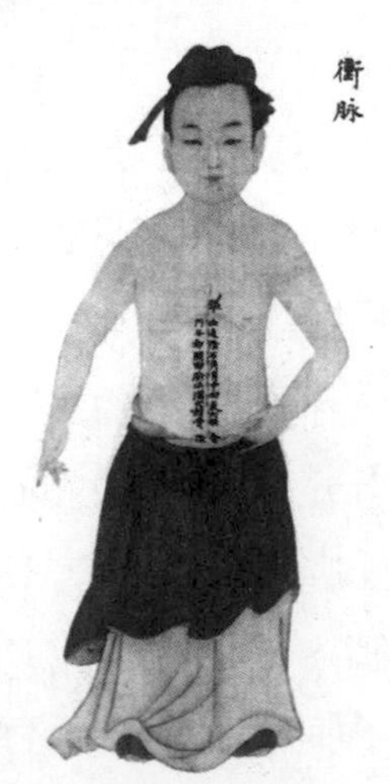

清・康熙年間繪

十、胞門、胞衣

・胞門：即子宮口。

・胞衣：即胎盤，胎盤有臍帶（內有臍動脈，臍靜脈）相連，胎兒由此攝取養料並排除廢料。

十一、膽

・膽為六腑之一，主要貯存膽汁並輸出膽汁以幫助消化，不與外界直接相通，不直接參與傳化水穀，和胃腸的功能有別，所以又把它列為「奇恒之腑」。

・其它參見六腑。

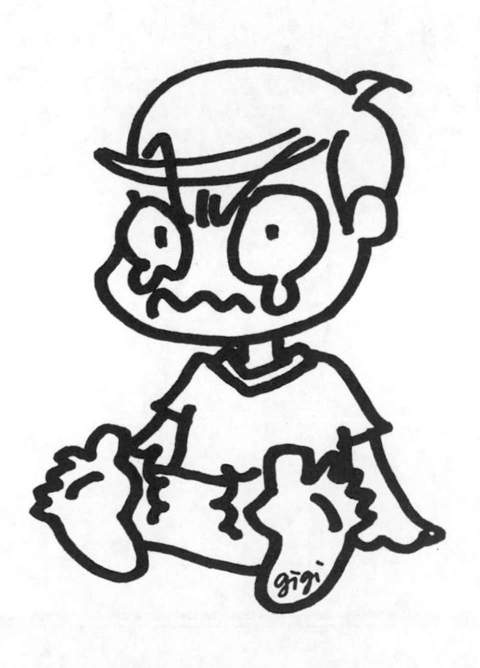

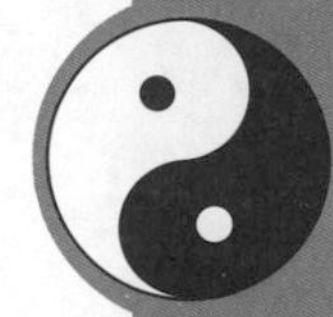

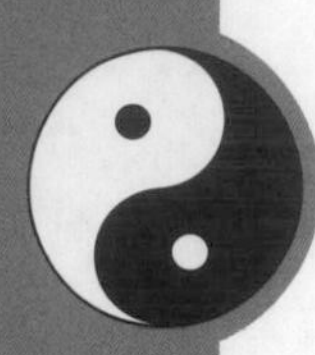

課後練習

1.寫出你對五臟六腑的認識。

2.何謂「臟」？何謂「腑」？「臟」和「腑」各有何作用？

3.中醫對「血」的看法爲何？

4.氣是什麼？對人有何作用？

5.所謂「奇恆之腑」指的是什麼？

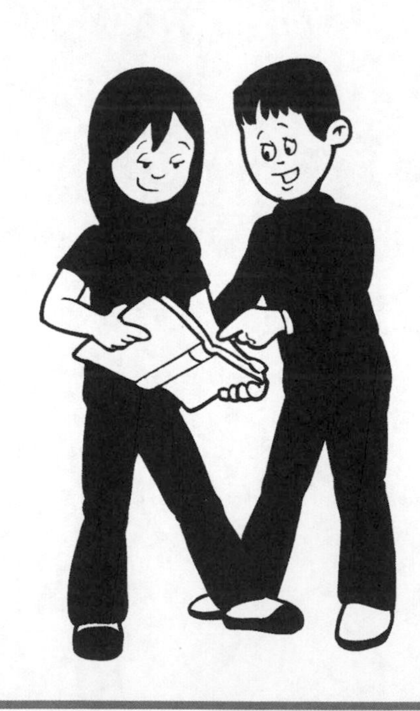

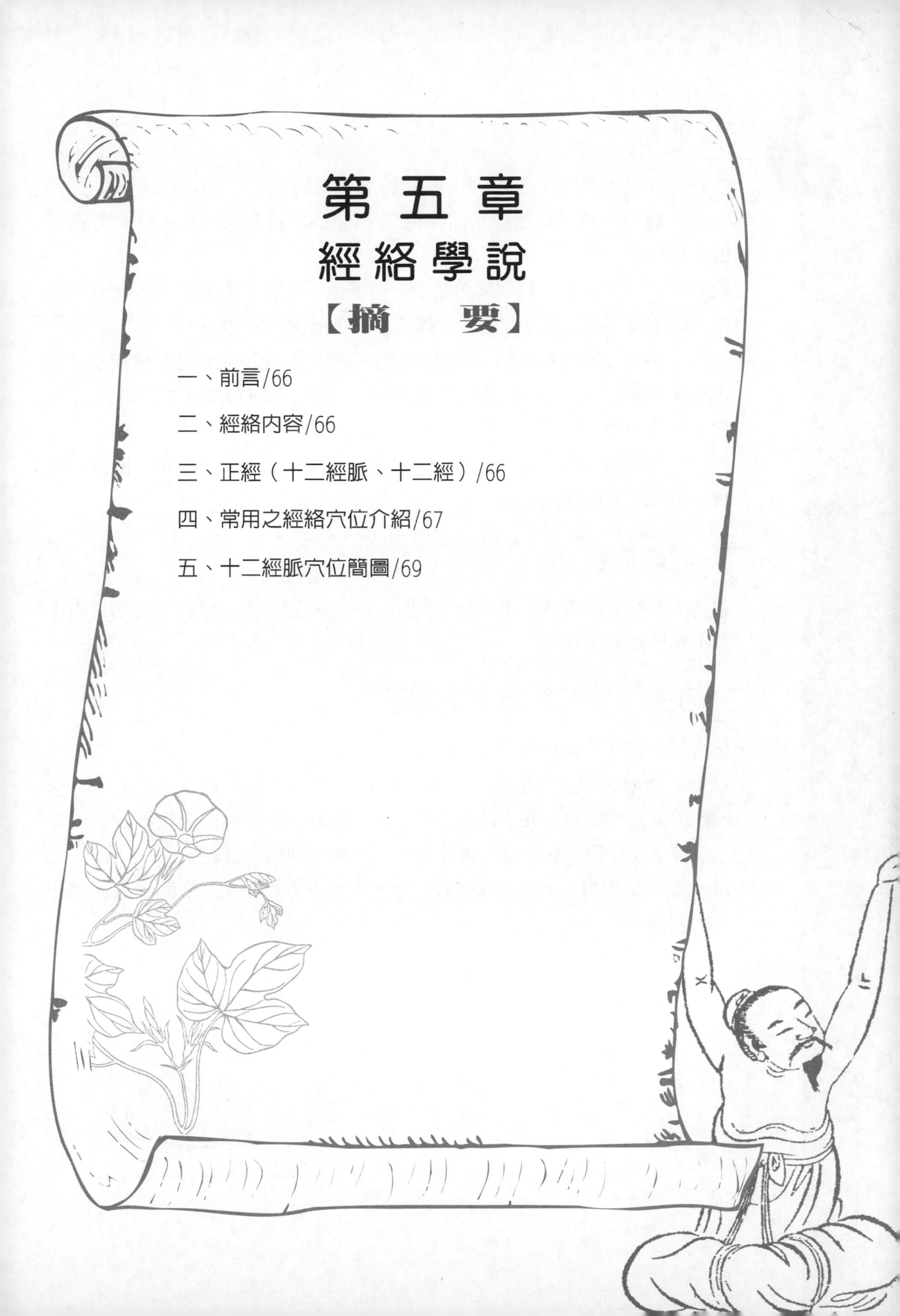

第五章
經絡學說

【摘　要】

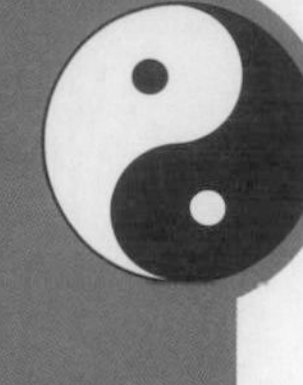

一、前言

- 「經絡」是人體內「經脈」和「絡脈」的總稱。
- 凡直行幹線都稱「經脈」，而由經脈分出來的網絡身體的各部分的支脈叫做「絡脈」。
- 經絡是運行全身血、聯繫臟腑肢節、溝通上下內外、調節體內各部分的通路，通週經絡系統的連繫，使人體成為一個有機的整體。
- 從現代醫學觀點來看經絡：可能包括了神經、血管及內分泌等結構及其些功能，但神經、血管等的結構和功能並不能完全解釋經絡學說的全部內容，有待於進一步探索研究。
- 經絡是由臟腑主宰分布於全身，通達表裡，貫徹上下，互相關連成為有機體，各為組織所屬的系統。

二、經絡內容

- 包含十二經脈、奇經八脈、十五別絡、十二別經、十二經筋、及三百六十五絡和無數的孫絡。

三、正經（十二經脈、十二經）

- 正經是體內氣血運行的主要通路。
- 包括手太陰肺經、手陽明大腸經、足陽明胃經、足太陰脾經、手少陰心經、手太陽小腸經、足太陽膀胱經、足少陰腎經、手厥陰心包經、手少陽三焦經、足少陽膽經、足厥陰肝經等十二經，稱為十二經脈。
- 每一經脈都和體內一定的臟腑直接聯繫，而在各經脈相互之間又有表裡配合的關係。

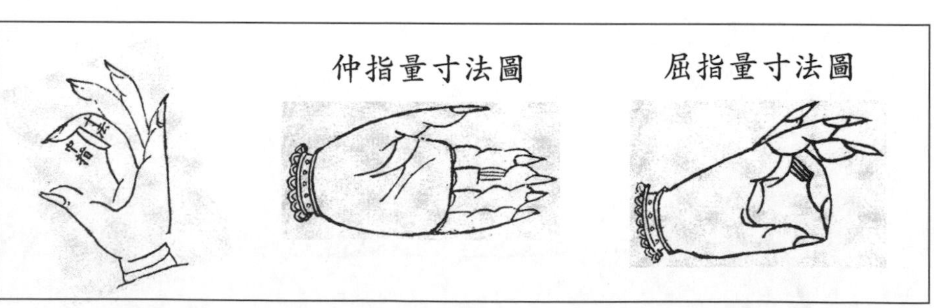

指寸圖

四、常用之經絡穴位介紹

〔合谷穴〕

屬經：手陽明大腸經。

穴位：食指與拇指交叉處，及第一掌骨與第二掌骨接合部之前凹陷中。

主治：風寒感冒，頭部頭痛，牙痛等。

〔足三里穴〕

屬經：足陽明胃經。

穴位：小腿前外側，膝下三寸，脛骨外側一寸。

主治：胃病 → 腹脹，腹痛，食慾不振，泄瀉，便秘，四肢無力等。

〔陽陵泉穴〕

屬經：足少陽膽經。

穴位：小腿前外側，膝下一寸，脛骨之後，腓骨之前凹陷中。

主治：有關筋方面的疾病 → 半身不遂，足膝冷痺不仁，腳氣筋攣等。

〔曲池穴〕

屬經：手陽明大腸經。

穴位：肘關節骨邊，屈肘橫紋之外頭陷凹中。

主治：傷寒感冒，熱渴，目眩，半身不遂，惡風等。

〔三陰交穴〕

屬經：足太陽脾經。

穴位：足內踝上三寸，脛骨後緣陷中。

主治：脾胃和女子經病 → 脾胃虛弱，心腹脹滿，女子月經疾病等。（妊娠禁針）

〔風池穴〕

屬經：足少陽膽經。

穴位：第二頸椎對上四寸之一點與耳後乳突下緣間聯線上之中點處。（項後，胸鎖乳突肌與斜方肌上端的凹陷中）

主治：中風，偏正頭痛，頸項如拔痛不得回顧等。

〔中脘穴〕

屬經：任脈穴。

穴位：上脘下一寸，臍上四寸。

主治：一切胃病，心下脹滿，積聚痰飲，奔豚氣上攻等。

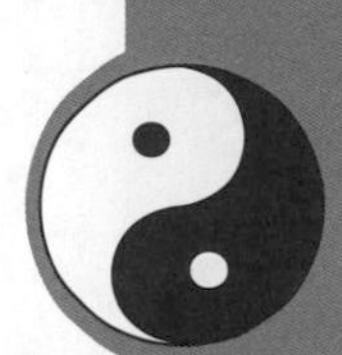

〔委中穴〕

屬經：足太陽膀胱經

穴位：膝膕窩中央横紋內。在膝彎正中央的橫紋上，左右兩條大筋的中間。

主治：腰膝酸痛 → 膝痛足軟無力，半身不遂等。

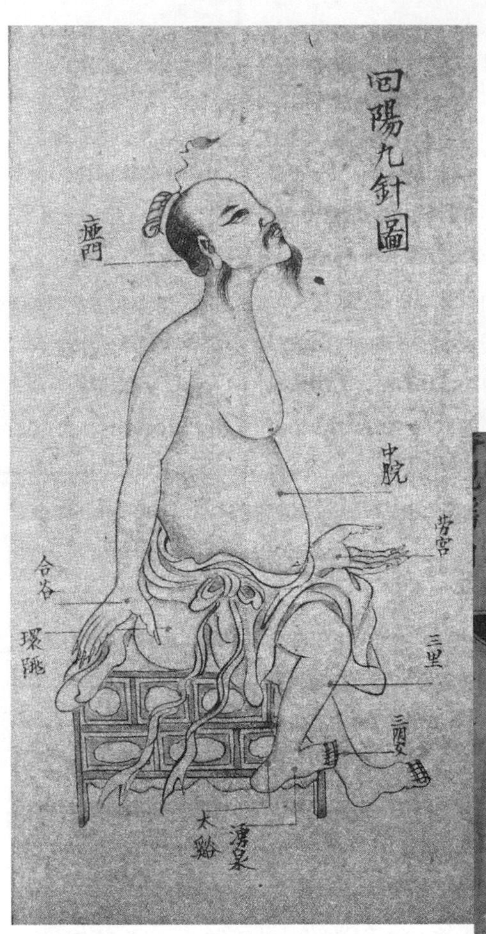

《凌門傳授銅人指穴》針方圖

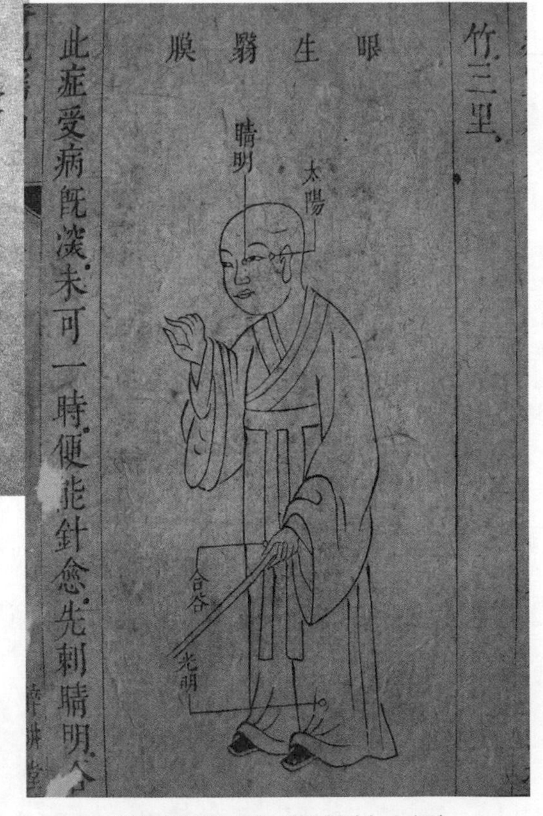

《審視瑤函》眼科針方圖

五、十二經脈穴位簡圖

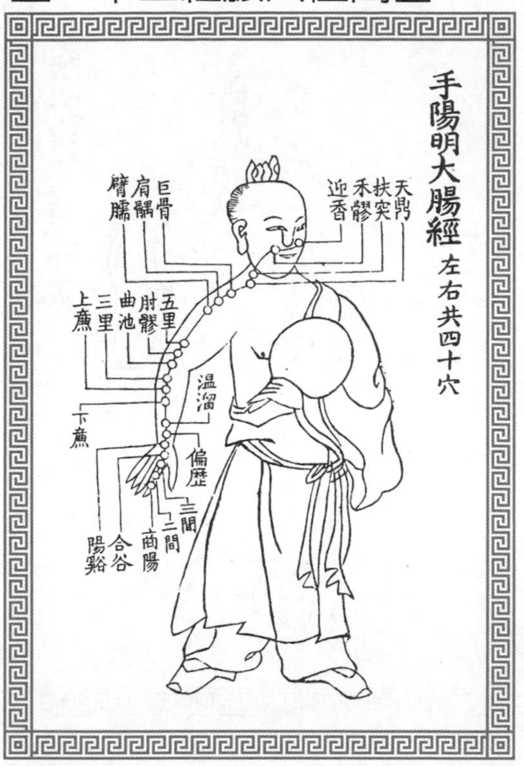

手陽明大腸經

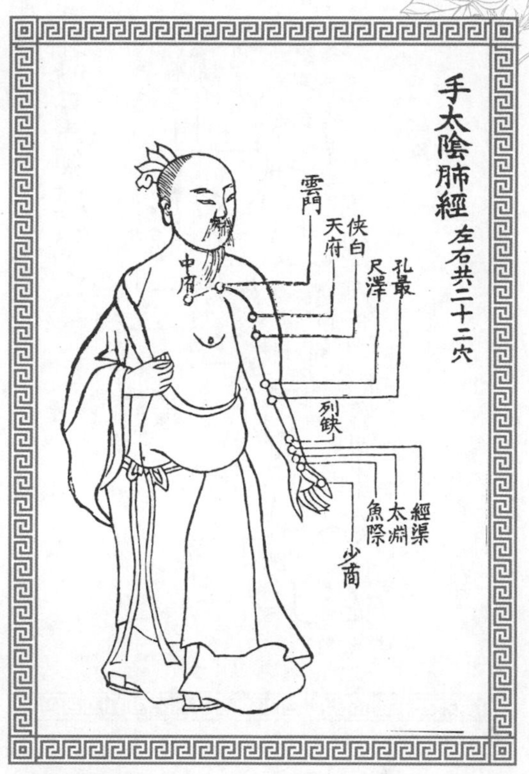

手太陰肺經

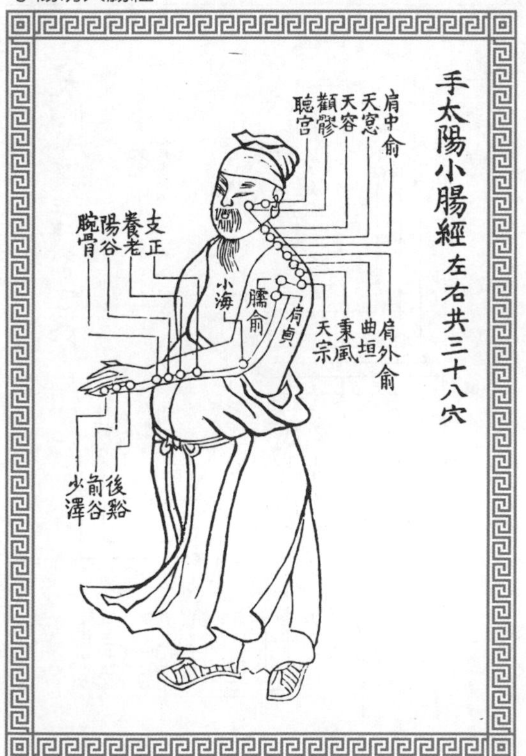

手太陽小腸經

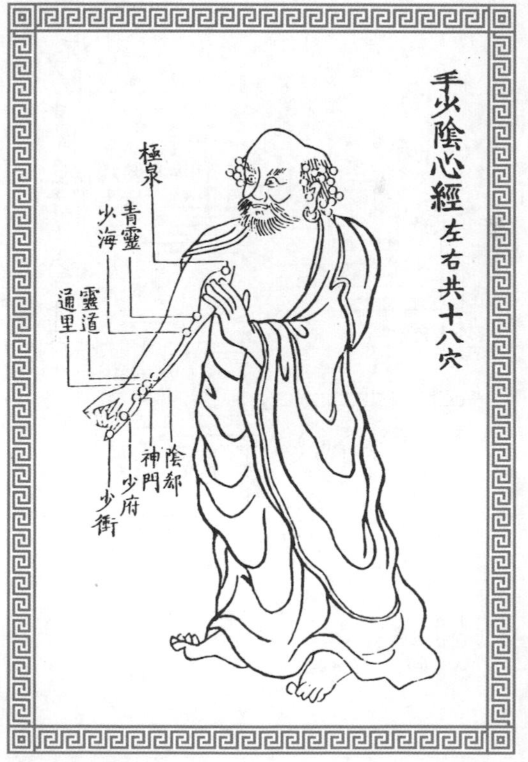

手少陰心經

※上述圖片源自文興出版事業有限公司發行《分經本草》(姚瀾 著)

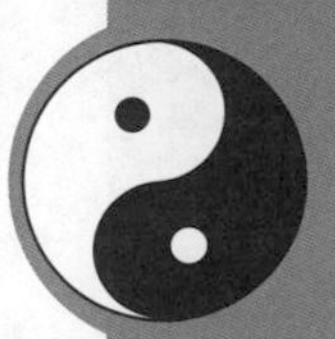

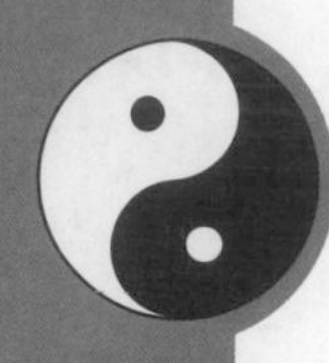

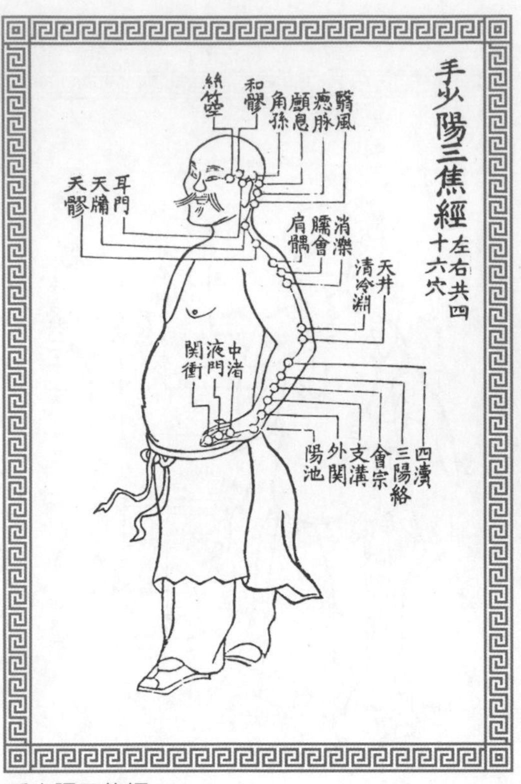

手少陽三焦經

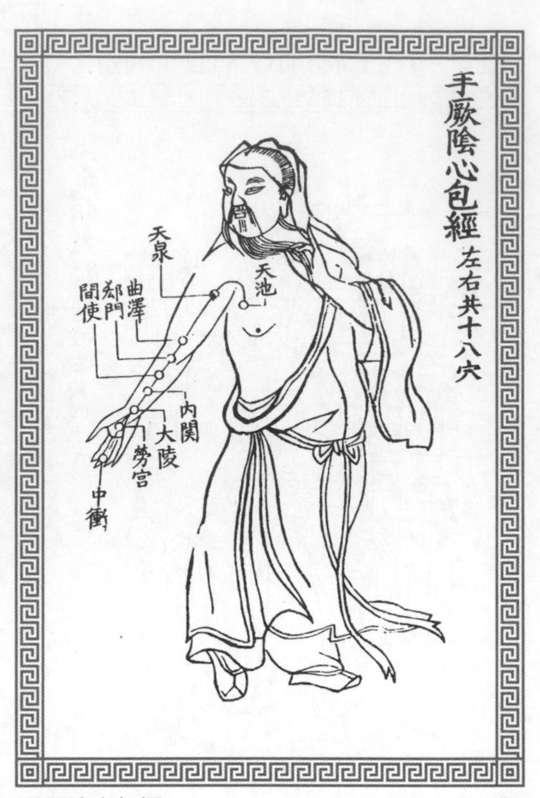

手厥陰心包經

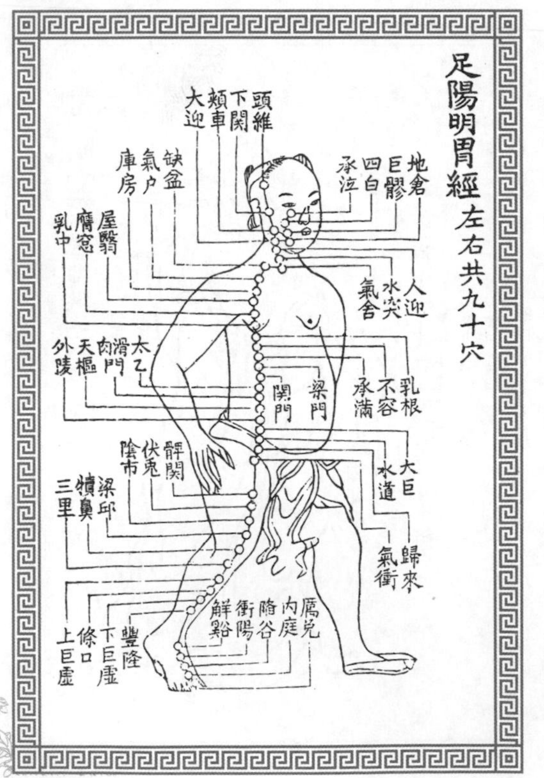

足陽明胃經

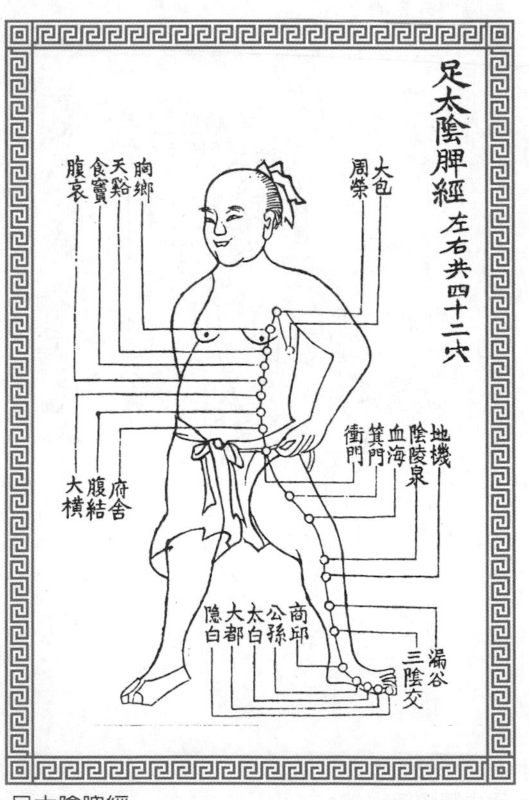

足太陰脾經

※上述圖片源自文興出版事業有限公司發行《分經本草》（姚瀾 著）

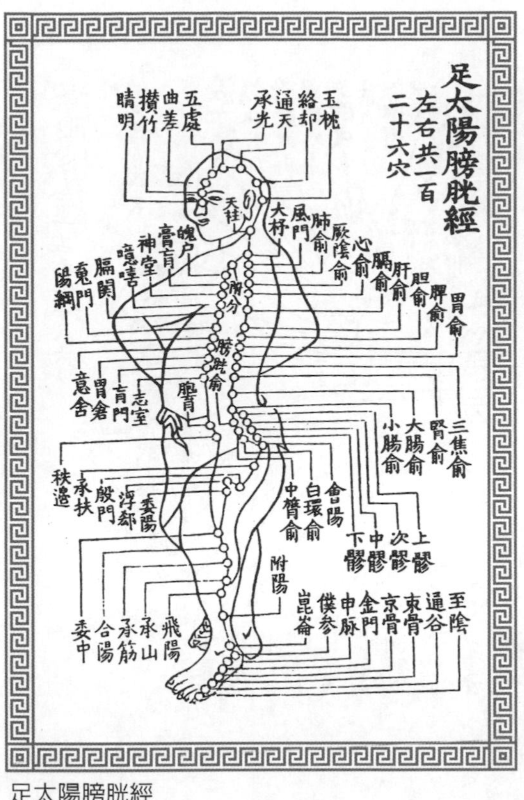

足太陽膀胱經

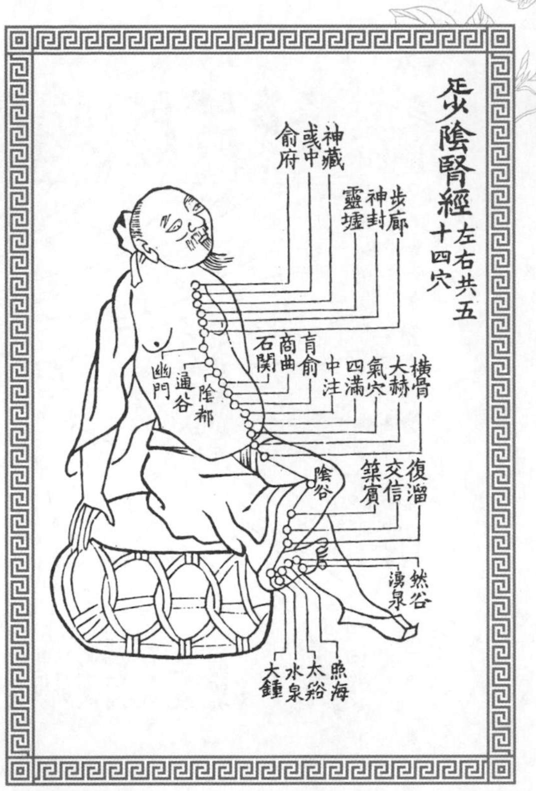

足少陰腎經

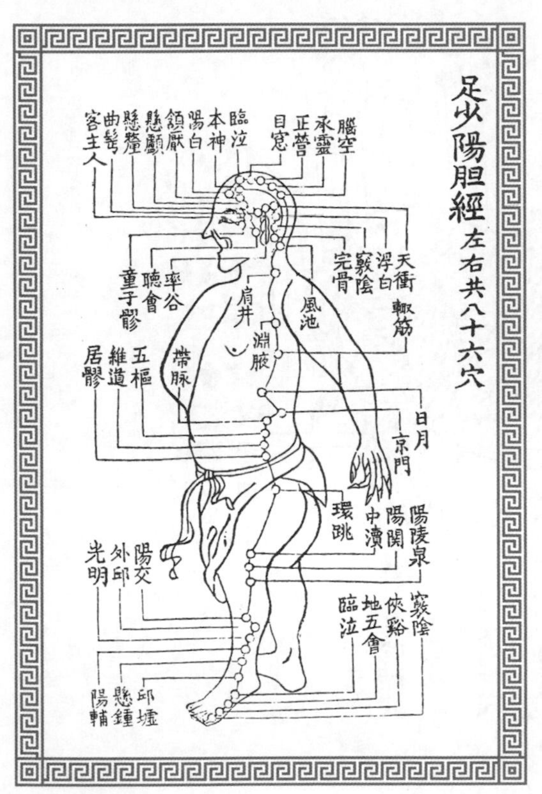

足少陽膽經

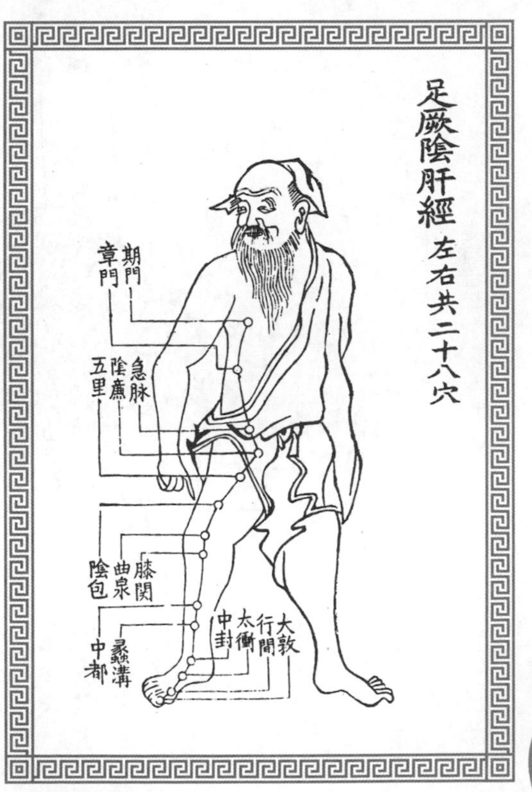

足厥陰肝經

※上述圖片源自文興出版事業有限公司發行《分經本草》（姚瀾 著）

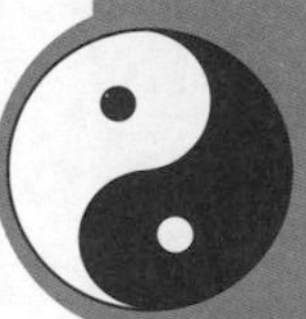

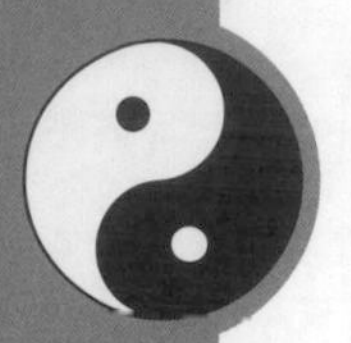

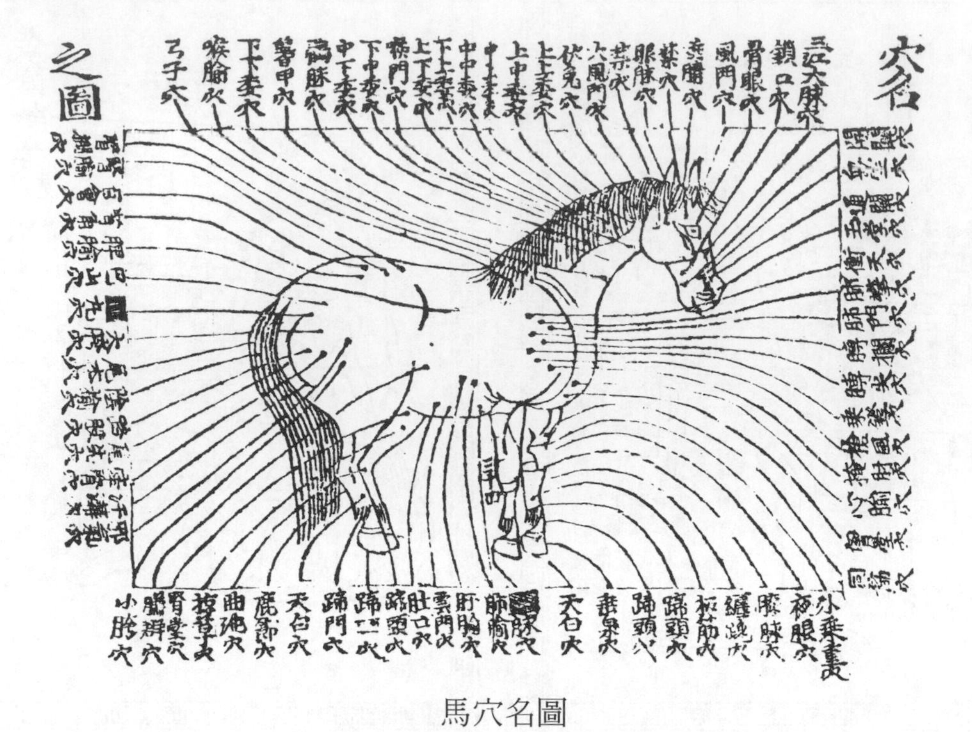

馬穴名圖

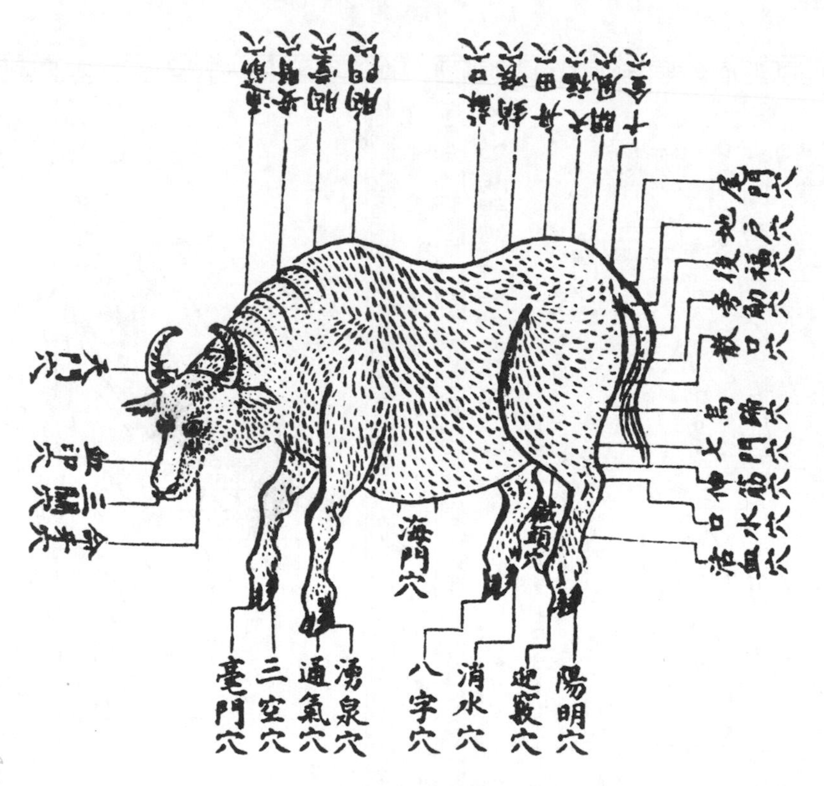

牛穴名圖

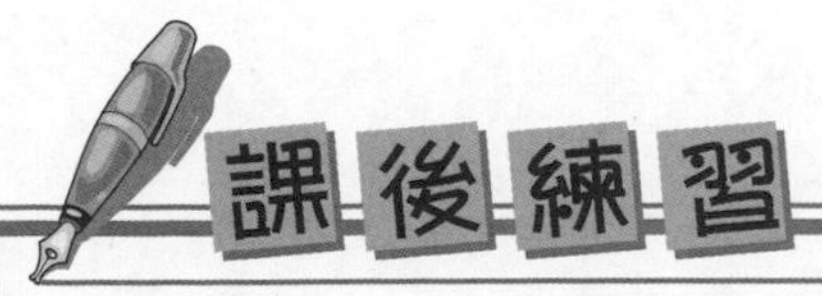

1.經絡是什麼？

2.就現代醫學觀點來看，經絡可能是人體的那些系統的功能？

3.十二正經爲何？

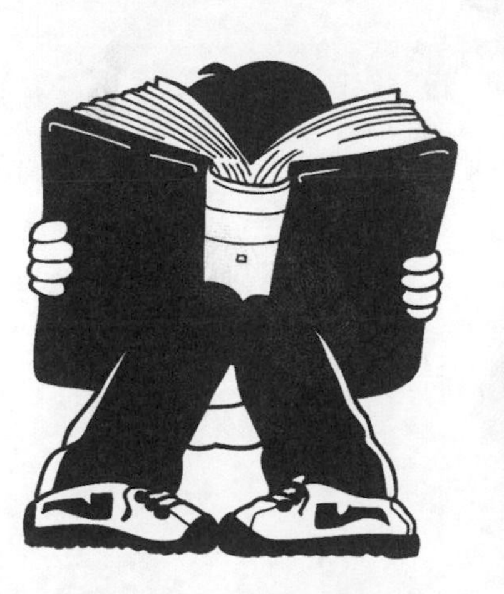

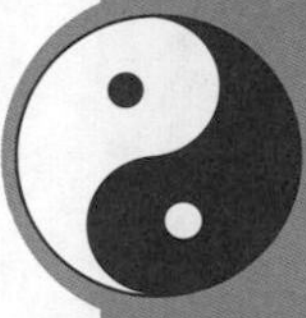

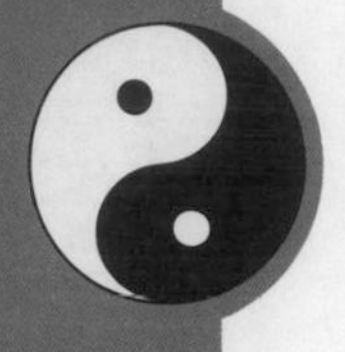

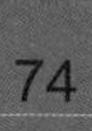

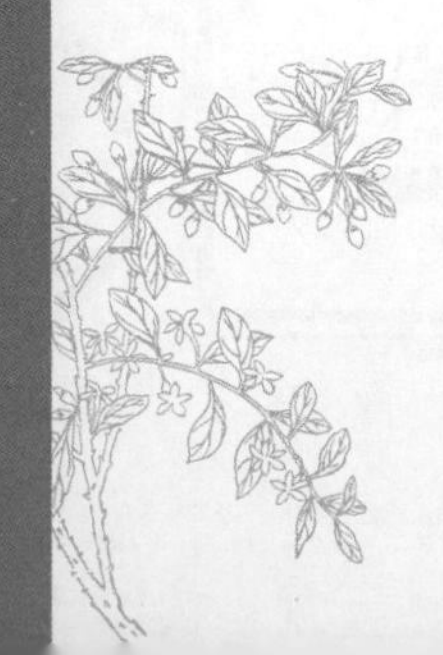

第六章
診法之四診

【摘　要】

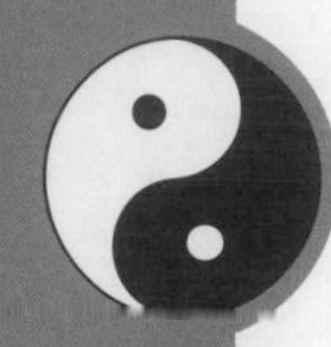

前言

・診病的方法稱爲診法，包括「四診」和「辨證」兩個環節。
・「四診」是運用望、聞、問、切等方法，搜集病情的客觀徵象。
・「辨證」是對四診所得的徵象進行分析綜合的過程。
・四診和辨證兩者相互配合，才能作出正確的診斷。

〔何謂四診〕

・「望診、聞診、問診和切診」等四種診病方法的合稱。
・四診必須結合運用，互相參證，才能全面了解病情，爲辨證和治療提供充分的依據。

第一節　望診

・運用視覺，觀察病患的神色、形態、舌象、大小便和其他排泄物等的方法。
・望診對小兒還包括診指紋。

一、觀神色

・望診內容之一，「神」是生命活動力的總體表現，從精神、神識、表情，以及臉部色澤、目光神采等反映出來。
・「色」是色澤，主要指臉部色澤，是臟腑氣血的外榮，是神的表現。
・察色是觀神的不可分割的一部分。
・神與色同是臟腑氣血盛衰的外露徵象。
・氣血旺盛，則色具神采，明潤光澤，反之，則神夭色敗，枯萎不榮。
・故觀神色是了解正氣盛衰的方法之一。

二、得神與失神

・「得神」指有神氣，神不只是精神而已，神是生命活動現象的總稱。
・審察神的存亡是判斷正氣的盛衰，疾病的輕重和預後吉凶的重要內容。
・《素問・移精變氣論》:「得神者昌」。

・精神飽滿、目光炯炯、言語清晰、面色潤澤、氣息平順等，可稱爲得神。
・得神者雖有疾病較易治療，預後亦較良好。
・「失神」指神呆喪失，《素問・移精變氣論》:「失神者亡」。
・當生命機能嚴重障，精氣衰敗時，出現目睛昏暗、形羸色敗，暴瀉不止、喘息異常；或周身大肉已脫，或兩手循衣摸床；或卒倒而眼閉口開，手撒尿遺等，均稱爲失神。
・望診中的「眞臟色」即是失神的表現。

三、眞臟色

・五臟精氣敗露的顏色稱「眞臟色」。
・色診上，臉部的色澤以明潤而含蓄爲佳。明潤爲有胃氣，含蓄是臟精充足；反之，枯槁爲無胃氣，色澤顯露爲五臟精氣衰竭。
・枯槁而顯露的色澤，反映五臟的精氣已竭，五臟的眞氣外露，故稱之爲眞臟色。它顯示較嚴重的內臟疾病。
・如黃色，若面目全身枯槁如黃土，或如乾枯的枳實，叫做脾的眞臟色，表示脾胃已衰敗。
・臉色蒼黃者，可見於晚期肝硬化、肝癌、胰頭癌，或某些嚴重的營養代謝障礙的疾病等。
・眞臟色的出現，對於診斷某些嚴重的病變有一定臨床意義。

四、色診

・觀察顏面膚色的變化，以了解病情的方法。
・診察時須注意顏色的沉浮、散摶、潤澤和上下擴散的方向等。如：
  ・色明顯爲浮，主表病。
  ・色隱晦爲沉，主裏病。
  ・色淡而疏落爲散，多爲新病、邪淺。
  ・色深而壅滯爲摶，多爲久病或邪盛。
  ・潤澤爲有胃氣；枯槁爲胃氣衰敗。
  ・病色上下擴展的方向，一般亦認爲與病變方向有關。
  ・枯槁和病色結聚一處爲病情深重之象。
・臨床上，色診以「五色主病」爲綱，但須結合症狀，脈象等全面分析，才能作出判斷。

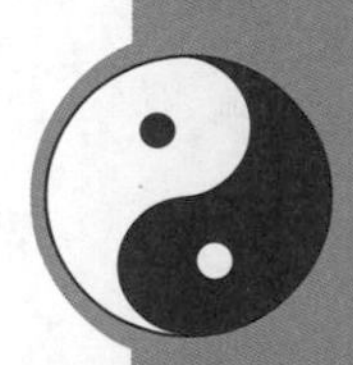

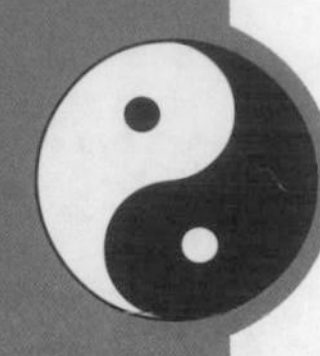

五、五色主病

- 五行學說中的五臟配五色。青色主肝病，赤色主心病，黃色主脾病，白色主肺病，黑色主腎病，此五者均爲一般情況下的病色，合稱爲「五色主病」。
- 後世在臨床實踐中發展了五色主病的理論，較爲切合實際。歸納爲：
  - 青色主風病、寒病、痛証、驚風等。
  - 赤色主熱病，包括虛熱、實熱。
  - 黃色主濕熱、寒濕或血虛。
  - 白色主虛証、寒証。
  - 黑色主寒証、痛証及勞傷、血瘀等。

六、現代醫學影響皮膚膚色的因素

- 基因表現：與先天遺傳有關。
- 皮膚色素：
  - 表皮（Epidermis）：黑色素（Melanin）。
  - 眞皮（Dermis）：胡蘿蔔素（Carotene），微血管的血液。
- 黑色素能保護皮膚免於受陽光中紫外光線（UV）的傷害。

七、正色與病色

- 「正色」：正常人的色澤，明潤含蓄，紅黃隱隱，容光煥發，表示氣血平和，精氣內充，爲有胃氣、有神之象。
- 正色有主色、客色之分。
- 主色是每個人基本的膚色，視個體而異。（與基因遺傳有關）
- 客色隨氣候，環境及當時的生理狀態而變化，均不屬病色。
- 「病色」：指疾病反映在色澤上的變化，診斷上以臉部色澤爲主。
- 「病色有善惡之分」：不論出現何種顏色，皆以明潤含蓄爲佳，稱爲「善色」，一般表示病情較輕或預後較好；若顏色顯露枯槁不澤，稱爲「惡色」，一般表示病情較裏，預後不良。
- 例如：黃疸病患臉上膚色變得蒼黃黯淡。（惡色）

八、望形態

- 望診內容之一，包括「望形」和「望態」。
- 「形」：指體形，包括皮膚、肌肉、骨骼等。

- 「態」：是動態，包括體位、姿態及活動能力等。
- 望形態可知病者的體質，發育及營養狀況。
- 有助於了解氣血的盛衰、邪正的消長和傷痛的部位等。

九、望齒

- 望診內容之一，包括看「牙齒與牙齦」兩部份。
- 望「牙齒」：主要觀察牙齒萌出、更換和脫落的情況，外露部份（牙冠、牙頸）的色澤、潤濕度，以及有無鬆動、蛀蝕（蛀牙）、牙腐和異常氣味等變化。

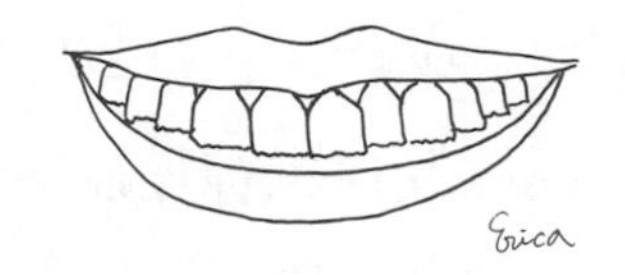

- 望「牙齦」：主要觀察牙齦的形狀、色澤和充盈度的變化，有無出血、血痂等。
- 按照臟象學說：「腎主骨、生髓」，「齒爲骨之餘」，「胃的經脈絡於齒齦」，因此望齒主要是候腎和胃的病變。

十、舌診

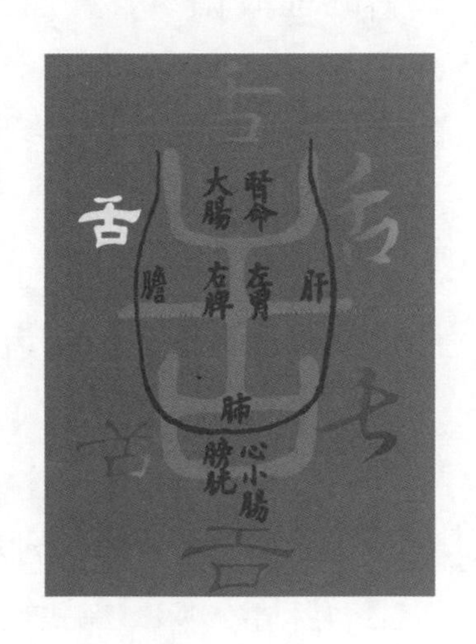

- 望診內容之一，主要察看「舌質」和「舌苔」兩方面的形態、色澤、潤燥等變化，作爲辨別病變的性質、病邪的淺深和病情的虛實等的依據。
- 故有「辨舌質可辨五臟之虛實，視舌苔可察六淫之淺深」的說法。（五臟包含肝、心、脾、肺、腎；六淫爲風、寒、暑、溫、燥、熱（火）的邪氣）

〔認識舌質〕

- 舌質又稱「舌體」。舌質的望診包括形狀、色澤、動態和潤濕度等。
- 舌診中，一般以舌尖候心肺，舌邊候肝膽，舌根部候腎，但也不宜拘執。
- 一般來說，臟腑的虛實、重點看舌質。
- 近人認爲：舌色變化與舌的血循環關係密切。
- 舌質色淡：貧血及組織水腫。
- 舌體胖嫩：多因血漿蛋白減少、舌組織水腫而致。

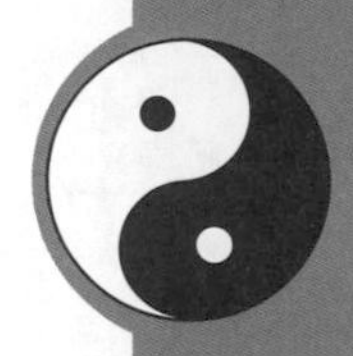

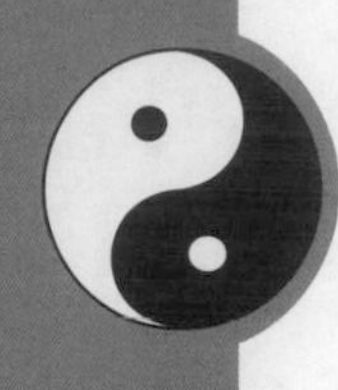

- 齒痕：若因水腫或肌肉張力降低，舌體增大或鬆弛，壓在齒緣上，則舌邊出現齒痕。
- 舌質色深紅：充血或血管增生則。
- 舌質色青紫：瘀血或缺氧則。
- 舌燥：是由唾液減少或唾液含水量降低所致。
- 陰虛患者，常有交感神經緊張性增高，副交感神經緊張性降低，改變了唾液分泌的質和量，故舌常乾。
- 唾腺受自主神經控制，自主神經的交感神經抑制唾液的分泌，而副交感神經則促進唾液的分泌。
- 舌上裂紋：原因是舌乳頭融合而成，有人認爲它與舌粘膜萎縮有關。
- 舌面光滑：原因是舌粘膜上皮萎縮所致。

《新編中醫學概要》

〔舌質變化因素〕

1. 舌的血液循環：貧血、組織水腫，舌色變淡；充血或血管增生，舌色加深。
2. 舌體胖軟：主因血漿蛋白下降，如因水腫或肌肉張力下降，壓在齒，齒痕。
3. 舌質乾燥：陰虛病人，交感神經興奮，改變唾液分泌。
4. 舌裂紋、舌面光滑：舌的黏膜上皮萎縮，使舌的縱紋、或横紋透出舌面。

〔認識舌苔〕

- 舌頭表面上的一層苔狀物稱爲舌苔。此構造爲解剖學上得舌乳頭，舌乳頭上有味蕾，味蕾爲舌頭味覺的主要感覺器官。
- 觀察舌苔的變化，可以推斷病情，有助於了解病邪的深淺，津液的存亡，爲辨證的依據之一。
- 正常舌頭表面有白色薄苔，這是由「胃氣所生」。
- 病態的舌苔，是因病邪外侵、或內有停痰、食積影響所致。
- 診察舌苔：主要從顏色、津液、厚薄、形狀和分佈等方面的變化觀察，並且結合舌質（舌體）來分析。
- 舌苔顏色的假象？由食物或藥物染色會影響舌苔顏色。

〔舌苔的形成〕

・主要爲舌黏膜絲狀乳頭分化而來。

・舌苔的厚薄，決定於絲狀乳頭增殖的程度。

・舌苔薄：表示病初起，邪在表——病輕（形氣不足）。

・舌苔厚：邪盛入裏、或胃腸（GI），或內有痰濕（病氣有餘）。

・舌潤：舌面濕潤，表津液未傷。

・舌燥：苔乾燥，表津液已傷。

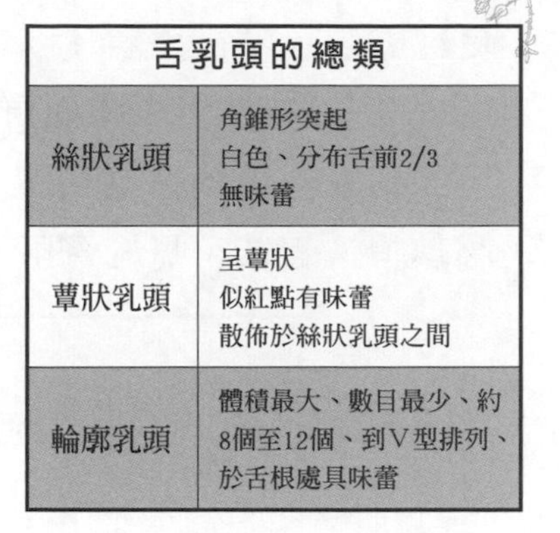

舌乳頭的總類	
絲狀乳頭	角錐形突起 白色、分布舌前2/3 無味蕾
蕈狀乳頭	呈蕈狀 似紅點有味蕾 散佈於絲狀乳頭之間
輪廓乳頭	體積最大、數目最少、約8個至12個、到Ｖ型排列、於舌根處具味蕾

・舌苔黃厚不乾而粘膩者？

・表脾胃虛而有濕，毒結於中——胃癌、胃炎、食道癌或腸梗阻。

・舌苔爲灰苔或黑苔者？

・表示多主熱證，亦主寒、濕或虛寒，爲腎陽或腎陰不足，腎功能不全。

〔舌苔的病理狀態〕

・正常舌苔：由舌的絲狀乳頭末端的角化樹及其空隙中的脫落角化上皮、細菌、食物碎屑、滲出細胞及唾液構成。

・舌苔變厚：因病後飲食減少，舌的機械摩擦減少，或因發熱失水、唾液分泌減少等，影響舌的自潔作用，引起絲狀乳頭延長所致。

・舌苔由白變黃：多由絲狀乳頭增生、角化劇增、細胞浸潤、血管擴張及含菌量增多所致，與炎症感染、發熱及消化功能紊亂關係最大。

・苔色變黑：多因絲狀乳頭增生更甚，出現黑棕色角化細胞以及黑色霉菌增殖所致。此時的病理改變多擴展到粘膜下層。高熱脫水，炎症感染、毒素刺激、胃腸功能紊亂，霉菌感染以及長期應用抗菌藥物等，都與黑苔的發生有關。《新編中醫學概要》

十一、診指紋

・指紋（脈紋）：指食指掌面的表淺小靜脈。

・幼兒皮膚薄嫩，靜脈易於暴露，故指紋比較明顯，之後隨著年歲增大，皮膚增厚，則指紋逐漸模糊不清。

・由於小兒脈部短少，診病時每每啼哭躁動，影響脈象的眞實性，故對三歲以下的小孩常結合指紋的變化以輔助切診。

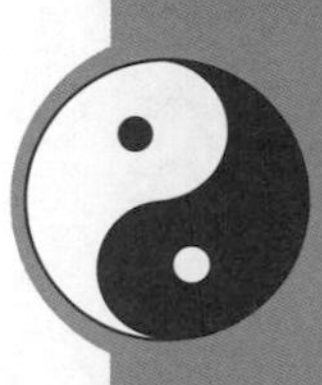

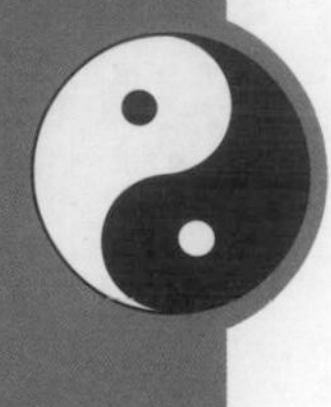

・診指紋主要是觀察它的顏色和充盈度，檢察者用左手食、拇二指握小兒食指末端，以右手拇指在小兒食指上由指端向指根部輕輕推動幾次，使指紋更爲顯現，然後察看。

・正常指紋是紅黃隱隱而鮮明，一般不超過連掌部的第一指節。病理情況下，指紋浮現，多屬表證，沉著多屬裡證，色淡多屬虛證、寒證；紫紅多屬熱證，青紫可見於驚風、風寒、痛證、傷食、風痰等，黑色多屬血瘀。

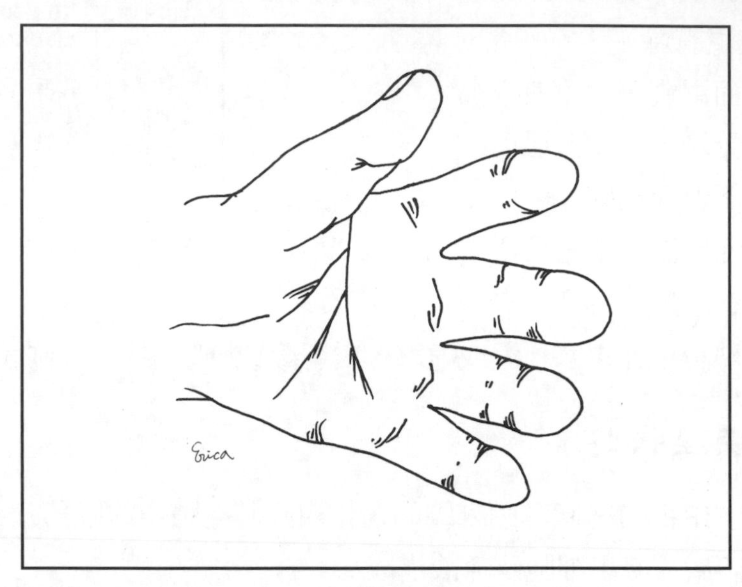

・近人認爲，指紋的變化，與靜脈壓有關，靜脈壓愈高，指紋充盈度就愈大，也就愈向指尖方向伸延。

・指紋的色澤，又與缺氧、貧血等病理變化有關。因此，指紋在一定程度上能反映病變的性質和輕重。

第二節　聞診

・爲四診中的一診，包括「聽聲音」和「嗅氣味」兩方面。

・聽聲音：憑聽覺了解病人的語言、呼吸、咳嗽、嘔吐等聲音。

・嗅氣味：憑嗅覺分辨病人病體散發的味道(體味)及其排泄物的氣味。

一、語言

・聽病人的言語聲音，可以察知疾病的內傷、外感、虛寒、實熱屬性。

・言語低微者，多爲內傷虛證。

・聲音明亮者，多爲外感實證。
・高音多語或譫語者，多屬熱證實證。
・低音少語者，多屬寒證虛證。
・言語不流利而出者，多爲風痰。
・喃喃自語者，多因精神損傷。

二、失音

・說話時發不出聲音的症狀。
・失音又稱「喑」(yin 音) 或「瘖」，瘖爲暗的異體字。

〔失音有虛實之分〕

・實證：外感風寒、風熱、或感邪後傷於飲食、或妊娠末期氣道受阻，多屬實証，如喉頭炎等，失音多突然發生，又稱作「暴喑」。
・虛證：內傷肺腎，陰精虧損，致使津液不能上承，表現爲慢性或反覆發作的失音，多屬虛證，如聲帶疾患、癔病等。

三、語聲重濁

・簡稱「聲重」，形容聲調因病理性影響而低沉重濁。
・《素問・脈要精微論》：「……聲如從室中言（混濁不清），是中氣之濕也。」
・多因外感風寒或濕濁困阻，使氣道不暢而致。

四、譫語、錯語

・「譫語」患者在神智不清的情況下胡言亂語的症狀。
・「譫語」多屬實證，見於高熱或溫邪入於營血、「邪犯心包」等。
・「錯語」病態下患者神智清醒而言語錯亂，但說後又自知講錯的症狀。多由心氣虛、精神不足所致。

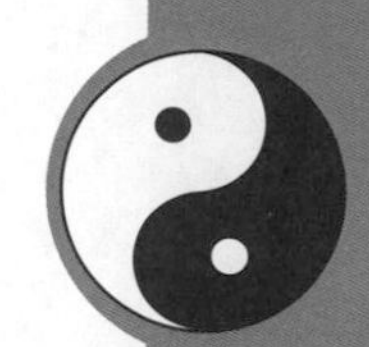

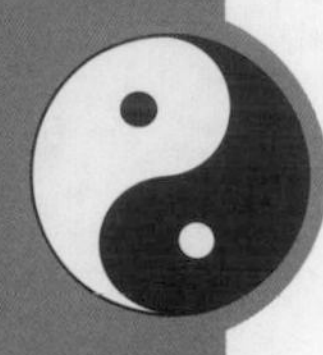

五、獨語、狂言

- 「獨語」患者清醒的情況下，喃喃喃自語，講話無對象，見人反而話止的症狀。
- 「獨語」屬虛證，多由心氣虛、精不養神所致。見於癔病、老年性精神病等。
- 「狂言」病態下言語粗魯狂妄，失卻理智控制的病症。多由心火熾盛所致，屬實證。見於癲狂病等。

六、呼吸

- 氣息粗，呼吸有力，不平穩者，外感熱甚時常見，其病在肺胃兩經者多。
- 氣息細，呼吸微弱者，爲虛羸，常見於內傷及久病。
- 雜病中失血過多後，常見氣息微細現象。

七、氣喘有虛實

- 虛喘者，氣慌張神驚佈，聲低息短，息如既絕，常太息則快者，多屬腎虛。
- 實喘者，挺胸、氣荒、聲高、息促、胸滿不能納氣，但以吐息爲快，多爲肺胃實熱。

八、咳嗽

- 有聲無痰爲咳，有痰無聲爲嗽，有聲有痰爲咳嗽。
- 有咳無痰，則咳爲重，主治在肺。
- 因痰而咳者，則痰爲重，主治在脾。
- 感冒咳嗽不止，成百日咳，嚴重者肺炎。

九、嘔吐

- 嘔吐清水痰涎，而舌苔白膩，脈小無力，是胃中有寒。
- 嘔吐酸味或苦味的粘痰黃水，而苔黃，脈大有力者，是胃中有熱。
- 反胃嘔吐，朝食暮吐，爲脾腎具虛，消化不能之故。
- 裏實嘔吐大便秘結，腹脹胸苦滿，是腸有燥便，污濁之氣上逆所致。

十、嗅氣味

- 聞診內容之一，檢查者憑嗅覺分析病人和病室的氣味以及病人的分泌物、排泄物等。
- 某些疾病，病人有特殊的氣味。
- 有腐敗的臭氣者：如身上有潰腐的腫瘤或瘡瘍。
- 常有特殊的臭氣者：如某些烈性傳染病或肝、腎功能衰竭的病者。
- 口氣臭穢者：如肺胃有熱。
- 口氣酸臭者：如胃有宿食。
- 痰液腥臭者：如肺癰、肺壞疽。
- 大便惡臭者：如阿米巴痢疾。
- 大便腥臭者：如脂溢性及腸原性腹瀉。
- 嘔吐物帶糞臭味者：如下部小腸梗阻。
- 白帶常帶腥躁惡臭者：如子宮體或子宮頸癌。
- 狐臭者：如體氣患者，腋下散發出腥燥難聞的氣味。

第三節 問診

- 醫師在病患主訴病情的同時，對病患或其陪診者有目的地詢問患者病痛所在、發病的時間、原因、經過、既往治療、既往病史、生活習慣、飲食喜好，以及家庭、生活經歷等與疾病有關的情況。
- 問診是全面了解病情和病史的重要方法。
- 在詢問病情方面，以「十問」爲重點。

一、十問

- 問診中，把詢問病情的重點歸納爲十條，稱爲「十問」。
- 張介賓《景岳全書》：「一問寒熱二問汗，三問頭身四問便，五問飲食六問胸，七聾八渴俱當辨，九因脈色察陰陽，十從氣味章神見」（後兩句已包括了切診、望診和聞診的內容）
- 陳修園《醫學實在易》：「一問寒熱二問汗，三問頭身四問便，五問飲食六問胸，七聾八渴俱當辨，九問舊病十問因，再兼服藥參機變，婦人尤必問經期，遲速閉崩皆可見，再添片語告兒科，天花痲疹全占驗。」

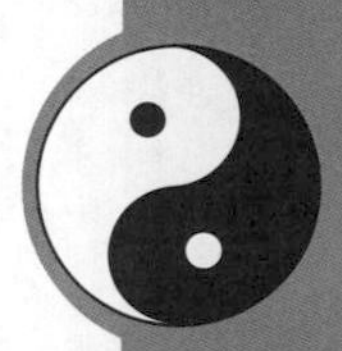

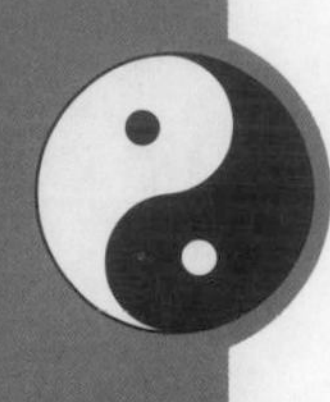

・兩者內容大致相同，均可作臨床問診參考。

第四節 切診

・切診分「脈診」及「觸診」兩部份，運用指端的觸覺，在病者一定的部位進行觸摸按壓的檢查方法。
・脈診常取病人腕關節後的橈動脈搏動處。
・觸診是對病人的皮膚、胸腹及病痛的部位進行觸摸按壓，從而測知局部冷熱、壓痛、軟硬、色塊或其他異常的變化。

一、脈診

・脈診又稱「把脈」、「切脈」、「按脈」或「持脈」，為脈象診察的方法。
・檢查者以食指、中指、無名指三指端切按被檢查者橈動脈的寸口部，探查脈象的變化。

二、寸口

・寸口又稱「氣口」或「脈口」，指兩手橈骨內側之橈動脈的診脈部位。
・按臟腑經絡學說的觀點，寸口屬於手太陰肺經的動脈，肺主氣而朝百脈，肺的經脈起於中焦脾胃，脾胃為臟腑氣血營養的來源，所以全身臟腑經脈氣血的情況，可從寸口脈上體現出來。

三、寸、關、尺

・「寸口」脈分成三部的名稱，橈骨莖突處為關，關之前（腕端）為寸，關之後（肘端）為尺。
・寸、關、尺三部的脈動，分別稱為「寸脈、關脈、尺脈」。
・關於「寸、關、尺」三部脈候臟腑的問題，歷代論說頗多，但基 本精神是一致的。

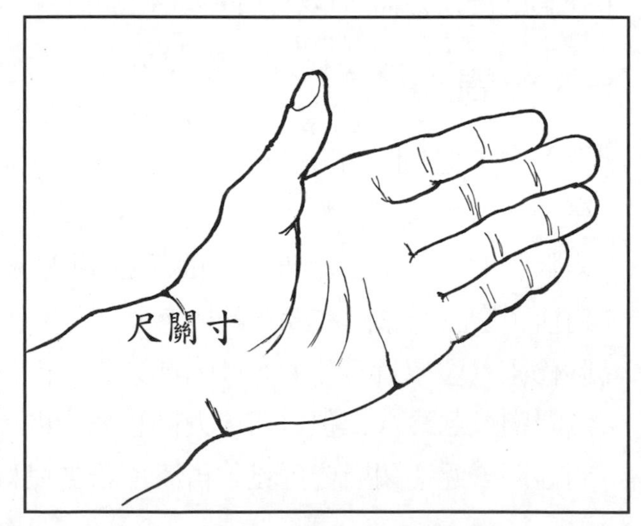

- 左手寸脈候心，關脈候肝，尺脈候腎。
- 右手寸脈侯肺，關脈候脾胃，尺脈候命門。

脈	寸	關	尺
左手	心	肝	腎
右手	肺	脾胃	命門

四、三部候臟腑方法的總體論

- 原則：「上寸脈以候上（軀體上部），下尺脈以侯下（軀體下部）」。
- 結合浮、中、沉等不同的切按方法，從各個方面比較以求診得正確的脈象。
- 切脈與其它診法相互結合分析，才能得出比較正確的診斷。（既不能單憑脈診，也不能把三部候臟腑的方法機械地看待。）

五、舉、按、尋

- 切脈時用不同的指力和手法候測脈象的方法。
- 輕指力而浮取的稱「舉」。重指力而沉取的稱「按」。
- 有時需改變指力或移動手指尋找才能獲得較明顯感覺的，稱爲「尋」。

六、診胸腹

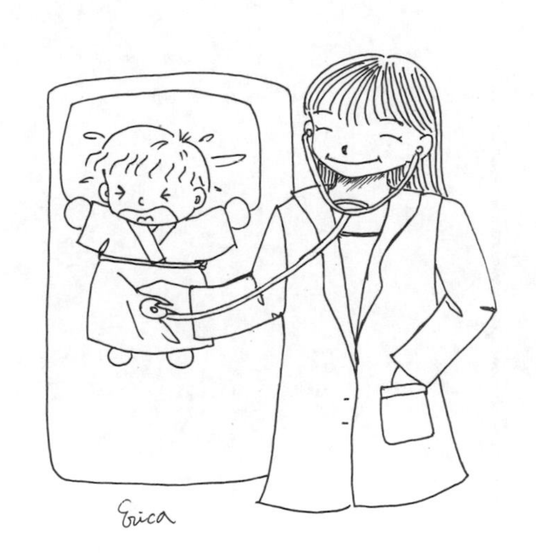

- 切診內容之一，屬觸診。
- 切按病者的胸腹部，以了解病痛的部位、範圍大小、冷熱、硬度及喜按、拒按的性質等。
- 是對痞滿、積液和癥瘕積聚（包塊）等一類病變的檢查方法。
- 〔痞滿〕胸腹間氣血不順暢。

七、診尺膚

- 兩手肘關節（尺澤穴）下至寸口處的皮膚，稱爲「尺膚」。
- 診察尺膚，爲古代切診的內容之一，包括診察該肌膚的潤澤、粗糙、冷熱等情況，結合全身症狀、脈象等以測知病情。診尺膚現已少應用。

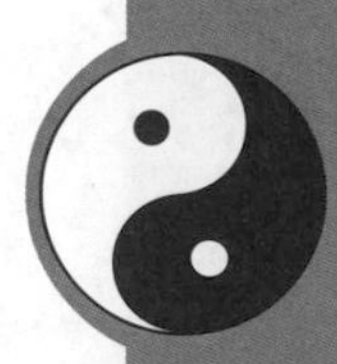

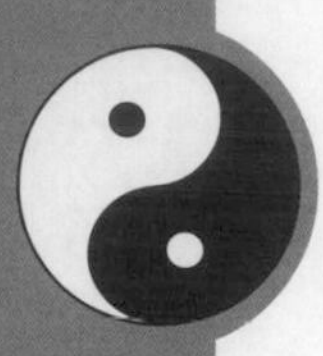

課後練習

1. 中醫四診是什麼？

2. 望診中之望齒和舌，主要觀察的是那些部位？

3. 解釋名詞：(1)譫語；(2)錯語；(3)獨語；(4)狂言。

4. 《景岳全書》中所謂的十問內容爲何？

5. 切診分爲兩個部分，請解釋說明之。

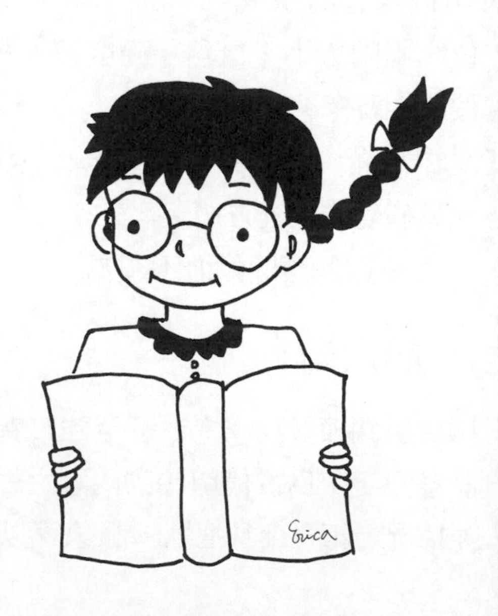

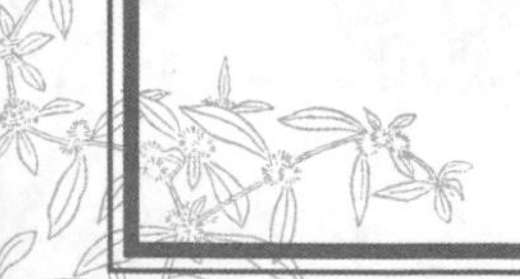

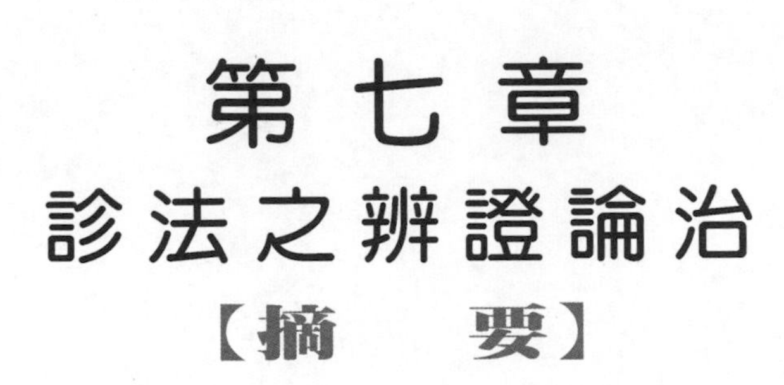

第七章
診法之辨證論治

【摘　要】

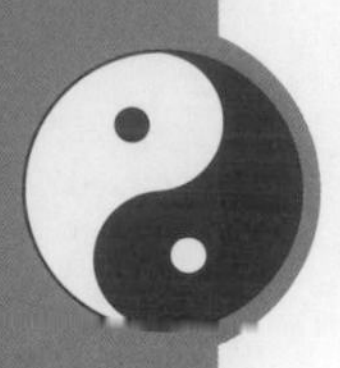

第一節 辨證論治

一、概念

・症候

↓

・辨證的方法

↓

・抽出疾病本質上的特點

↓

・以診斷病因、病狀之所在

↓

・藥物治療

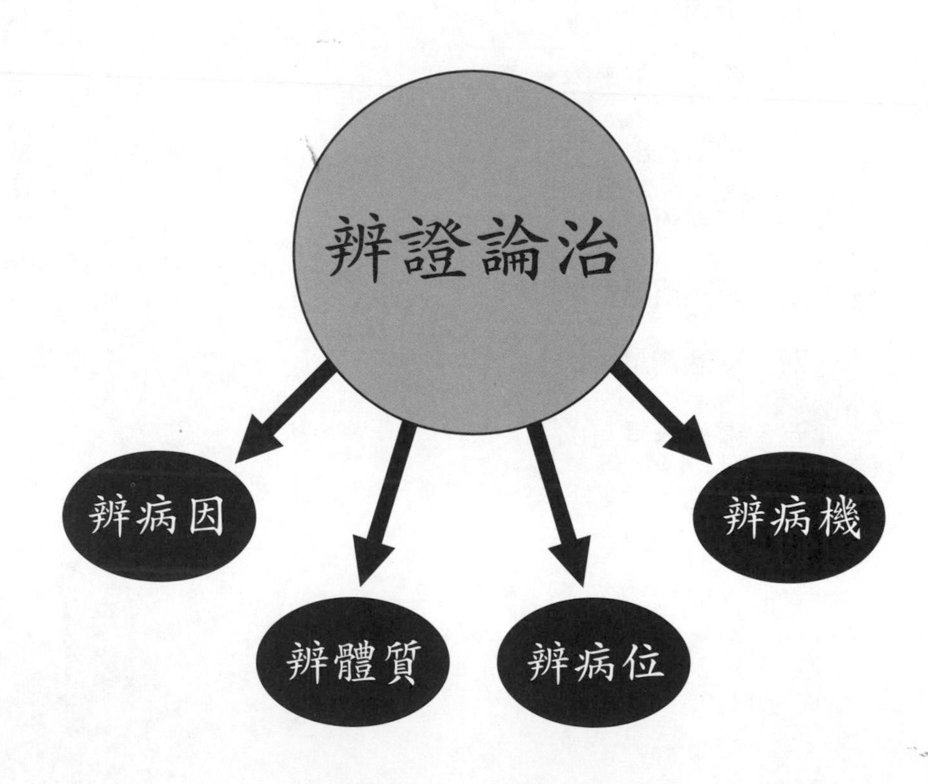

二、辨病因

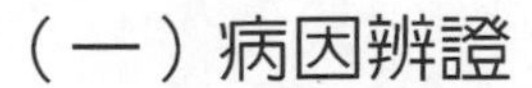

（一）病因辨證

・辨證施治方法之一，不同的病因可以通過人體內部的矛盾而引起不同的變化。

・審證求因：根據疾病的不同表現來推求病因，提供治療用藥的根據，臨床上常結合八綱辨證來互相補充。

如：眩暈、震顫、抽搐多屬於「風」；煩躁、發狂、神昏多屬於「火」等。

・病因：六淫、七情、食傷、蟲積、勞傷等。

（二）三因

・三因：三類病因的總稱，陳無擇將病因分爲「內因」、「外因」、「不內外因」。（見於陳無擇《三因極一病証方論》)。

・陳氏引申《金匱要略方論》「千般疢難，不越三條」之意，以「六淫爲外因」，「七情過極爲內因」，「飢飽、勞倦、跌仆、壓溺及蟲獸所傷等爲不內外因」。這些都是致病條件結合發病途徑的分類方法。

・「內因」：主要指人的正氣的盛衰情況，所謂「正氣存內，邪不可干」，內因包括了體質、精神狀態和抗病能力等。正氣的相對不足，是發病的根據。

・氣候變化、疫厲病邪、外傷、蟲獸傷、精神刺激、過勞和飲食不節等，都是外來的致病因素，是疾病發生的條件。

（三）六淫

・「風、寒、暑、濕、燥、火」六種病邪的合稱。

・「淫」，邪也，過也，甚也。六淫泛指「六氣」的太過、不及或不應時而有，成了致病的邪氣，屬於外感病的一類病因。

・實際上六淫包括一些「流行性病」和「傳染病」的病因：

因爲六淫影響人體對氣候變化的反應性，並可助長病原體的繁殖。

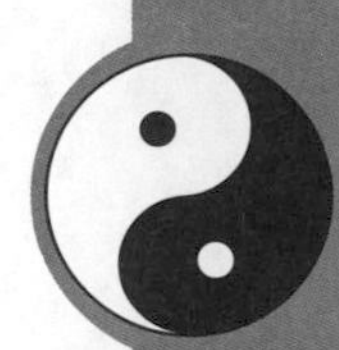

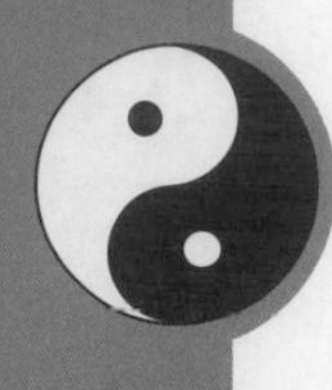

・外感六淫：

六淫致病，或從口耳、或從肌膚侵犯人體，皆自外而入，而出現「表」的病證。（表證）

・發病有較明顯的季節性，如：

・春季多風病。 ・夏季多暑病。 ・長夏（農曆六月）多濕病。 ・秋季多燥病。 ・冬季多寒病。

（四）七情

・指「喜、怒、憂、思、悲、恐、驚」等精神情志變化的七種表現，是對外界事物的反映。

・致病因素：是指「喜、怒、憂、思、悲、恐、驚」等精神活動過度強烈和持久，影響臟腑氣血的功能，或內臟先發病變，進而影響學習精神等活動。

・另有「藥物七情」：指藥物配伍的七種不同作用。即「單行、相須、相使、相畏、相惡、相殺、相反」等（請參照第十一章）。

（五）食傷

・傷食：即傷於飲食的致病原因。

・食滯：多指暴飲暴食、飲食不潔和過食寒涼生冷等，所引致的急性消化不良病症稱之。

・臨床表現：厭食、舌苔濁膩、胸脘痞悶、香酸噯腐、腹脹泄瀉、大便酸臭等。

（六）蟲積

・諸蟲：泛指寄生於人體，可以致病的各種蟲類，以腸道寄生蟲最爲多見。

・蚘蟲（蛕蟲）：蚘、蛕，均爲蛔的異體字，即蛔蟲。古書中亦有稱它爲

「長蟲」。

・寸白蟲：指蟲的體節。《古今醫統・蟲候有九》：「寸白蟲，長一寸，子孫繁生，長至四、五尺，亦能殺人。」因食不熟而染有寄生蟲。

（七）勞傷──五勞

・《證治要訣》：「五勞者，五臟之勞也。」五臟因勞逸不當而引起的損傷。

・《醫學綱目》：「何謂五勞？心勞血損，肝勞神損，脾勞食損，肺勞氣損，腎勞精損。」

・五勞：心勞、肝勞、脾勞、肺勞、腎勞等五臟勞損的疾病。

（八）五勞所傷

・《素問・宣明五氣篇》：「久視傷血，久臥傷氣，久坐傷肉，久立傷骨，久行傷筋，是謂五勞所傷。」

・因勞逸不當，氣血筋骨活動失調而引起的五類損傷。

三、辨體質

・辨別人體對致病因子反應的強弱（實、虛）。

・主要區分爲：「實證體質」和「虛證體質」兩類。

（一）實證體質症狀

・健壯、肩凝、胃腸好、代謝快、發熱、喜歡冷物、發炎、充血、口臭、便秘、口乾、口渴、尿黃等。

（二）虛證體質症狀

・虛弱無力、易疲勞倦怠感、多汗、盜汗、體瘦、抵抗力差、易感冒、貧血、手腳冰冷體質、怕冷、臉色蒼白、低血壓、消化不良、胃腸吸收功能差、易下痢、氣喘體質、過敏體質、易扁桃腺發炎、發育不良、月經不順、尿多、夜尿、遺精、早洩等。

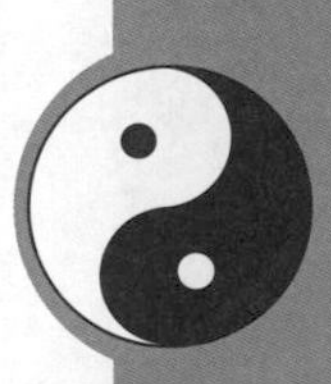

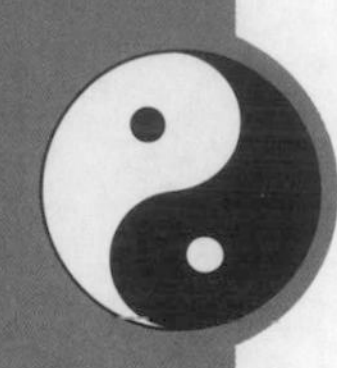

1.遺精

・夢精（夜臥作夢泄精者）。

・滑精（無夢精液自遺而不覺者，或見色生情即遺精者，無分晝夜）。

・相火旺，心腎不交所致。

2.早洩

・陰莖勃起時間短，很快就射精。

・一九五O年，美·金賽博士定義性交時間是陰莖進入陰道開始，到射精爲止，平均一分半到兩分鐘爲正常。

3.早洩原因

條件反射理論（Early conditioning theory）：

・條件反射理論是Masters與Johnson所提出的看法。

・認爲早洩患者，在早年自慰或初次性接觸時，由於緊張、罪惡感或經驗不足，造成射精過早。形成潛意識的習慣反射；但這說法並不能解釋所有的個案。

神經傳導物質理論（Neurotransmittor theory）：

・神經傳導物質理論：人類性反應是心理和神經系統的高度整合才能達成，其中神經系統以大腦、交感和副交感神經最爲重要。

・目前醫界已確知陰莖勃起是由副交感神經主導，泌精是交感神經主導，射精則以大腦和陰部神經最重要；這些神經系統是由無數條神經聯結交織而成，而其交接處的訊息傳遞就是靠「神經傳導物質」。

・目前已知的神經傳導物質至少有：
腎上腺素（Epinephrine）、乙醯膽鹼（Acetylcholine）、Dopamine、神經激胺（Serotonin）等。
其中可能以「神經激胺」（Serotonin）和早洩及勃起最有關係。

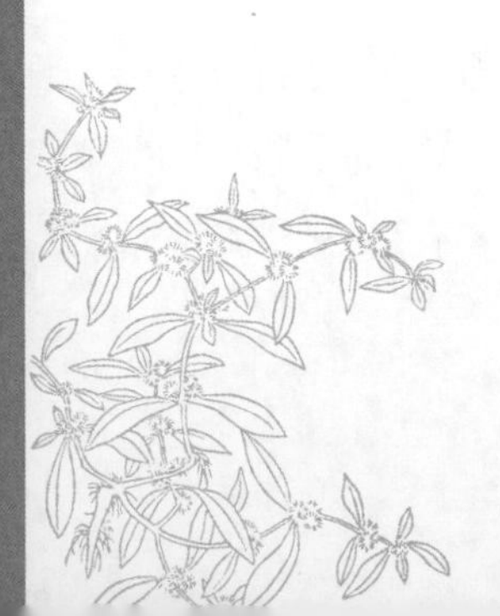

四、辨病位

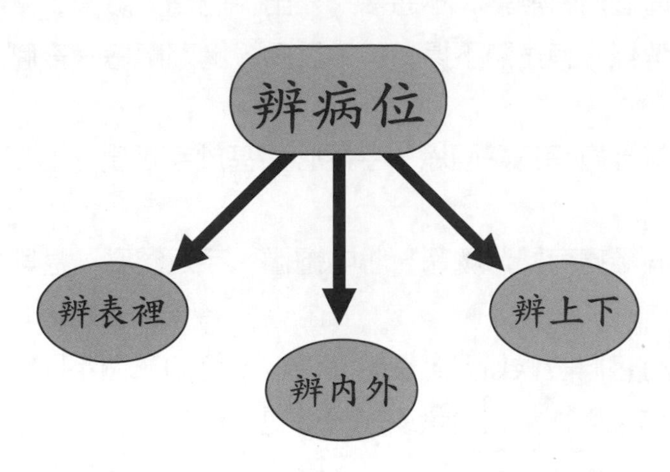

病位	位　　置
表	衛分（皮膚、經絡、或口鼻入侵肺衛）
裏	氣分、營分、血分（臟腑、血脈或骨髓）
內	消化管、胃、腸、臟腑
外	皮膚、體表
上下	上、中、下三焦

・辨病位可配合八綱辨證來了解。

（一）三焦辨證

・三焦辨證是溫熱病辨證方法之一。

・根據《內經》三焦部位劃分的概念，結合溫熱病的傳變情況總結出來的。

- 心肺病變屬上焦。（呼吸系統）
- 脾胃病變屬中焦。（消化系統）
- 肝腎病變屬下焦。（排泄系統）

・三焦所屬各經的主要症狀如下：

1.上焦：

- 手太陰肺經病有發熱、惡寒、自汗、頭痛而咳等症。
- 手厥陰心包經病有舌質紅絳、神昏譫語、或舌蹇肢厥。

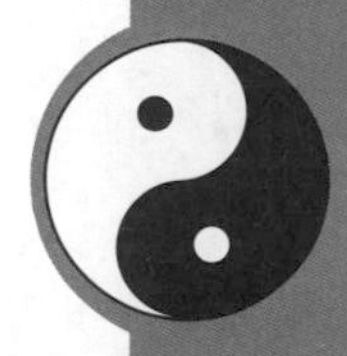

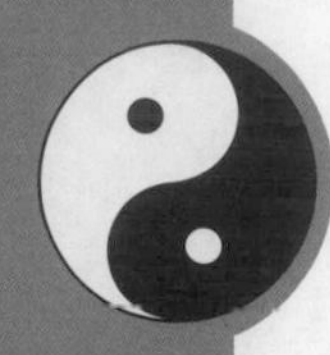

2.中焦：

- 足陽明胃經病有發熱、不惡寒、汗出、口渴、脈大。
- 足太陰脾經病有身熱不揚、體痛且重、胸悶嘔惡、苔膩、脈緩。

3.下焦：

- 足少陰腎經病有身熱面赤、手足心熱甚於手足背、心躁不寐、唇裂舌燥。
- 足厥陰肝經病有熱深厥深、心中憺憺、手足蠕動、甚則抽搐。

· 三焦病變各有不同證候類型，標誌著溫病傳變的三個不同階段。
· 初期病在上焦，極期病在中焦或逆傳心包，末期病在下焦。

五、辨病機

· 指疾病的病因、病位及疾病過程中變化的要理。對疾病要有可預見性。
· 範疇：病機十九條、六經、衛氣營血。
· 《素問．至真要大論》：病機十九條。
· 前人把疾病某些類同的症候，歸納於某一病因或某一臟腑的範圍內，作爲辨證求因依據，列爲十九條，其中屬於六淫的十三條，屬於五臟的六條。

（一）病機十九條

（1） 諸風掉眩，皆屬於肝。意指一般的內風疾患，出現頭目昏花，肢體動搖等症狀，多屬肝的病變。
（2） 諸寒收引，皆屬於腎。意指一般的陰寒內盛，出現筋脈攣急，關節屈伸不利（兼見面色晄白，形寒肢冷，小便清等），多屬腎的病變。
（3） 諸氣膹（通憤）鬱，皆屬於肺。意指一般因上焦氣機不利而出現呼吸迫促，胸部痞塞的症狀，多屬肺的病變。
（4） 諸濕腫滿，皆屬於脾。意指一般水濕瀦留而出現浮腫脹滿的症狀，多屬脾的病變。
（5） 諸熱「瞀瘛」，皆屬於火。意指一般熱病出現神志昏迷，抽搐症狀，多屬火證。
（6） 諸痛癢瘡，皆屬於心。意指一般皮膚瘡瘍，出現焮熱疼痛瘙癢的症狀，多屬心火熾盛，血分有熱所致。

(7) 諸厥「固泄」，皆屬於下。意指一般的厥逆、便秘、泄瀉等症候，多爲下焦的病變。

(8) 諸痿喘嘔，皆屬於上。意指一般的痿症、氣喘、嘔吐等症候，多屬上部肺胃的病變。

(9) 諸痙鼓慄，如喪神守，皆屬於火。意指一般熱病出現口噤、寒戰鼓慄，神志失常等，多屬火證。

(10) 諸痙項強，皆屬於濕。意指一般身體強直或頸項強硬，轉動障礙，多屬濕證（濕濁傷於筋脈肌膜）。

(11) 諸腹脹大，皆屬於熱。意指一般腹部堅硬脹滿（兼見便秘、尿澀、煩熱、口苦等），多屬熱證。

(12) 諸逆衝上，皆屬於火。意指一般氣逆上衝，如連聲響亮的呃逆、噴射狀嘔吐等，多屬火證。

(13) 諸躁狂越，皆屬於火。意指一般出現煩躁發狂，舉動失常的症狀，多屬火證。

(14) 諸暴強直，皆屬於風。意指一般突然出現筋脈強直拘攣的症狀，多屬風證。

(15) 諸病有聲，鼓之如鼓，皆屬於熱。意指一般出現腹脹腸鳴，叩之有鼓音，多屬於熱證。

(16) 諸病「跗腫」，疼酸驚駭，皆屬於火。意指一般出現下肢足背浮腫而有酸疼的感覺，又見心神不安，驚駭的症狀，多屬火證。

(17) 諸轉「反戾」，水液渾濁，皆屬於熱。意指一般的抽筋、角弓反張，肢體強直而小便混濁的，多居熱證。

(18) 諸病水液，澄澈清冷，皆屬於寒。意指一般體內排出的水液，如果是淡薄透明而又寒冷的，多屬寒證。

(19) 諸嘔吐酸，暴注下迫，皆屬於熱。意指一般嘔吐物有酸臭腐味或較急的噴射狀腹瀉而有裡急後重感覺的，多屬熱證。

（二）衛氣營血辨證

・衛氣營血辨證是應用於溫熱病的一種辨證施治方法。

・概括了溫熱病發展過程中四個不同階段及其病理表現。

- 初起病在衛分，顯示較輕較淺。

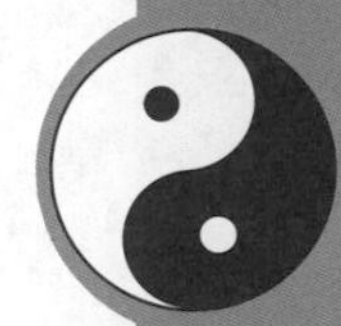

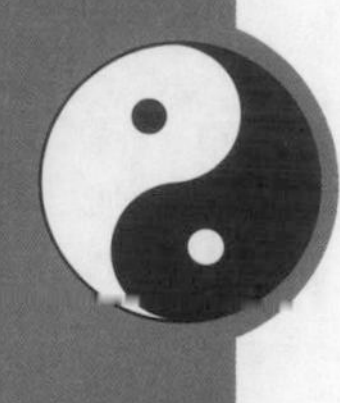

- 由衛分到氣分，顯示已病進一層。
- 入營分則病變逐漸深入而加重。
- 至血分則最重。

· 這四個階段的發展演變，並不是截然劃分，而是互相聯繫的。

· 一般是順序傳變的，但有的疾病不一定按順序出現，有的一發病就在氣分甚至在營分、血分；或由衛分直接傳至營分、血分；或兩分兼病；或病已傳入營分、血分，而氣分病仍在。

· 針對不同證候作具體分析，概要分清四者的區別，並要注意相互之間的聯繫。

（三）氣血辨證

· 內傷雜病的辨證方法之一。即以氣、血的病症為綱，分別進行辨證施治的方法。

· 「氣的病症」多指機能性活動的紊亂、不足或障礙，如「氣虛」、「氣滯」、「氣逆」、「氣厥」等。

· 「血的病症」，由於血的生成不足和血的運行失常所致，如「血虛」，「血瘀」、「出血」和「血厥」等。

第二節　八綱辨證

一、前言

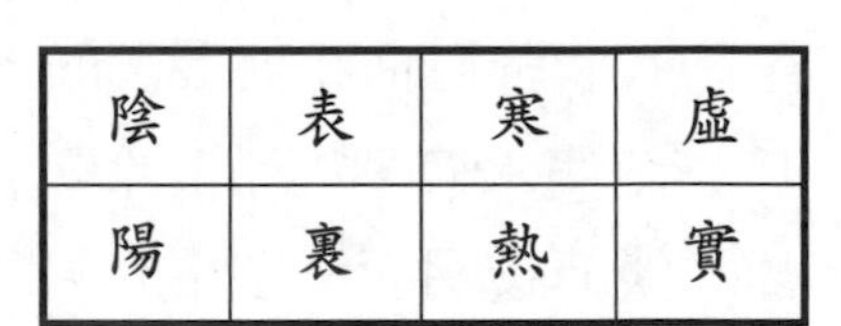

陰	表	寒	虛
陽	裏	熱	實

· 八綱辨證？

· 在臨床上，運用「八綱」進行辨證。

· 八綱辨證目的：為臨床診斷和施治提供依據。

· 各種疾病出現的症狀雖然錯綜複雜，都可用八綱進行分析、歸納，以探求疾病的屬性、病變的部位、病勢的輕重、個體反應的強弱，從而作出判斷。

· 「陰陽」是指疾病的類別。

· 「表裏」是指病變部位的深淺。

· 「寒熱」是指疾病的性質。

· 「虛實」是指邪正的消長盛衰。

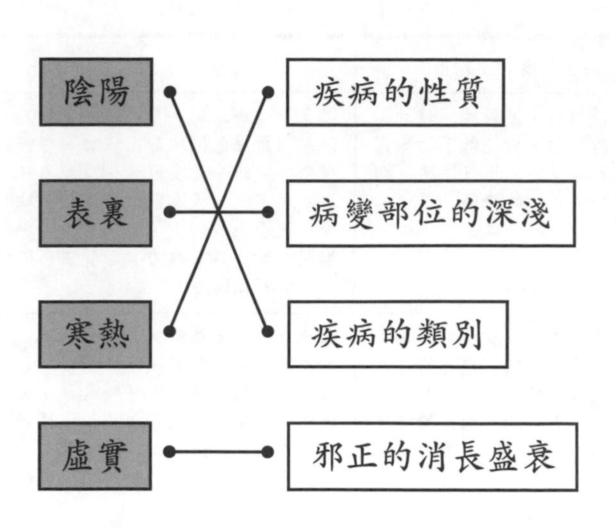

・「陰陽」兩綱是八綱中的總綱，具有統領其它六綱的意義，又稱「六變」。

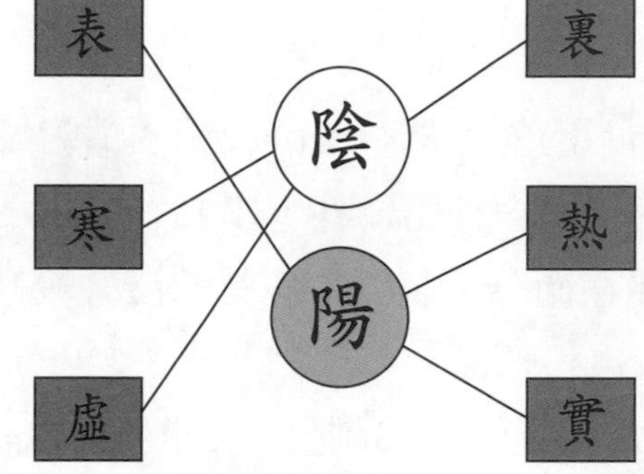

・陰陽、表裏、寒熱、虛實這四對兩兩是矛盾的、是相對的、又是互相密切聯繫的。

・例如表證，就有表寒、表熱、表虛、表實之分，還有表寒裡熱、表熱裡寒、表虛裡實、表實裡虛等錯綜複雜的關係。其它寒證、熱證、虛證、實證也是如此。

・「在一定的條件下，這四對矛盾的雙方，可以向對方互相轉化」，如由表及裡，由裡出表，寒證化熱，熱證化寒，由陽及陰，由陰轉陽等。

二、陰陽辨證

・《素問・陰陽應象大論》：「善診者，察色按脈，先別陰陽。」

・強調醫生臨床診察疾病時，運用四診的方法，首先要分析疾病的陰陽屬性，這是辨證論治的基本原則。

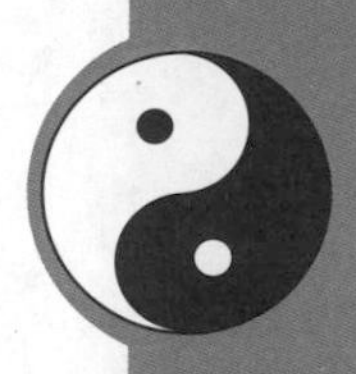

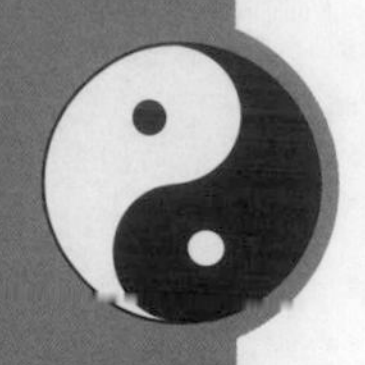

陰陽	屬性歸類	症　　狀	六綱
陰證	慢性的、虛弱的、靜的、抑制的、功能低下的、代謝減退的、退行性的、向內（裡）的證候。	面色蒼白或暗淡，身重踡臥，肢冷倦怠，語聲低微，靜而少言，呼吸微弱，氣短，飲食減少，口淡無味，不煩不渴，或喜熱飲，大便腥臊，小便清長或短少，腹痛喜按，脈象沉、細、遲、無力，舌質淡而胖嫩、舌苔潤滑等。	寒證 虛證 裡證
陽證	急性的、強實的、動的、興奮的、功能亢進的、代謝增高的、進行性的、向外（表）的、向上的證候。	面色潮紅或是通紅，身熱喜涼，狂躁不安，口唇燥裂，煩渴引飲，語聲壯厲，煩燥多言，呼吸氣粗，大便祕結或臭穢，腹痛拒按，小便赤短，脈象浮、洪、數、滑、實、有力，舌質紅峰，舌苔黃燥，甚或芒刺等。	表證 熱證 實證

三、表裏辨證

- 表和裏，是辨別疾病的內外，病勢的深淺和病情的輕重等的兩個綱領。
- 以內外來分，人體的皮毛、經絡爲外，屬表；臟腑爲內，屬裏。
- 例如外感溫熱病，邪在衛分，屬表，病勢較淺、較輕；若深入氣分或營、血，則屬裏，病勢較重、較深。
- 辨別表證和裏證要從病變部位來劃分，更重要的是從證候的特點，如寒熱、臟腑症狀、舌苔、脈象等加以區別。
- 表裏是相對的，彼此間又是互相聯繫的，在一定條件下，可以互相轉化，並與寒、熱、虛、實錯雜出現。

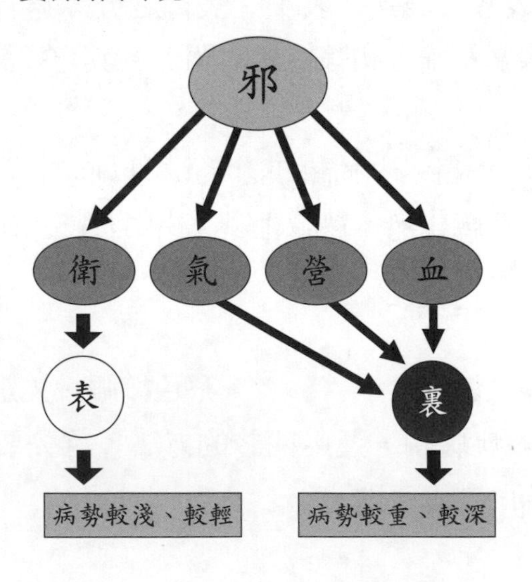

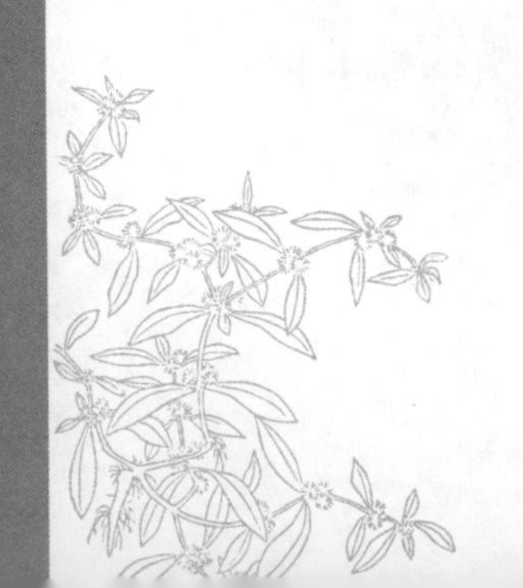

〔衛〕

・有防衛和保護之意。(保衛作用之物質)

・《靈樞．邪客篇》：「衛氣者，出其悍氣之慓疾，而先行於四末，分肉皮膚之間，而不休者也。」

〔氣〕

・真氣。

・《靈樞．刺節真邪篇》：「真氣者，所受於天，與穀氣並充身者也。」

・先天者，天空之氣，肺的呼吸作用。

・後天者，水穀之氣，脾胃的消化作用。

〔營〕

・運營和營養之意。（營養作用之物質）

・《靈樞．營衛生會篇》：「人受氣於穀，穀入於胃，以傳於肺，五臟六腑皆以受氣，其清者為營，濁者為衛，營在脈中，衛在脈外。」

〔血〕

・營氣加津液的結合。（運輸作用）

・《靈樞．决氣篇》：「中焦受氣取汁，變化而赤，是謂血。」

・《靈樞．邪客篇》：「營氣者，其津液，注之於脈，化以為血，以榮四末，內注五臟六腑。」

（一）表證

・在淺表的病症，多見於感冒、流行性感冒和各種急性傳染病的前驅期或初期。

・六淫邪氣侵入人體，首先侵犯皮膚、經絡，或從口鼻入侵肺衛，出現惡寒、發熱、頭痛、身痛、四肢酸痛、鼻塞或咳嗽、脈浮、舌苔薄白等症狀。其中又以惡寒（或惡風）、脈浮爲特徵。

・表證有「表寒、表熱、表虛、表實」的區別。

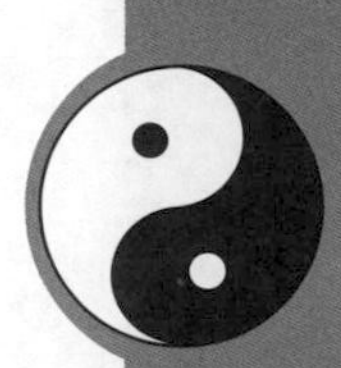

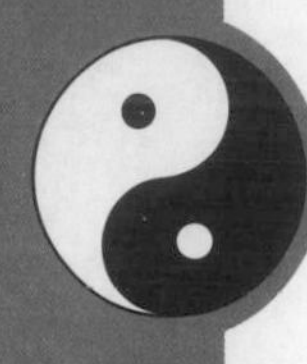

（二）表證症狀

・表寒：頭痛、項強、惡寒、無汗、骨節煩痛、脈浮緊、舌苔薄白等。
・表熱：發熱、微惡風寒、有和或無汗、口渴、脈浮數等。
・表虛：發熱、惡風、自汗或漏汗不止、脈浮緩等。
・表實：發熱、惡寒、無汗、脈浮緊。

（三）裏證

・六淫、七情等致病因素影響臟腑、血脈或骨髓等而引起的證侯。
・包括兩方面：
（1）外感病表邪內傳入裏（傳入氣分、營分、血分），病及臟腑，出現高熱或潮熱、神昏、煩躁、口渴、腹脹或痛、大便秘結或泄瀉、小便短赤或不利、舌苔黃乾、脈沉數等症狀。多見於急性熱病的中期和極期。
（2）內臟病變，是與外感相對而言，如肝病的眩暈、脅痛；心病的心悸、氣促；脾病的腹脹、泄瀉；肺病的咳嗽、氣喘等。

（四）裏證症狀

・裏寒：舌苔白潤、不渴、四肢冷、噁心嘔吐、下痢腹痛等。
・裏熱：蒸蒸發熱、不惡寒反惡熱、舌赤苔黃、口渴喜冷食、煩躁、脈大或洪數、小便短赤。
・裏虛：舌厚而軟、苔薄白、氣弱懶於言語、食減、四肢冷、心跳動、頭暈眩、疲倦、脈沉弱等。
・裏實：舌苔黃厚、手足出汗、發熱、大便不出、實腹脹滿或痛拒按、心煩、放屁頻頻、脈沉實、甚則譫語發狂等。

（五）表裏同病

・指患者既有惡寒、發熱、頭痛等表證，同時又有胸滿不適、腹痛腹瀉等裏證。
・指表裏出現同一類性質的病（病氣相同），如「表裏俱寒」、「表裏俱熱」等。

（六）表裏俱寒

‧內外俱寒，為表裏同病的一種表現。

‧外感寒邪，又內傷生冷寒滯之品，或平素脾胃虛寒又外感風寒。

‧表現為既出現惡寒、無汗、頭痛、身痛等表寒證，又出現腹痛、泄瀉、四肢厥冷等裏寒證。

（七）表裏俱熱

‧內外俱熱，為表裏同病的一種表現。

‧患者本有內熱，又感受溫邪，除有表熱證外，發病即見面赤頭痛、惡熱口渴、咽乾舌燥，甚至心煩譫語等裏熱證。

（八）半表半裏

‧凡病邪不在表，又不在裏，介於表裏之間所發生的證候，稱之為半表半裏證。

‧主要症狀：往來寒熱，胸脇苦滿，心煩頻頻欲吐，靜默不欲飲食，口苦咽乾，目眩，舌苔白滑，脈弦而細。

四、寒熱辨證

‧八綱中鑒別疾病屬性的兩個綱領。

‧實質上寒熱是陰陽偏盛、偏衰的具體表現。

‧原則：「陽盛則熱」、「陰盛則寒」。

‧辨別疾病的屬寒、屬熱，對確定治療有看重大的意義。

‧治法上的「寒者熱之」、「熱者寒之」，是立法處方用藥的重要依據。

‧寒與熱是相對的，彼此間又是互相聯繫的，有時可以呈現眞寒假熱、眞熱假寒或寒熱錯雜等情況，臨證必須注意辨別。

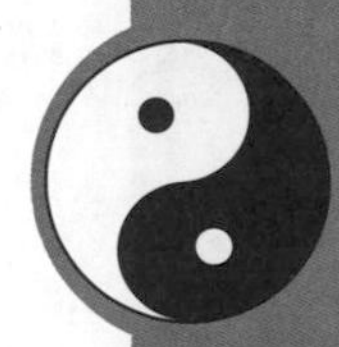

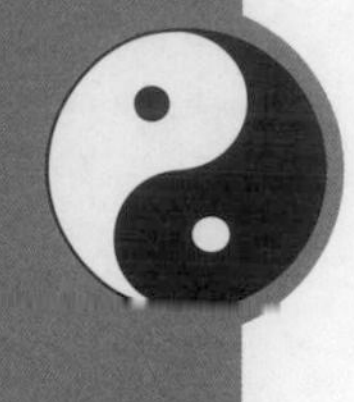

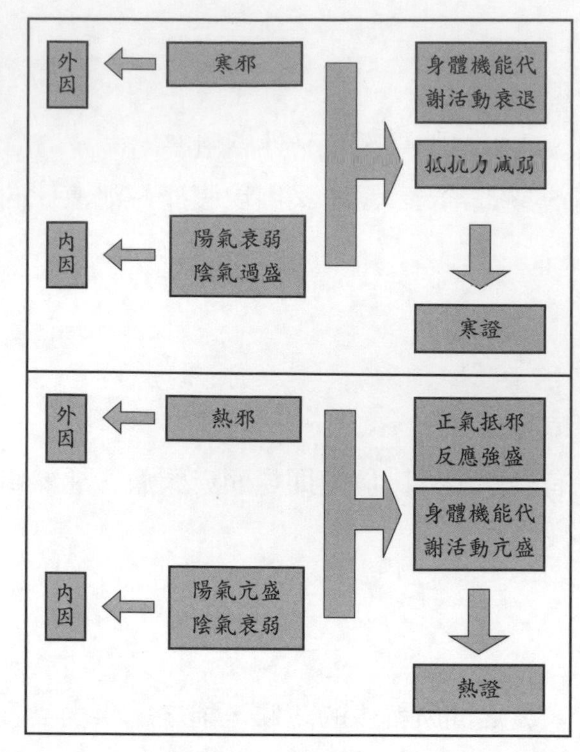

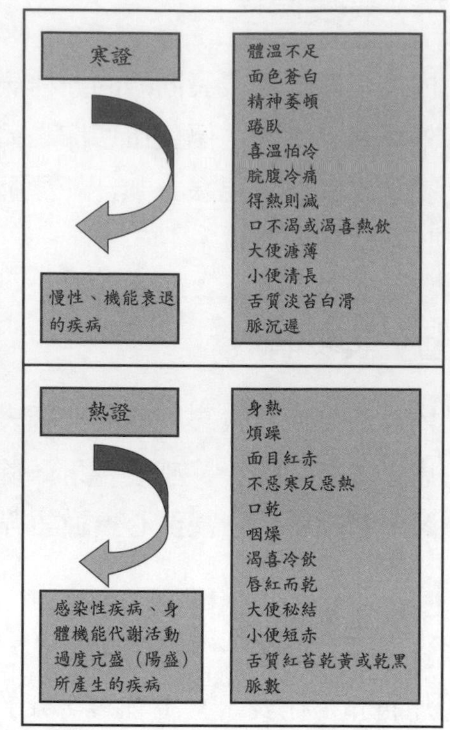

五、虛實辨證

- 虛和實，是指人體抵抗力的強弱和病邪的盛衰。(也就是機體內正氣與病邪之間鬥爭的表現。)
- 虛指人體的正氣不足，抵抗力減弱；實指致病的邪氣盛和邪正鬥爭劇烈。
- 凡病者體質強，病理變化表現有餘的是實；病者體質弱，病理變化表現為不足的是虛。
- 「虛實是相對的，可以互為轉化，或相互錯雜而出現」，如在某些病程較長，病情複雜的病變中，往往有病邪久留，損傷正氣，由實轉虛的；也有正氣本虛，無力驅邪而致痰、食、水、血等瘀結而成虛實交錯的。

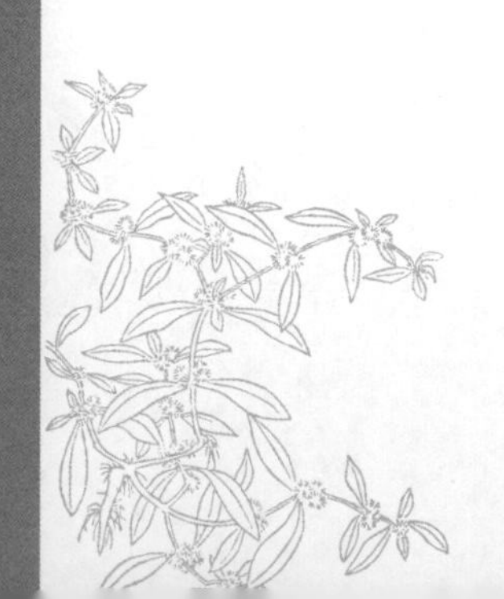

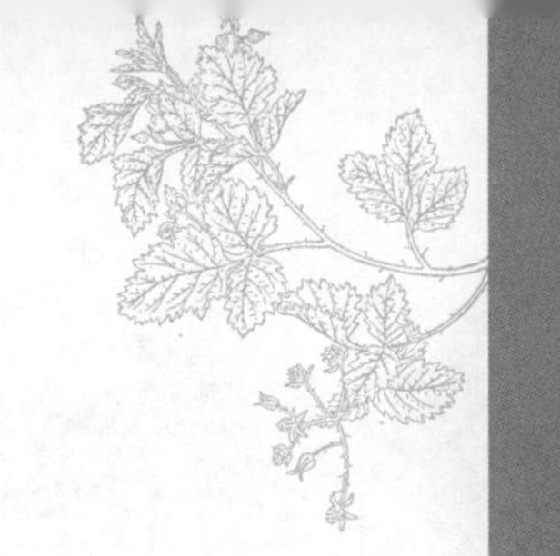

虛證

原因：人體正氣不足，機能抗邪能力減低，生理機能減退的證候。

表現：面色蒼白、精神不足、身疲乏力、心悸氣短、自汗盜汗、舌嫩無苔、脈虛無力等。

實證

原因：病邪亢盛，正氣與邪氣對抗的反應激烈；或人體內部機能障礙引起的氣血鬱結、水飲、停痰、食積等。

表現：急性熱病高熱、口渴、煩躁、譫語、腹滿痛而拒按、便秘、小便短赤、舌質蒼老、苔黃乾燥、脈實有力等。

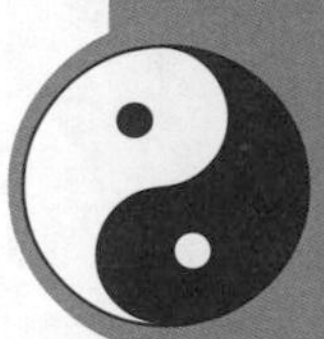

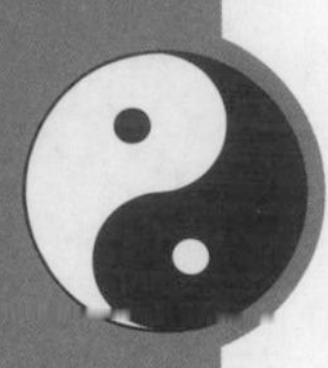

課後練習

1.辨證論治有那些範疇？

2.辨病因主要有那些內涵？

3.請舉例實證體質與虛證體質的症狀各五種？

4.何謂「八綱辨證」？

5.依《素問·宣明五氣篇》所載，五勞所傷爲何？

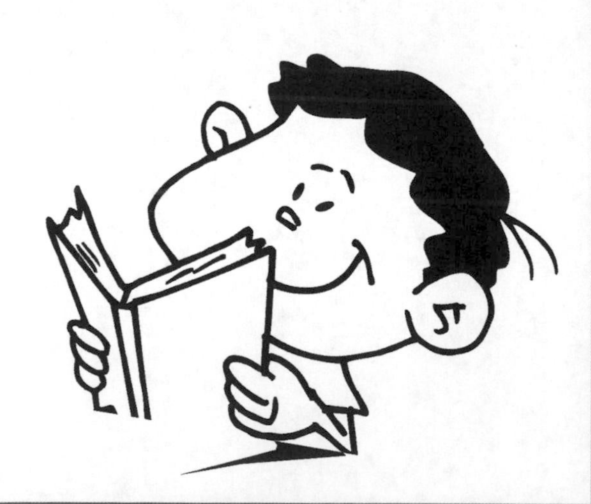

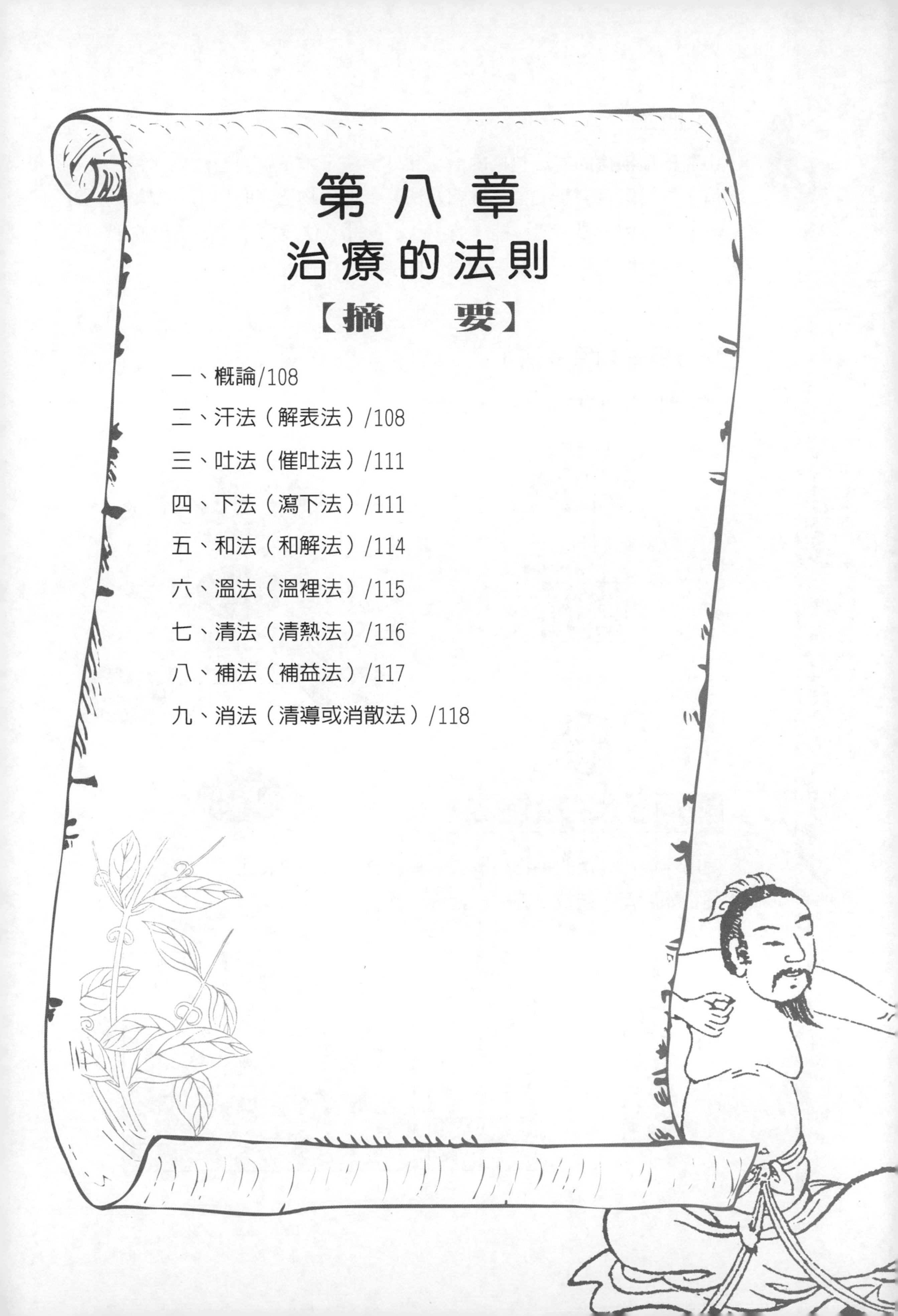

第八章
治療的法則

【摘　要】

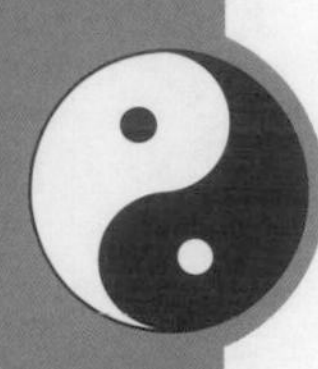

一、概論

- 中醫治療疾病的方法包括內治法和外治法，本章就內治法來介紹。
- 清・程鐘齡《醫學心悟・醫門八法》：把藥物治病的作用，歸納為「汗、吐、下、和、溫、清、補、消」八法，此八法為內治法的治療原則。
- 八法的實際運用，早在張仲景《傷寒論》中已經賅備。

二、汗法（解表法）

- 《素問》：「其在表者，汗以發之。」

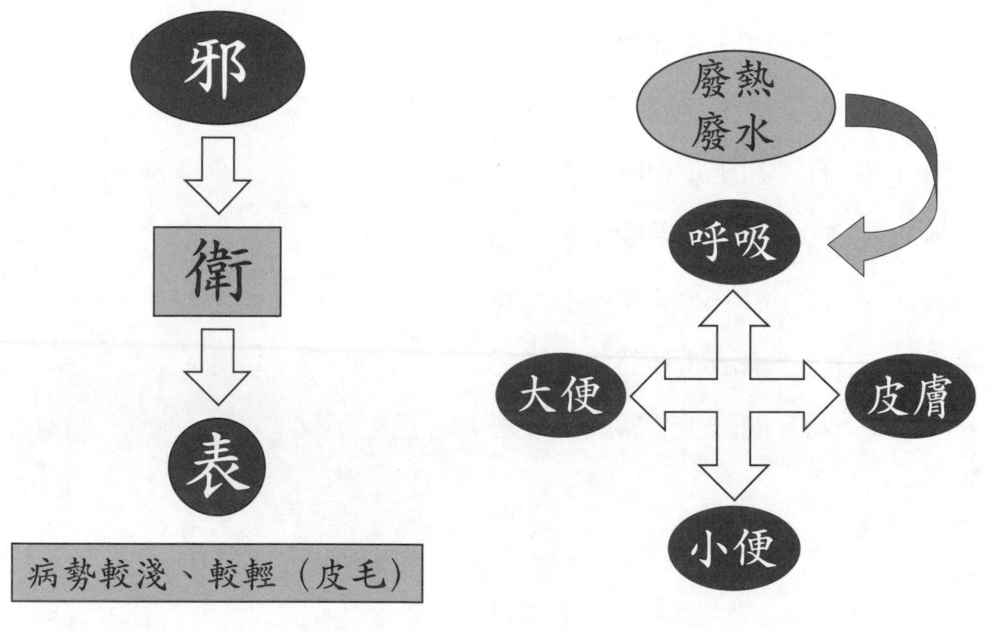

- 使用具發汗作用的藥物來解表，稱為發汗法或解表法。
- 藥物如麻黃、桂枝、羌活、紫蘇、荊芥等。

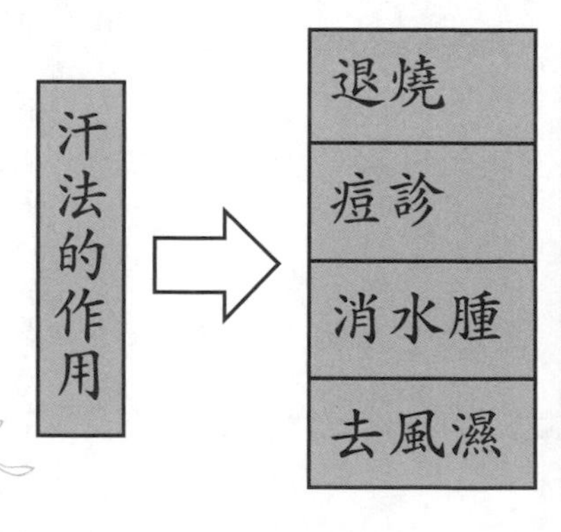

主要適用於：
外感表證及具有表證的癰腫、麻疹、以及水腫早期（上半身腫較顯著者）等。

（一）發汗原理

- 發汗藥物含揮發油（Essential oil）。
- 能興奮中樞神經系統，擴張周圍血管。
- 能促進循環，排出有害代謝物。
- 可發汗解表，驅除外邪。

（二）汗法的使用原則

- 有表邪者，方可使用汗法。
- 無表邪及熱病已傷津液者，不可使用汗法。
- 體質虛弱有表邪者，須用汗法，要加補益之藥。

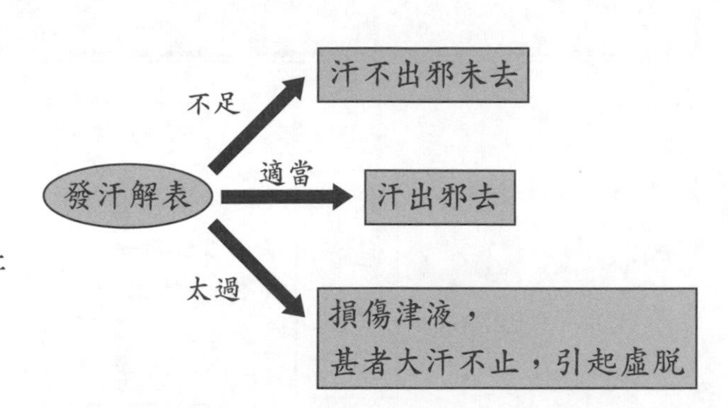

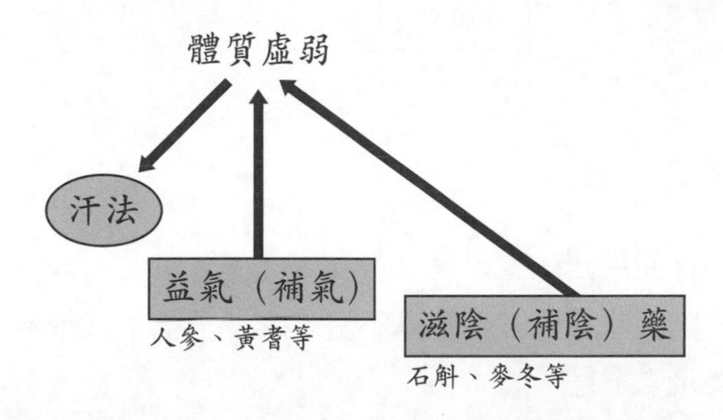

◆**汗法範例**

・以表證為例

症狀	證	治療
外感初期的惡寒發熱，口不渴，舌苔白潤，頭痛身痛，脈浮緊，無汗而喘等症狀	表寒	辛溫發汗法治療 麻黃湯 桂枝湯
外感初期的發熱甚重，惡寒較輕，口渴，舌質赤，苔薄黃，脈浮數等症狀	表熱	辛涼發汗法治療 銀翹散 桑菊飲

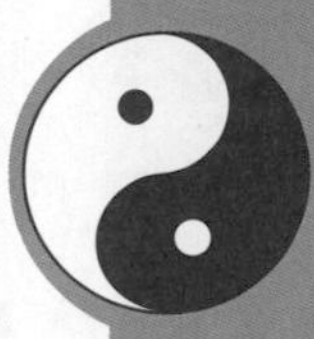

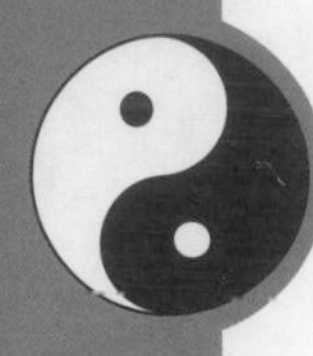

方劑－ 銀翹散（辛涼解表，應用於表熱）

・功用：辛涼透表，清熱解毒。

・主治：溫病初起。發熱無汗，或有汗不暢，微惡風寒，頭痛口渴，咳嗽咽痛，舌尖紅，苔薄白或薄黃，脈浮數。

・組成：金銀花三錢、青連翹三錢、荊芥穗一錢半、淡豆豉二錢、津桔梗二錢、牛蒡子二錢半、生甘草一錢半、淡竹葉一錢半、乾蘆根五錢、薄荷葉八分後下。

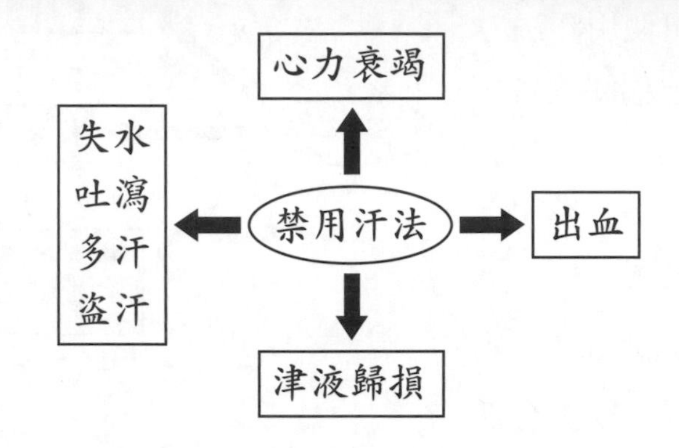

（三）發汗禁例

・有下列情況時，不宜使用汗法：

(1) 頭痛、發熱，類似外感，但患者鼻不塞，聲音不重，疲倦無力，脈虛弱，是內傷證元氣不足。
(2) 陰虛內熱，傍晚時體熱顯著，脈細數無力。
(3) 傷食病，胸脘脹悶，吞酸水，噯出腐臭的氣味，身熱，寸脈緊。
(4) 內有寒痰，手足寒冷，脈沉滑。
(5) 腳氣病腫脹。
(6) 生於臟腑的內癰。
(7) 身體發斑。
(8) 風溫初起，不惡寒，但惡熱，不能辛溫發汗。
(9) 濕溫身熱，只能化濕清熱。
(10) 暑證身熱自汗。
(11) 外感病應汗，但病人臍部附近的一個部位有動氣（即跳動的感覺）。
(12) 身熱而脈沉，咽中乾燥，病已入裏。

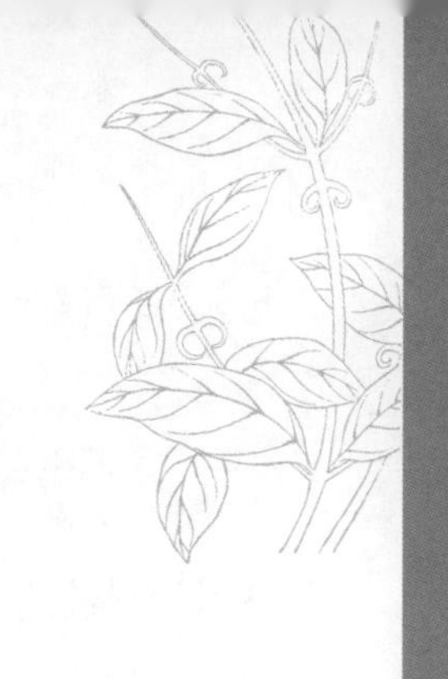

（13）少陰病手足寒冷，無汗。

（14）身熱而脈弱的。

（15）少陽病往來寒熱，胸脅痞脹，口苦咽乾目眩等症。

（16）失血的患者。

（17）劇吐之後。

（18）峻下之後。

（19）淋症患者。

（20）婦女月經剛來。

三、吐法（催吐法）

・中毒時，急救可使用吐法。

・方劑：瓜蒂散。

（一）吐法原理

服藥引吐，藥物直接刺激胃感覺神經再間接反射地興奮延髓嘔吐中樞而引起嘔吐。

吐

痰

食物中毒

飲食停止於胃

（二）湧吐禁例

・虛證者不宜使用吐法：

如手足寒冷的；脾胃虛弱，面色萎黃，脈微弱或虛大無力的；
氣虛而脹，不能運化，不可誤認爲實證；虛喘不安；
腳氣沖心的；病人惡寒而不想蓋衣被的，這是內眞熱而外假寒；
孕婦；老人虛弱的；產後；失血患者。

四、下法（瀉下法）

・下法具有通導大便，消除積滯蕩滌實熱及攻逐水飲等作用。

・下法依藥物性質可分爲三大類：寒下、溫下及潤下。

・瀉下藥中除潤下藥較和緩之外，其餘各類都較峻烈，年老者、體弱者、孕婦和月經期婦女，應愼用或禁用。

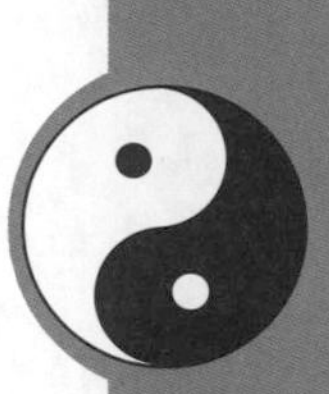

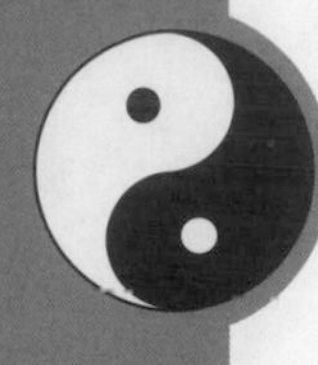

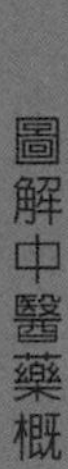

・沒有實結症狀的勿輕用。腸傷塞不用攻下法，以免引起腸出血和穿孔。

（一）下法原理

1.促進腸蠕動。
2.促進血流。
3.促進空腹出血之吸收。
4.抗菌、消炎。

（二）下法類別

（1）寒下

・飲食積滯或痢疾的濕熱積滯，病人脘腹脹悶，下痢或泄瀉，腹痛，肛門有重墜感，或大便秘結，小便赤，舌紅苔膩，脈沉實等證。
・可用木香、枳殼、黃連、大黃、香附、檳榔等藥。

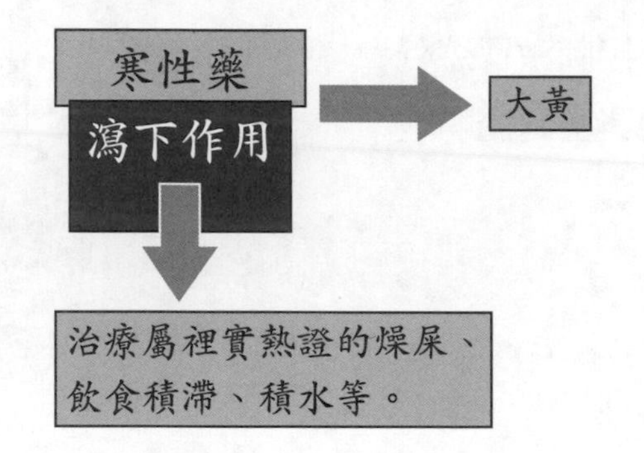

釜底抽薪法

・大承氣湯
・組成：大黃、厚朴、枳實、芒硝。
・適用症：治療大便燥結、頭痛、苔黃膩、脈數等症狀。

逐水法

・十棗湯
・組成：大棗、芫花、甘遂、大戟。
・適用症：水腫自眼瞼腫脹開始的，或腹中有癥塊而有腹水，或胸脇有積水，脈沉實。

禁用寒下法

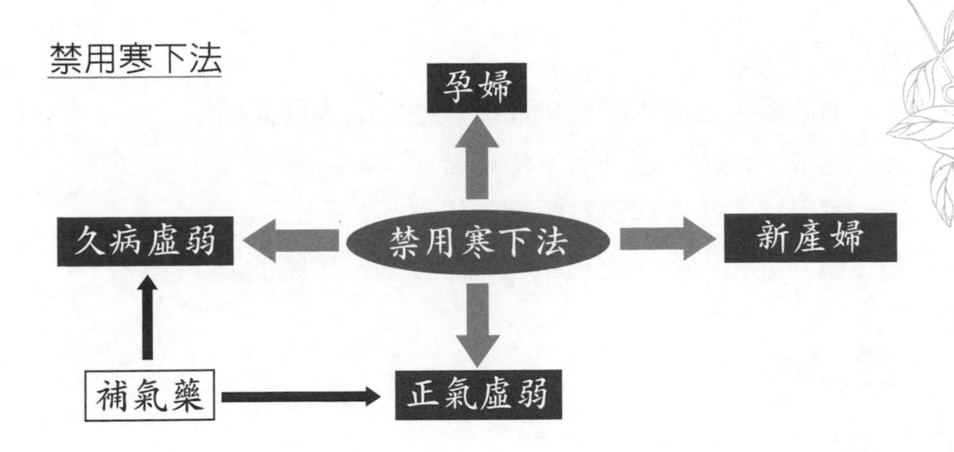

（2）溫下

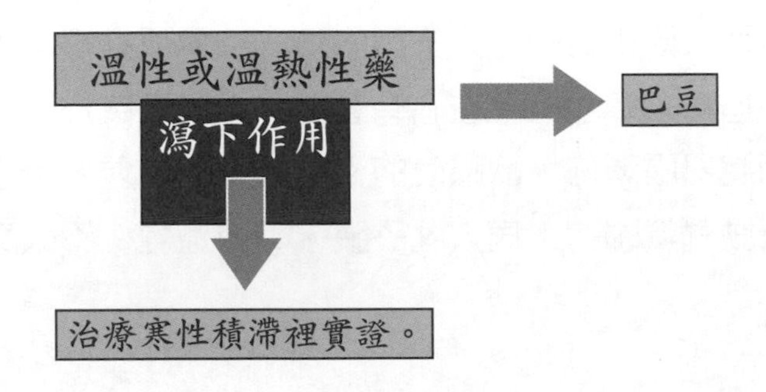

巴杏丸

- 組成:巴豆 45 枚，杏仁 30 枚，都去皮心，炙黃搗碎糊丸，如赤小豆大，成人每服一分五厘。
- 治療症狀:大便不通屬於寒結的，其症狀為腹滿而實，手足涼，苔白膩，脈沉弦。

（3）潤下

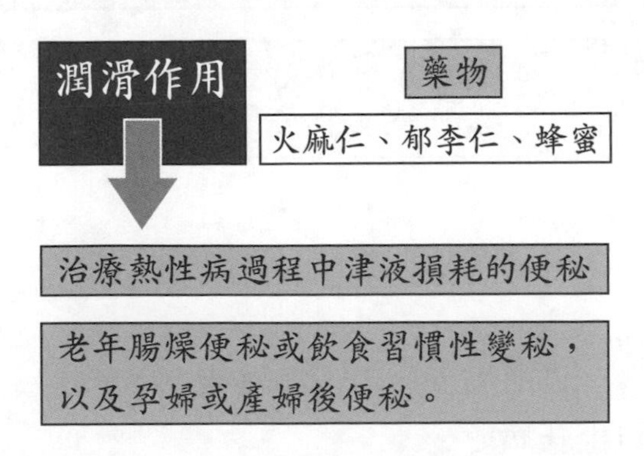

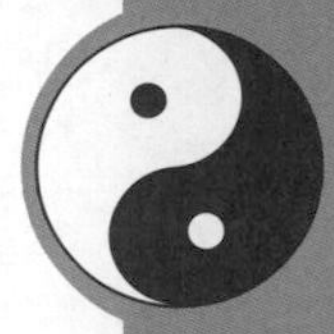

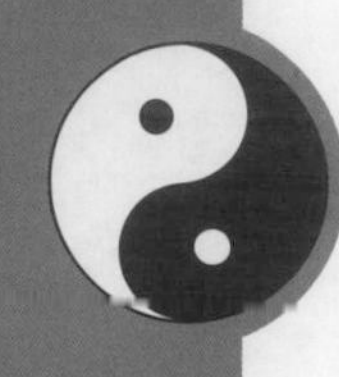

增液潤下法

- 增液湯：治療大腸熱結而津液枯燥的大便祕結。
- 組成：元參、麥門冬、生地黃。
- 適用症：熱性病津液虧損的便秘。

- 用生油、蔥汁混和內服，治療蛔蟲性腸梗阻，也屬於潤下法。

（三）瀉下禁例

- 有下列情況時，不宜使用瀉下法：
  病邪在表或半表半裏；老年血虛腸燥的；新產婦血虛大便秘的；
  病後津液損耗而大便秘結的；大失血的病人；熱邪在裏，大便秘結，成為可下的證候，但病人臍部上下左右有動氣；脈微弱或浮大而按之無力或脈遲的；氣喘而胸部脹滿的；欲嘔吐的；病人平日胃弱，食慾不振的；病人平時氣虛，行動就氣喘的；病人肚子脹，有時減輕，不久又脹的；孕婦或行經期。

五、和法（和解法）

- 具有和解及疏通半表半裏之邪，或調整機體不和的治療方法。

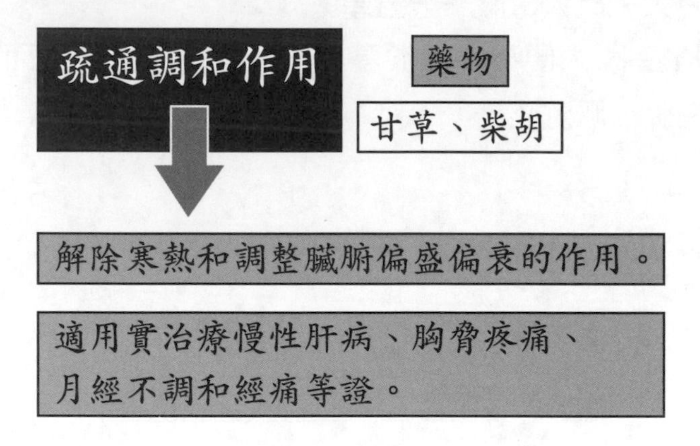

（一）和法原理

- 清熱、鎮痛、抗炎、抗潰瘍等作用。
- 改善肝的機能，防止肝病變。
- 適用疾病：肝膽疾病、胃腸疾病及免疫疾病。

・「和法」分爲「和解少陽」、「調和肝脾」、「調和肝胃」等方法。

（二）和法禁例

・凡熱性病邪在表，或已入裡而有燥渴，說胡話等實證的，都不能使用本法。

六、溫法（溫裡法）

・用溫熱的藥物祛除寒邪和補益陽氣的治療方法。

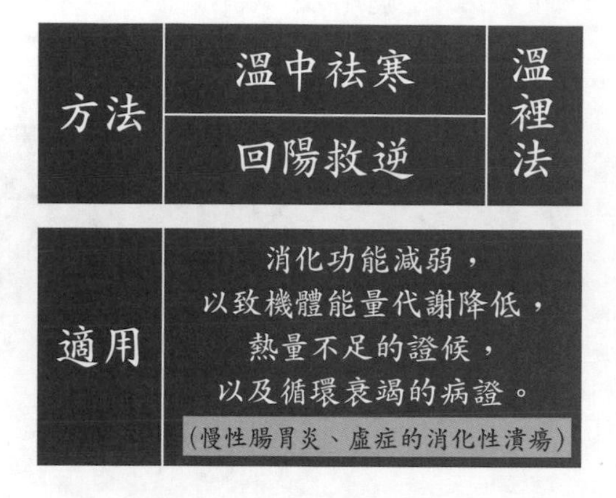

方法	溫中祛寒	溫裡法
	回陽救逆	
適用	消化功能減弱， 以致機體能量代謝降低， 熱量不足的證候， 以及循環衰竭的病證。 （慢性腸胃炎、虛症的消化性潰瘍）	

（一）溫法原理

・增加消化系統之胃腸道的消化吸收功能。
・興奮血管運動中樞及交感神經作用。
・改善血液循環。
・促進心臟的功能。
・產生熱的作用。

（二）溫法禁例

・溫法所用之藥物如附子、肉桂、乾姜等，性多燥熱，易傷陰血、凡陰虛、血虛證或血熱妄行的出血證，應慎用或禁用。
・吐血、咳血、尿血、便血、咽痛、陰虛者忌用。

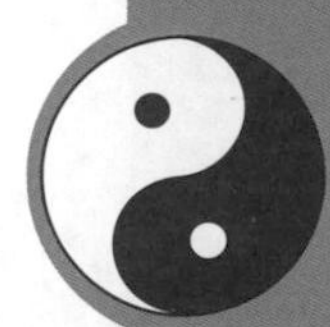

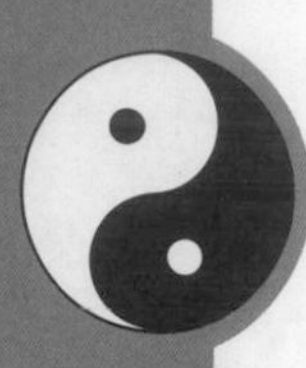

七、清法（清熱法）

・清法用於熱証，有清熱解毒的作用。

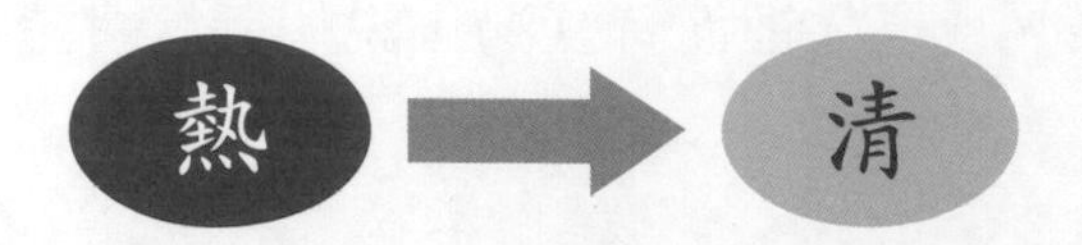

（一）清法原理

・清熱法之適用及分類

適用
治療熱性病、 感染性疾病中期和極期， 或化膿性炎症（膿瘍症）
病毒或細菌性 感染所造成炎症

方法
清除熱邪

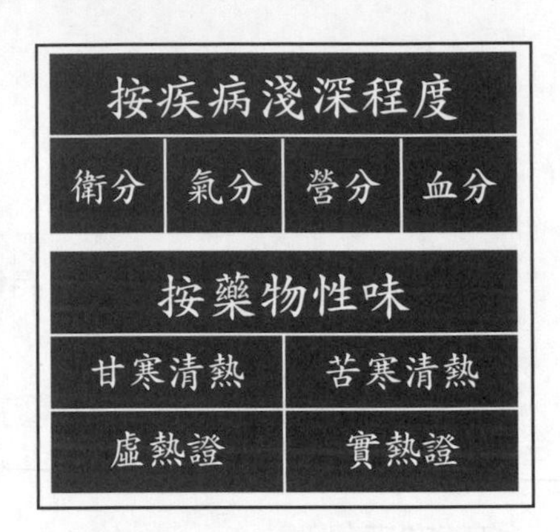

・清熱法所用之藥物爲寒涼藥。

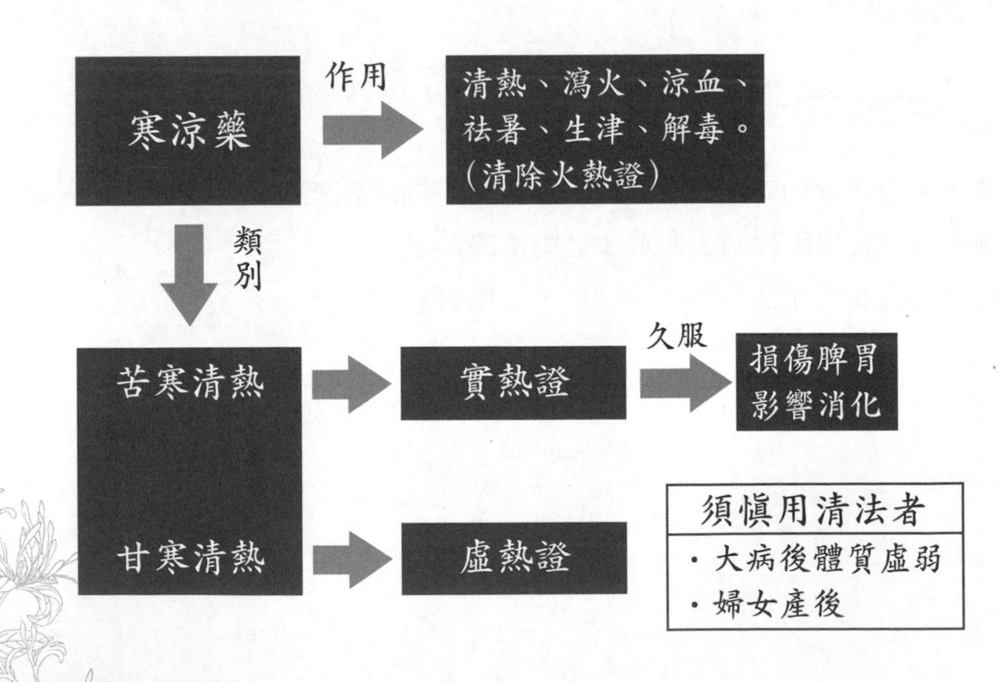

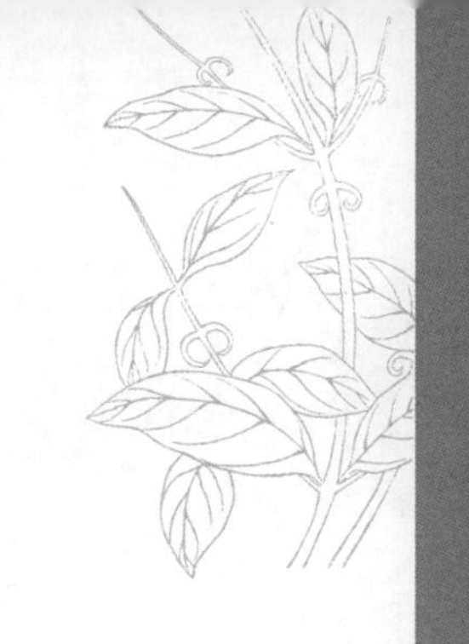

（二）清法禁例

・婦女產後、大病後體質虛弱者須慎用。

八、補法（補益法）

・身體機能虛弱者，須用補益的藥物來改善。

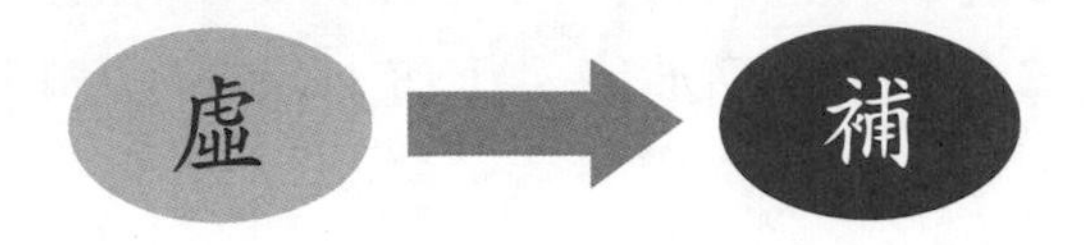

（一）補法原理

・補益作用

適用	方法
治療機體各種功能和物質衰弱證侯。	增強體質，改善機體虛弱狀態。

・補益臨床之應用

補益臨床應用		
補氣	氣虛	・四君子湯、補中益氣湯
補血	血虛	・四物湯、人參養營湯
補陰	陰虛	・六味地黃丸、左歸丸
補陽	陽虛	・八味地黃丸、右歸丸

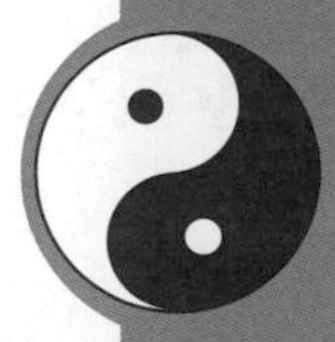

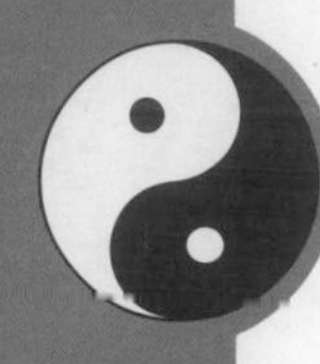

（二）補法禁例

・急性感染、炎症、及實證體質者勿用。

九、消法（清導或消散法）

・《素問》：「堅者削之，結者散之」。

・食、血、痰、水等形成的腹內的堅塊與凝滯均可用消法。

・消法的應用爲消導食滯、軟堅消積、化痰、化濕、及利水氣。

（一）消法原理

・促進胃腸蠕動、加快排空、增加消化液的分泌、消食、增加食慾的作用。

・能軟堅、消積聚、抗腫瘤作用。

・有鎭咳、化痰作用。

・有利尿、消腫、溶石、排石作用。

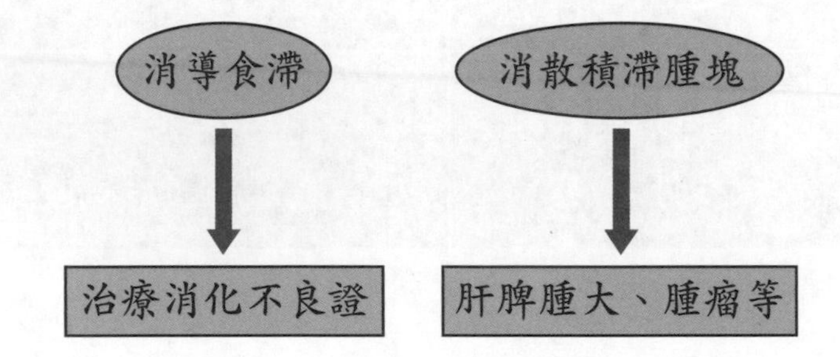

〔消導食滯〕

消化不良之腹脹、便秘。
腹痛下痢。
噁心嘔吐。

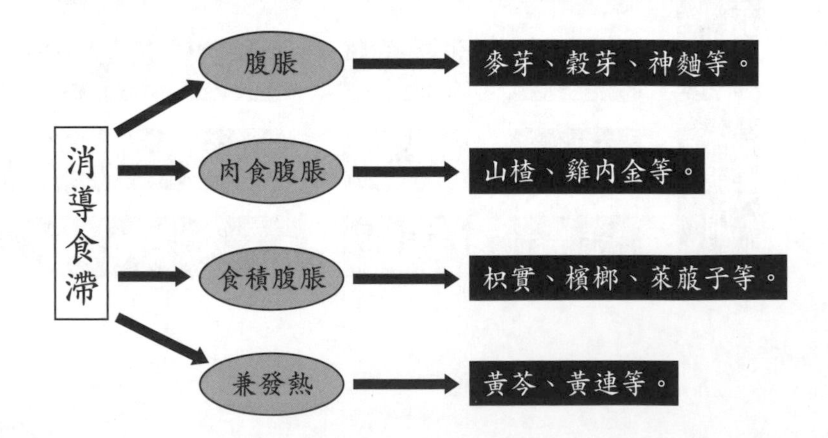

〔軟堅消積〕

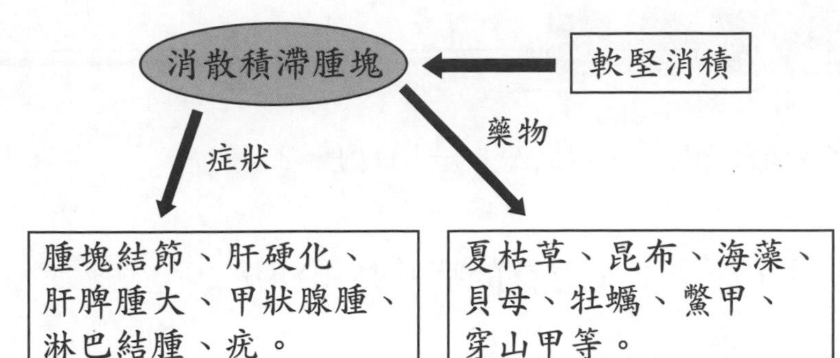

〔化痰、化濕、利水〕

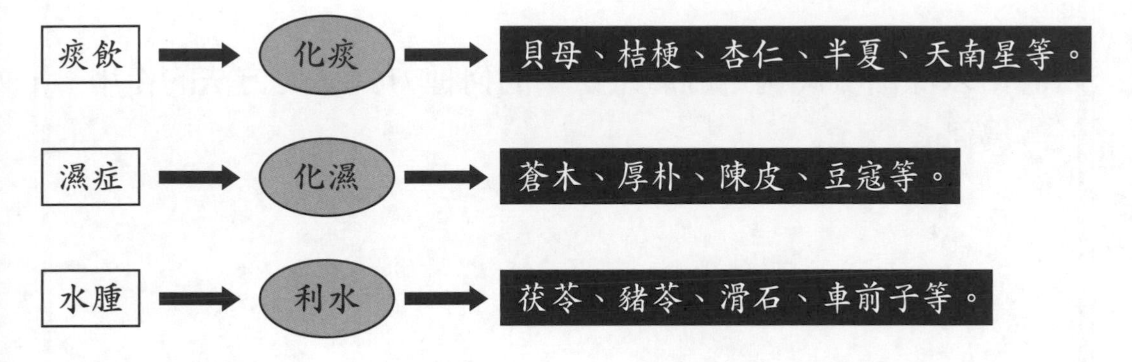

（二）消法禁例

- 忌食生冷、油膩、乾硬等不易消化的食物。
- 化濕藥易傷陰耗氣，陰虛、氣虛者慎用。
- 利水藥易傷陰耗液，陰虧津少者慎用，氣虛水腫者應配合健脾益氣藥同用。

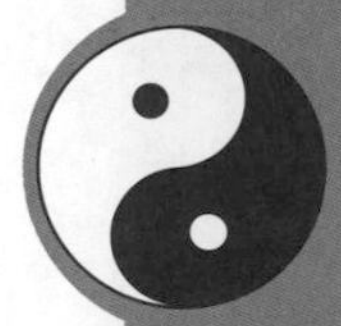

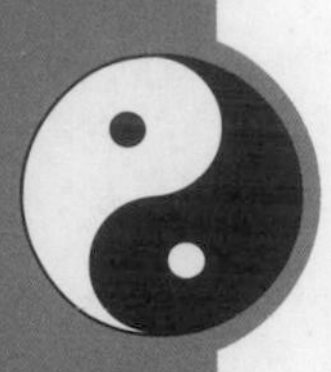

課後練習

1.中醫治療法則的「八法」是指什麼？

2.什麼是「汗法」？怎樣的症狀禁用汗法？

3.「下法」可分為那三類？請舉例說明之。

4.那些狀態可用「消法」治療？

5.用寒涼治療疾病是屬於八法中的何種方式？此方法的作用為何？

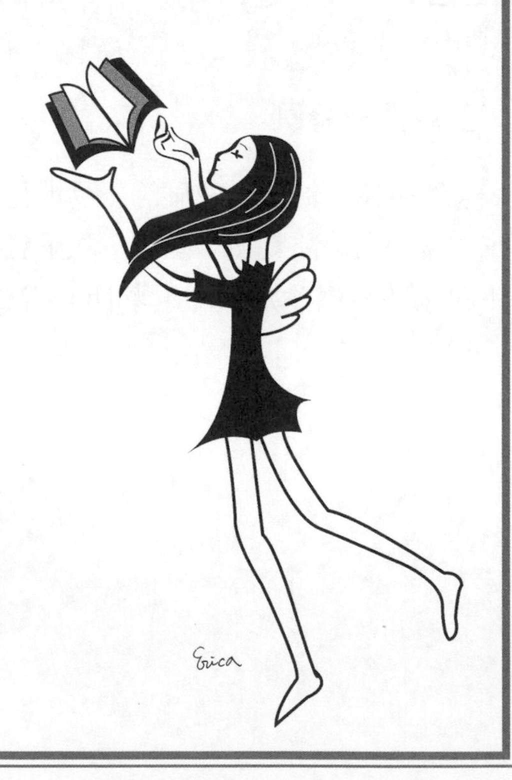

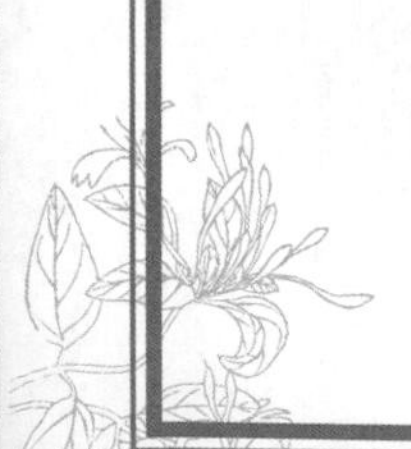

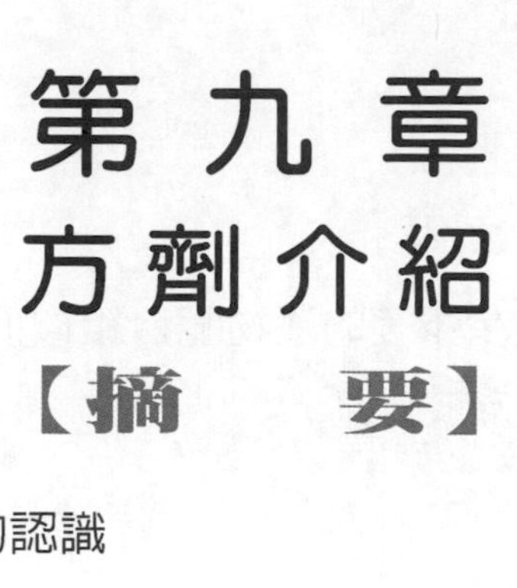

第九章 方劑介紹

【摘　要】

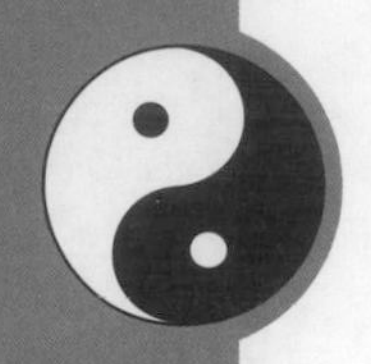

第一節　方劑的認識

一、方（方劑）

・按照治療原則，由多少不等的藥物配合組織而成，並製成一定的劑型，應用於醫療預防，稱爲方或方劑。

二、方劑優點

（一）通過配合組織，藥物可以發揮更好的和多方面的作用。

1.比較全面地適應病情：

・「葛根黃芩黃連湯」

・組成：葛根、黃芩、黃連、甘草。

・作用：既能解表，又能清裏。

2.發揮藥物的協同作用：

・「大承氣湯」

・組成：大黃、枳實、厚朴、芒硝。

・作用：大黃加強了瀉下作用。

3.抑制某藥的毒性：

・「小半夏湯」

・以半夏與生薑同用。

・作用：生薑能抑制半夏的毒性。

（二）方劑的配合不同，作用也隨之發生變化。

・以白朮爲例：

・「枳朮丸」，白朮與枳實同用，能強胃消食。

・「腎著湯」，白朮與乾薑、茯苓、甘草同用，治傷濕而身痛腰冷。

・「玉屏風散」，白朮與黃耆、防風同用，治自汗不止。

・「白朮散」，白朮與生薑皮、陳皮、茯苓皮、大腹皮同用，治妊娠脾虛，面目、肢體虛浮等。

三、方劑組成的分類

・最早見於《素問・至眞要大論》：

－「治有緩急，方有大小。」

－「君一臣二，奇之制也；君二臣四，偶之制也。」

－「奇之不去則偶之，是謂重方。」

・金・成無已《傷寒明理論》定爲大、小、緩、急、奇、偶、複七方。

（一）七方

・從方劑組成的不同，進行分類，稱爲七方。

・七方包括：大方、小方、緩方、急方、奇方、偶方、複方。

（二）何謂「劑」（劑型）

・古時所說的「劑」，指藥物製成的形式，現在稱爲劑型。

「劑」有多種，如湯、酒、丸、散、膏、丹、錠、片、露、霜、膠、茶、麴等。

・藥物和處方的性質分爲十劑、十二劑等，是另一種意義。一帖藥或一付藥，古人稱爲一劑藥。

（三）十劑

・從方劑的功用分類，有十劑的名稱。

十劑：宣劑、通劑、補劑、泄劑、輕劑、重劑、滑劑、澀劑、燥劑、濕劑。（唐・陳藏器《本草拾遺》提出）

（四）十二劑

・有兩種說法：

一、宋・寇宗奭《本草衍義》提出，即十劑加寒劑、熱劑。

二、明・繆仲淳《本草經疏》提出，即十劑加升劑、降劑。

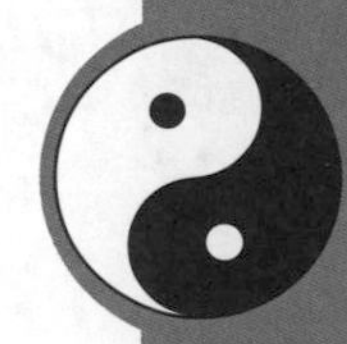

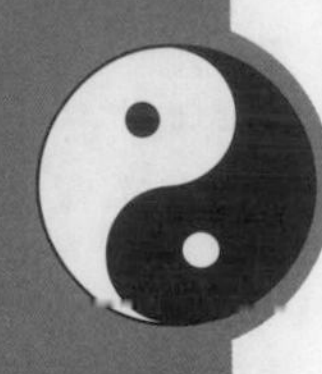

四、方劑組成的規則

・「君、臣、佐、使」(主、輔、佐、引)的配合。

・「君藥」：是方劑中治療主證，起主要作用的藥物，按照需要，可用一味或幾味。

・「臣藥」：是協助主藥起治療作用的藥物。

・「佐藥」：是協助主藥治療兼證或抑制主藥的毒性和峻烈的性味，或是反佐的藥物。

・「使藥」：是引導各藥直達疾病所在或有調和各藥的作用。

君臣佐使

・以麻黃湯爲例

　・功效：治療惡寒、發熱、頭痛、骨節疼痛、無汗而喘、脈浮緊。

　・方劑組成：麻黃、桂枝、杏仁、甘草。(傷寒論)

　君藥：麻黃，發汗解表。

　臣藥：桂枝，助麻黃解表。

　佐藥：杏仁，助麻黃平喘。

　使藥：甘草，調和諸藥。

第二節　方劑的介紹

一、七方

・包含大方、小方、緩方、急方、奇方、偶方和複方。

(一)大方

・對象：邪氣強盛，病有兼證者。

・大方有五種意義：

- 效力雄猛。
- 藥味多。

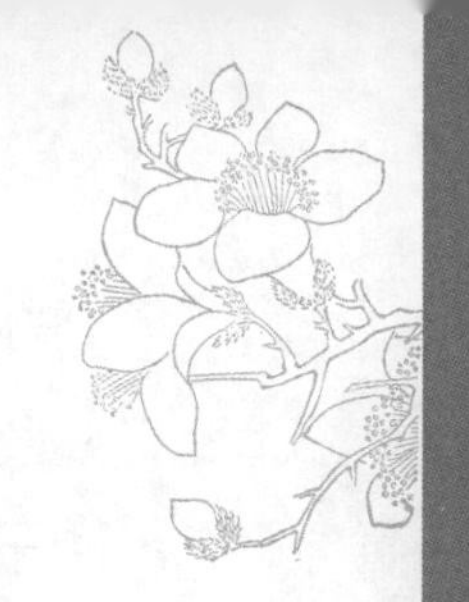

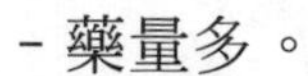

- 藥量多。
- 量多而一次服完。
- 能治療下焦重病。

‧例子：如下法中的「大承氣湯」(能治療下焦重病)

大承氣湯組成 - 大黃、厚朴、枳實、芒硝。

(二)小方

‧對象：邪氣輕淺、病無兼證者。

‧小方有三種意義：

- 病勢輕淺，不必用猛劑。
- 能治上焦病，分量要輕。
- 病無兼證，藥味須少。

‧例子：如汗法中的「蔥豉湯」(能治上焦病)

蔥豉湯組成 - 蔥白、淡豆豉。

(三)緩方

‧慢性虛弱的病證。

‧有六種意義：

- 藥味多，互相制約，沒有單獨直達的力量。
- 用無毒的藥物治病，使病邪緩緩除去，免傷正氣。
- 藥物的氣味薄，不要求迅速取得效果。
- 攙用甘藥，利用其甘緩的藥性，減弱猛烈藥物的作用。
- 用丸藥緩緩攻逐邪氣。
- 用緩和藥治本，增進人體的抗病力，疾病自然除去。

‧例子：如補法中的「四君子湯」(甘藥、緩和治本)

四君子湯組成 - 人參、白朮、茯苓、甘草。

(四)急方

‧治療急病重病的方劑。

‧有四種意義：

- 病勢危急，應迅速救治的。
- 用湯劑蕩滌的作用較速。

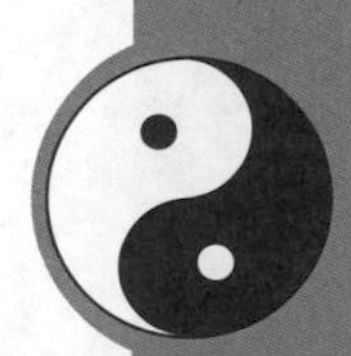

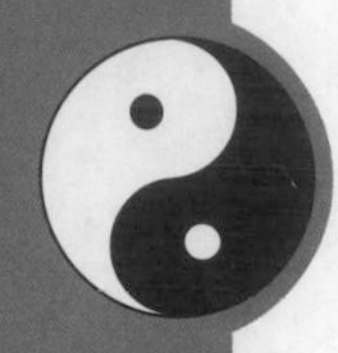

- 藥性劇烈，氣味都很雄厚。
- 急則治標的方。

・例子：如溫法中回陽救逆的「四逆湯」（治標的方）
四逆湯組成－附子、乾薑、甘草。

（五）奇方

・方劑的藥味合於單數者。
・有兩種意義：
- 方劑只用一種藥物。
- 方內藥物爲超過一味以上的單數。

一般認爲病因單純而用一種主藥來治療的爲奇方。
・例子：如「甘草湯」（單味藥）
甘草湯組成－生甘草一味，治少陰病咽痛。
・《素問．至眞要大論》說：「君一臣二，奇之制也；……君二臣三，奇之制也；……近者奇之，……，……汗者不以奇……」。
・「近者奇之」是病位近的用奇方。
・「汗者不以奇」是發汗不用奇方而要用偶方。
・但後世已不拘此說，也有例外。
・「病位近的也用偶方」，如：「桑菊飲」治上焦病，用杏仁、連翹、薄荷、桑葉、菊花、苦桔梗、甘草、葦根八味。
・「汗者不以奇」，但「桂枝湯」用桂枝、芍藥、甘草、生薑、大棗共五味，卻是奇方。

（六）偶方

・方劑的藥味合於雙數者。
・有二種意義：
- 方劑只用兩味藥配合的。
- 方中藥物爲超過二種以上的雙數。

一般認爲病因較爲複雜，需要用二種以上主藥來治療的爲偶方。
・例子：偶方如「金匱腎氣丸」（八味藥）
組成：乾地黃、山茱萸、山藥、澤瀉、茯苓、牡丹皮、桂枝、附子。
（桂枝後世用肉桂，肉桂、附子爲主藥，溫腎陽。）

- 《素問．至眞要大論》說：「君二臣四，偶之制也，……君二臣六，偶之制也；……遠者偶之，……下者不以偶」。
- 「遠者偶之」是病位遠的用偶方。
- 「下者不以偶」是瀉下不用偶方而要用奇方。
- 但後世已不拘此說，也有例外。
- 「病位遠的也用奇方」，如「溫脾湯」治寒積大便不通，組成：當歸、乾薑、附子、黨參、芒硝、甘草、大黃共七味。
- 「下者不以偶」，但「大承氣湯」（大黃、枳實、厚朴、芒硝）就是四味。

（七）複方

- 以二方或數方結合使用。
- 還有另外兩種意義：
  - 本方之外，又加其它藥味。
  - 方劑各藥用量都一樣的。
- 適用於病情複雜或慢性病久治不癒的。
- 例子：如「柴胡四物湯」，即「小柴胡湯」合「四物湯」。

  組成：柴胡、人參、黃芩、甘草、半夏、川芎、當歸、芍藥、熟地、生薑、大棗。

  功效：治虛勞日久，微有寒熱，脈沉而數。

二、單方

- 簡單的方劑：用藥不過一、二味，適應不過一、二證，藥力專一而取效迅速。
- 作爲急救或專門攻逐一病。
- 「甘草綠豆湯」，治療毒菌中毒。
- 「半邊蓮一兩煎湯連服」，驅除腹水。

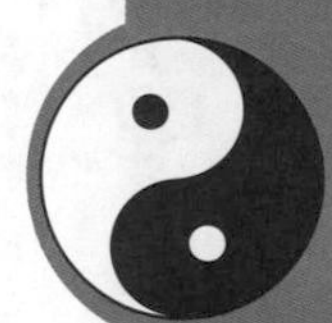

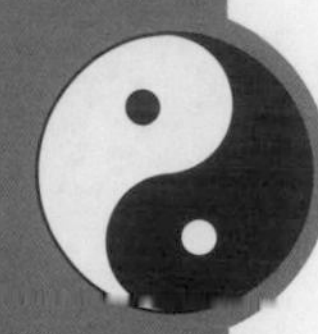

三、經方

・指漢以前的臨床著作。

　・後漢・班固《漢書・藝文志》醫家類記載經方十一家。

　・《素問》、《靈樞》記載的方劑。

　・張仲景《傷寒論》、《金匱要略》所記載的方劑。

　・清・陳修園《時方歌括・小引》說：「余向者匯集經方而韻注之，名爲眞方歌括。」眞方歌括即《傷寒眞方歌括》，雖然只有《傷寒論》的方劑，但陳修園把張仲景著作中的方劑稱爲經方，意思是很明顯的。

四、時方

・指張仲景以後的醫家所制訂的方劑。它在經方的基礎上有很大的發展。

・清・陳修園《時方歌括・小引》說：「唐宋以後始有通行之時方。」

・按唐・孫思邈的《千金要方》、《千金翼方》及王燾的《外台秘要》所記載的方劑，主要包括晉以後的方劑。

五、禁方

・秘方，保存不外傳之方。

六、兼方

・把作用不同的藥物，安排在一方中同用，導做兼方。

・一般都認爲以寒藥治熱證，以熱藥治寒證。但在病情複雜或危險時，必須用兼顧的方法，一方中有作用不同的藥物，各顧一面，取得療效。

〔兼方例子〕

(1)「大青龍湯」

　・組成：麻黃、桂枝、甘草、杏仁、石膏、生薑、大棗。

　・用麻黃等去表寒（治惡寒、發熱、無汗）。

　・用石膏清裏熱（治煩躁）。

(2)「麻黃附子細辛湯」

・治發熱而惡寒甚劇（披厚衣厚被而寒不減），精神衰疲，想睡，舌苔白滑或黑潤，脈沉，這是外有表證，內則陽氣衰。

・麻黃解表發汗；附子助陽氣；細辛通表裏。

(3)「通脈四逆加豬膽汁湯」

・治吐瀉已止，汗出，手足寒冷，脈微欲絕。

・這裏的吐瀉停止是陰液已竭，汗出，手足寒冷，脈微欲絕是陽氣衰亡。

・用乾薑、附子、甘草助陽氣，豬膽汁益胃陰。

七、十二劑

（一）宣劑

・【宣可去壅】宣是散的意思，壅是鬱塞的病。

・病如胸中脹悶、嘔吐、噁心等症，可用宣劑。

・藥物如生薑、橘皮之類。

・方劑如二陳湯、瓜蒂散等。

・例子──痰壅

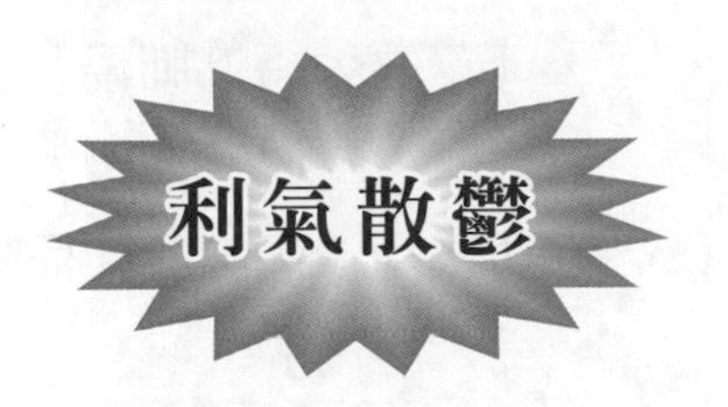

・【二陳湯】

組成：陳皮、半夏、茯苓、甘草。

功效：治療痰飲，可利氣散鬱。

・【瓜蒂散】

組成：瓜蒂、赤小豆、豆豉。

功效：胃有痰飲，可用「瓜蒂散」等吐法，也是宣的另一種方式。

（二）通劑

・【通可去滯】通是通利，滯是留滯之證。

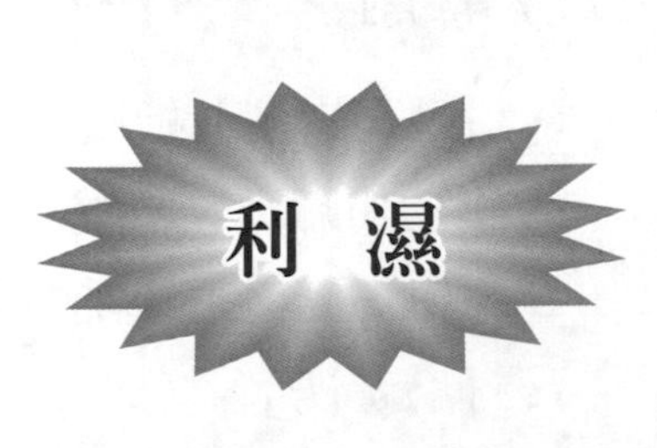

・病如產後氣血壅盛，乳汁不下，宜通草、漏蘆等藥以通竅下乳，此稱通劑。

・藥物如通草，防己之類。

・又加濕痹由於濕邪留滯，四肢緩弱，皮膚不仁，天陰雨時身體沉重酸痛，宜防已、威靈仙等藥去留滯的濕邪。

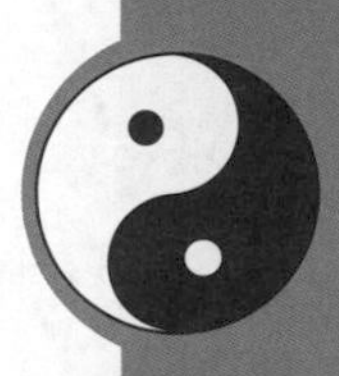

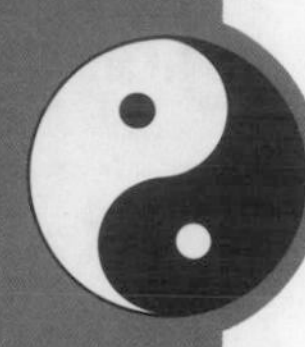

（三）補劑

·【補可去弱】弱是虛弱的病證，須用補益的藥物治療。

·藥物如人參、黃耆之類。

·方劑如參耆膏、四君子湯等。

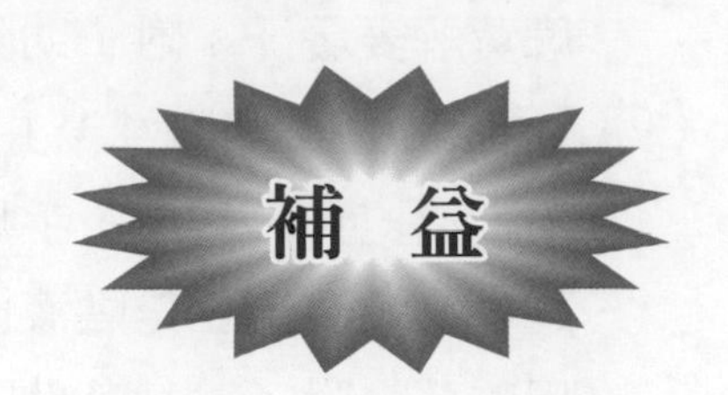

·【參耆膏】

組成：人參、黃耆合用熬膏而成。

功效：可用來治療脾肺氣虛。

·【四君子湯】

組成：黨參、白朮、茯苓、甘草。

功效：治療脾胃衰弱，消化力弱，食欲不振等。

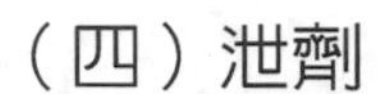

（四）泄劑

·【泄可去閉】泄就是瀉，閉是病邪形成實證。

·藥物如葶藶、大黃之類。

·病爲裏實須用瀉法。方劑如葶藶大棗瀉肺湯、六磨湯等。

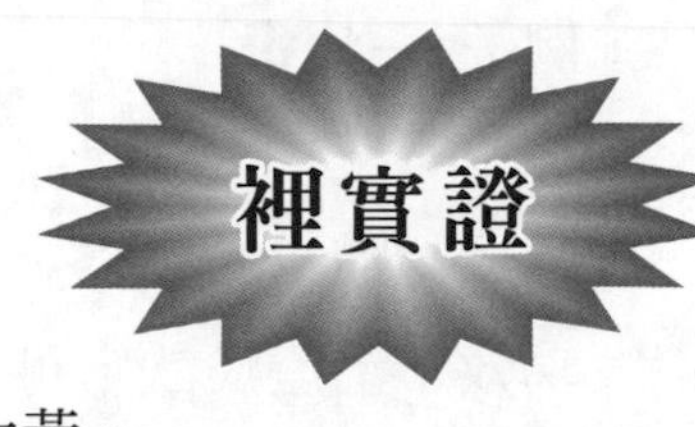

·【葶藶大棗瀉肺湯】

組成：葶藶、大棗。

功效：治療肺實證而咳嗽氣急痰多。

·【六磨湯】

組成：沉香、木香、檳榔、烏藥、枳實、大黃。

功效：因氣鬱而引起便秘，患者時常噫氣，胸脅脹滿，想大便，但雖以排出，甚至腹中脹痛，苔黃膩，脈弦。

（五）輕劑

·【輕可去實】指風邪在表，形成實證，須用輕開肌表以去風邪的方藥。

·藥物如麻黃、葛根之類。

·方劑如麻黃湯、加減葛根蔥白湯等。

表邪證

·【麻黃湯】

組成：麻黃、桂枝、杏仁、甘草。

功效：治療發熱惡寒，頭痛身疼，腰痛骨節痛，口不渴，無汗而喘，脈浮緊。

・【加減葛根蔥白湯】

組成：葛根、蔥白、連翹、金銀花、川芎。

功效：治療病如身熱，不惡寒，但惡熱，微汗，頭痛，口渴，脈浮數。

（六）重劑

・【重可去怯】重是質重藥能鎮墜、鎮靜。怯是精神紊亂，驚恐健忘。

・藥物如磁石、朱砂之類。

・方劑如磁朱丸。

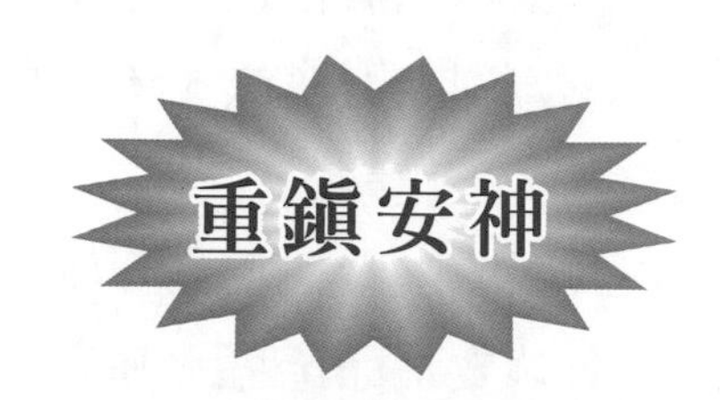

・【磁朱丸】

組成：磁石、朱砂、神麴。

功效：治療癲癇病。

（七）滑劑

・【滑可去著】滑是滑利，著是有形之邪凝及結於體內，當用性質滑利的藥去掉它。

・藥物如冬葵子、榆白皮之類。

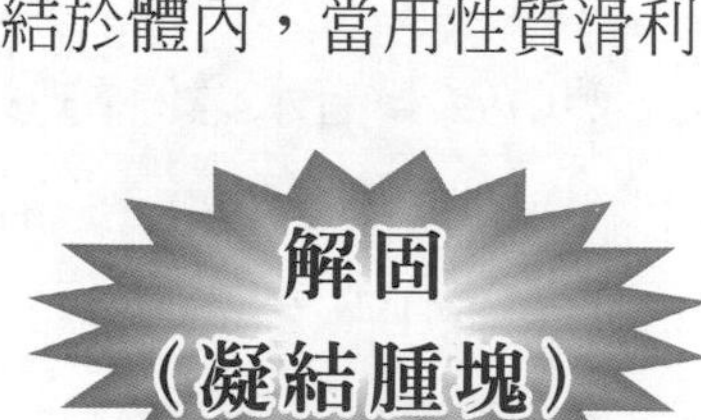

・方劑如葵子散。

・【葵子散】

組成：冬葵子、石楠、榆白皮、石韋、木通。

功效：病如石淋，尿中有時挾砂石，排尿困難，或突然阻塞，尿來中斷，或尿時疼痛難忍，或突然腰痛如折，牽連少腹，尿色黃赤而渾或帶血，苔白或黃膩，脈數，用「葵子散」加金錢草、海金砂，尿內有血加大小薊。

（八）澀劑

・【澀可去脫】澀有收斂的意思，脫是滑脫不鞏固，當用收斂藥物治療。

・藥物如牡蠣、龍骨之類。

・方劑如牡蠣散、金鎖固精丸等。

・【牡蠣散】

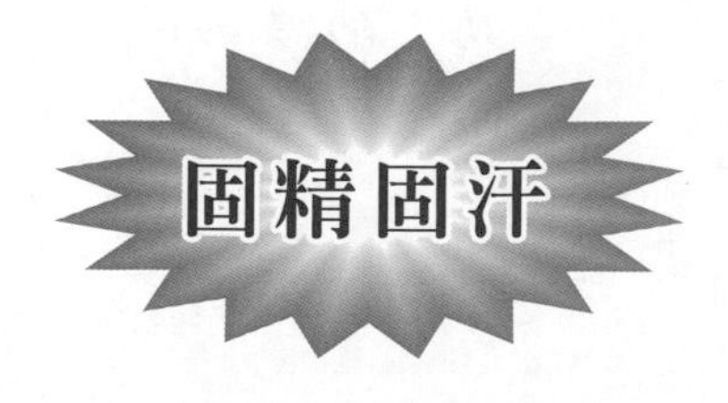

組成：麻黃根、黃耆、牡蠣。

功效：治療病後自汗，是衛氣不固。

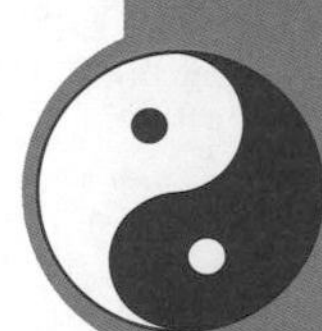

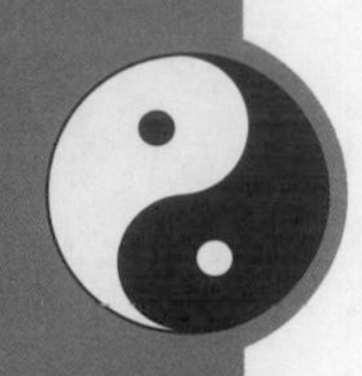

‧【金鎖固精丸】

組成：沙苑蒺藜、芡實、蓮鬚、龍骨、牡蠣。

功效：治療腎虛而遺精，或睡中精出而不自知。

（九）燥劑

‧【燥可去濕】治療水濕停於機體造成腫或喘等證。

‧藥物如桑白皮、赤小豆之類。

‧方劑如五皮飲、赤小豆桑白皮湯等。

‧【五皮飲】

組成：桑白皮、陳橘皮、生薑皮、大腹皮、茯苓皮。

功效：如治療水腫病，水濕停蓄於皮膚間，面目四肢都腫，脘腹脹滿，氣喘，小便不利。

‧【赤小豆桑白皮湯】

組成：赤小豆、桑白皮

功效：治水濕停蓄於皮膚間的水腫。

中焦濕邪

‧一般所說的燥濕多指祛中焦濕邪。

‧寒濕用「苦溫燥濕」，如蒼朮、厚朴等。

‧濕熱劑「苦寒燥濕」，如黃連、黃柏等。

（十）濕劑

‧【濕可去枯】濕是滋潤，枯是津血枯燥。

‧藥物如麥門冬、地黃之類。

滋潤清燥

‧方劑如「清燥救肺湯」。

‧【清燥救肺湯】

組成：麥門冬、甘草、桑葉、石膏、黑芝麻、黨參、杏仁、阿膠、枇杷葉，血虛的加地黃。

功效：可用於秋季氣候炎熱乾燥，肺受燥熱，咳嗽無痰而脅痛，口舌乾燥，舌紅無苔。

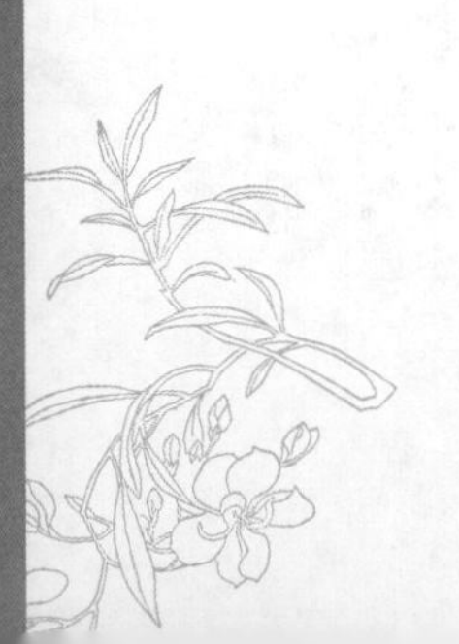

（十一）寒劑

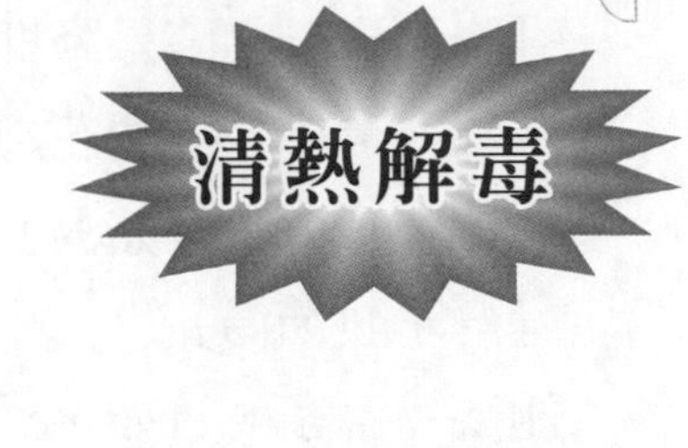

- 【寒能去熱】寒藥治熱證。
- 藥物如黃連、黃芩之類。
- 方劑如「黃連解毒湯」。
- 【黃連解毒湯】

  組成：黃連、黃芩、黃柏、梔子。

  功效：用於表裡火熱俱盛，大熱煩躁，甚則發狂，乾嘔，小便赤色，吐血，鼻出血，發斑，及瘡瘍疔毒等實熱證。

（十二）熱劑

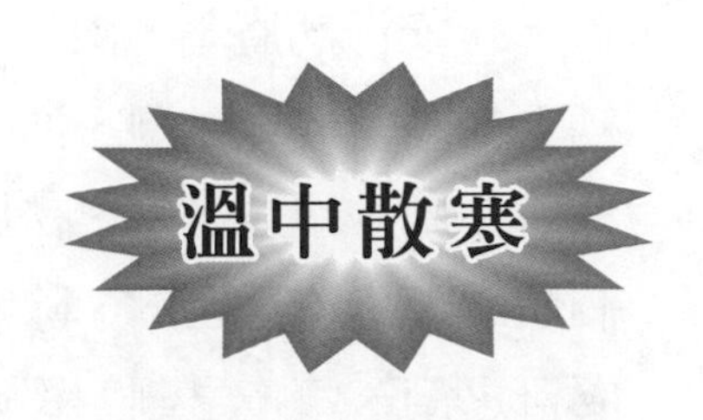

- 【熱能去寒】熱藥治寒證。
- 藥物如乾薑、附子之類。
- 方劑如「四逆湯」。
- 【四逆湯】

  組成：附子、乾薑、甘草。

  功效：治療四肢寒冷，怕冷、四肢屈曲而睡，水瀉，排出不消化的食物，口不渴，脈沉細無力。

（十三）升劑

- 【升可去降】升是有升提作用的藥物，降是氣虛下陷的病證，當用升提藥治療。
- 藥物如升麻、柴胡之類。
- 方劑如「補中益氣湯」。
- 【補中益氣湯】

  組成：黃耆、甘草、黨參、當歸、橘皮、白朮、升麻、柴胡。

  功效：可治療因氣虛而患脫肛或子宮下垂。

升陽補益

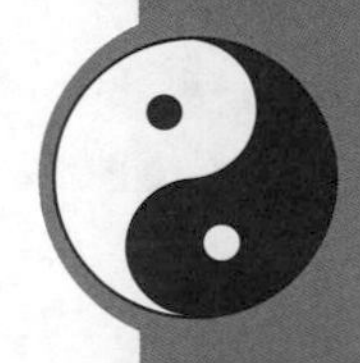

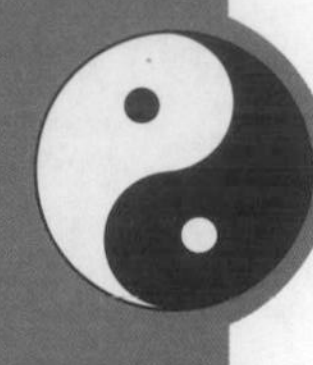

（十四）降劑

- 【降可去升】降是降抑，升指病熱上逆，當用有降抑作用的藥物。
- 藥物如蘇子，旋覆花之類。
- 方劑如「蘇子竹茹湯」降氣化痰。
- 【蘇子竹茹湯】

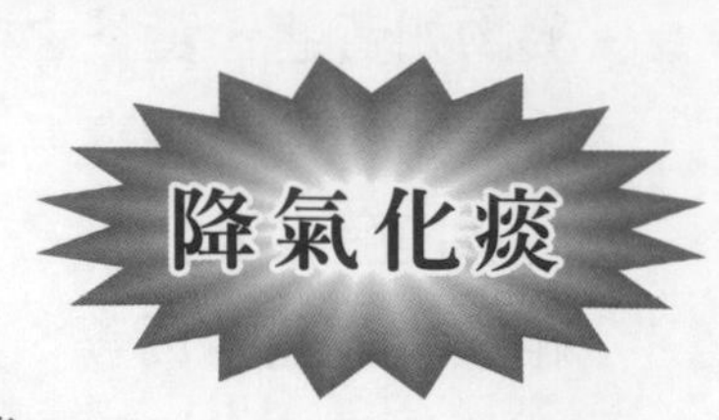

組成：蘇子、竹茹、橘皮、桔梗、甘草。

功效：治療咳嗽氣上逆，痰多而稠，苔微黃。

八、醫方集解

- 清•新安汪訒庵著，內容包括：

補養之劑、發表之劑、湧吐之劑、攻裏之劑、表裏之劑、和解之劑、理氣之劑、理血之劑、祛風之劑、祛寒之劑、清暑之劑、利濕之劑、潤燥之劑、瀉火之劑、除痰之劑、消導之劑、收澀之劑、殺蟲之劑、明目之劑、癰瘍之劑、經產之劑、急救良方、勿藥元詮。

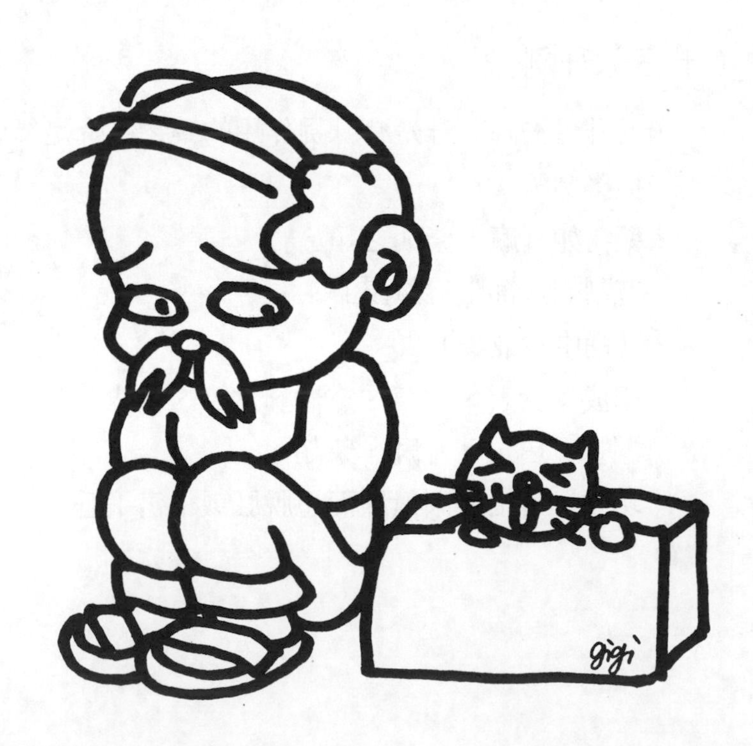

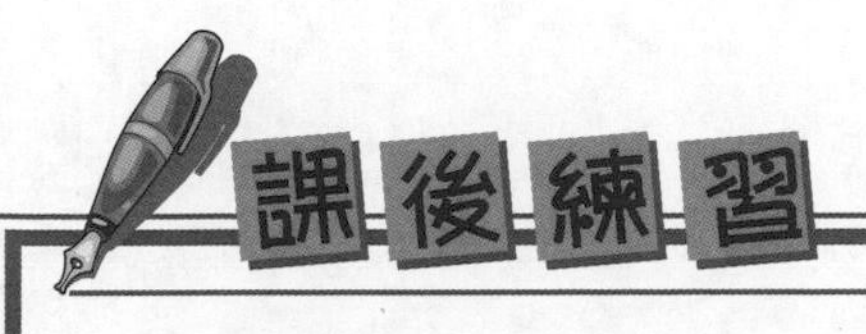

1.方劑的組成規則為何？試舉例說明之。

2.方劑所謂的「七方」、「十二劑」是什麼？

3.解釋名詞：(1)經方；(2)時方；(3)禁方；(4)兼方；(5)單方。

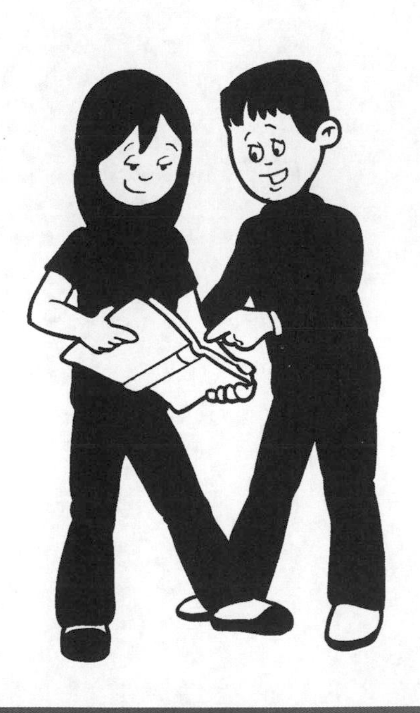

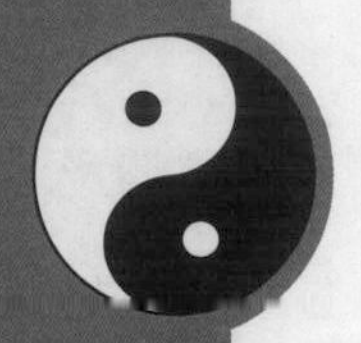

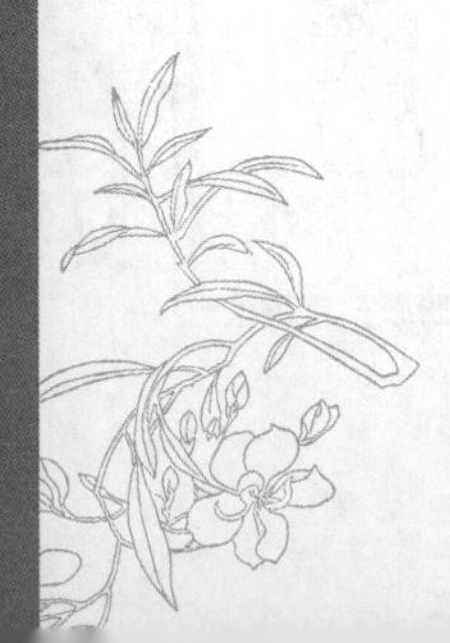

第十章 中藥的性能

【摘　要】

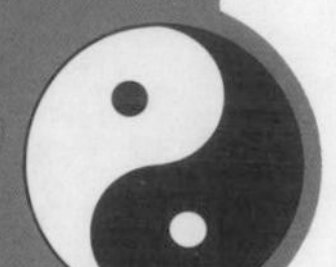

前言

・藥物具有的性能，概括起來主要有：(1)性味；(2)歸經；(3)升降浮沈；(4)有毒無毒。

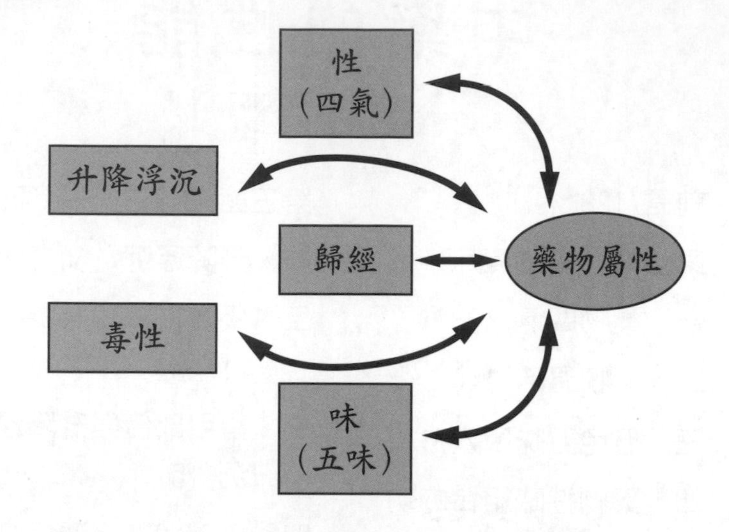

第一節　性味(氣味)

・藥物氣味的錯綜不同，產生的作用便不同。藥物的性味（即氣味）包括「藥氣」和「藥味」。

・每味藥都有氣和味，須綜合運用。

・同是寒性藥，味不同作用就不同，如黃連苦寒，能清熱燥濕；浮萍辛寒，能疏解表熱。

・同是甘味藥，氣不同作用也不一樣，如胡桃肉甘溫，能溫腎補氣；栝樓仁甘寒，能清熱化痰。

一、藥物四氣

・藥物的寒、熱、溫、涼等四種性質稱爲四氣，另有性質和平的稱平性，與四氣合稱五氣。

・四氣是與所治疾病的寒熱性質相對而言。

・藥物寒性或涼性者：能夠減輕或消除熱證的藥物。(寒者甚於涼)

・藥物溫性或熱性者：能減輕或消除寒證的藥物。(熱者甚於溫)

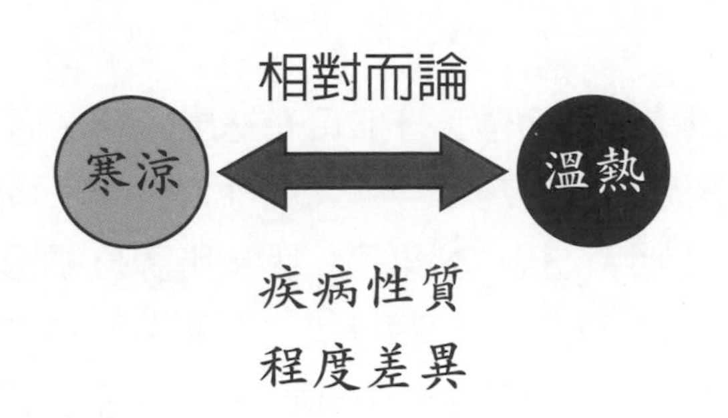

・所謂「大熱者，相當於熱，微寒者相當於涼。」所指的就是藥物四氣在程度上的差異性。

・歸納四氣以爲治病用藥原則：

《內經》：「寒者熱之，熱者寒之。」（醫法）

《本經》：「治寒用熱藥，治熱用寒藥。」（治法）

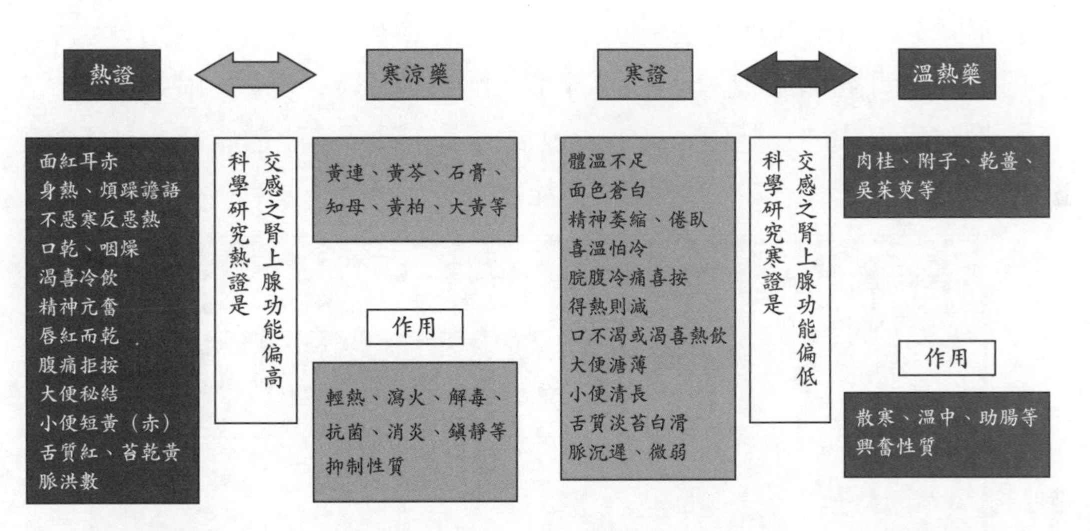

(一)、寒涼性

・寒涼性藥物以美容功用而言：一般具有清熱瀉火、涼血解毒之效，多用於面部粉刺、痣疣等熱病症候，屬於治療性美容。

・疣：生長於體表的一種贅生物，即皮膚上突起的小肉瘤。又稱「贅疣」，俗稱「千日瘡」、「瘊子」、「飯蕊」等。本病多發生於手背，手指或頭面部，患部贅生物初起小如黍米，大如黃豆，突出表面，其表面粗糙，狀如花蕊，灰白或污黃色。疣的數目多少無定，一般無自覺症狀，用力壓按時略有痛感，碰傷或摩擦後易於出血。治療時，應先治療原發疣（俗稱母瘊），當原發性的疣治癒後，繼發性的疣往往自行消退。

・寒涼性代表藥物：如石膏、黃連、黃芩、梔子、白蘞、蒲公英等。

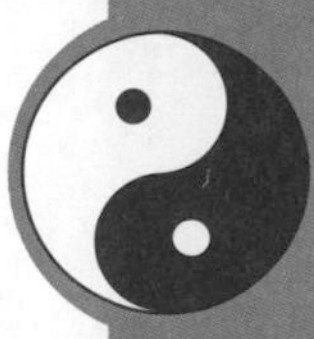

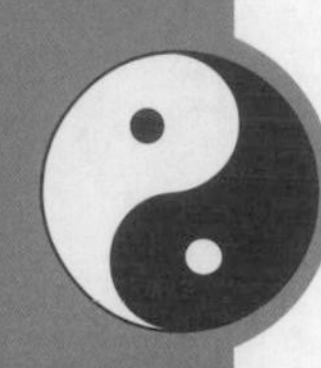

（二）、溫熱性

- 溫熱性藥物以美容藥而言：一般具有祛風除濕、活血化瘀之功效。
- 多用於面部痤瘡、皮膚癮疹等風汗濕熱或瘀血之類證候。
- 痤瘡：一種皮脂腺的慢性感染證。因皮脂腺分泌過多油脂及皮膚毛囊的角質異化，使角質素、細菌等堵住毛孔，而在皮膚上產生小痘或黑頭的症狀。亦稱為「面皰」、「粉刺」、「青春痘」。
- 溫熱性代表藥物：如防風、白芷、半夏、白附子、川芎等。

二、藥物五味

- 藥物的辛、甘、酸、苦、鹹五種味道稱爲五味。另有淡味，因爲它的味道不顯者，所以仍稱爲五味，但實際是六味。
- 味不同，作用也不同。
- 內經（素問臟氣法時論）說：「辛散、酸收、甘緩、苦堅、鹹軟」。
- 後世醫家以內經爲基礎，進一步發展，補充爲「辛能散能行、甘能補能和、苦能燥能瀉、酸能收能濇、鹹能軟能下」。

◆「黃帝內經」介紹

・五色與五味

古人從五行學說出發，通過五色五味與五行所屬的理論。

五行	五色	五味
木	青	酸
火	赤(紅)	苦
土	黃	甘
金	白	辛
水	黑	鹹

（一）、辛味

- 【辛味能散能行】

  指辛辣味具有「發散」（解表發汗）、「行氣」（氣血流通）作用。
- 辛味藥主要成分類別為揮發油。
- 功能：發散表邪、行氣寬中（理氣）、活血、開竅。
- 發散表邪藥物：如荊芥、紫蘇、薄荷、生薑、麻黃等。
- 行氣寬中藥物：如砂仁、陳皮、香附、木香、豆蔻等。
- 活血藥物：如川芎、當歸等。

・開竅藥物：如麝香、龍腦香等。

◆**辛味藥其它效用**

1、辛味藥具有美容功效（美容中藥中辛味藥約佔50%）。

・主要適用於頭面、五官、肌膚等上焦或體表之證。

・以袪風解表，疏通氣血而達到美容的效果。

・如白芷、防風、細辛、生薑、藁本、辛夷、半夏、當歸、桑葉等。

2、辛味藥物常用於膳食調味，可增加食物的美味。

（二）、甘味

・【甘味能補能緩】

指甘甜味具有「補益」（滋補強壯）和「緩急」（肌肉痙攣出現的疼痛有緩解效果）作用。

・甘味補益的主要成分類別為配醣體 (glucoside) 和醣類成分。

・功能：補益強壯、解痙止痛、消導作用。

・補益強壯：針對虛證而言，又有補陰、補陽、補氣、補血之分。

・補益強壯藥物：如人參、黃耆補氣，阿膠補血，鹿茸補陽，石斛補陰。

・解痙止痛藥物：如甘草能緩解攣急。

・消導藥物：麥芽、山楂、神麯、雞內金、萊菔子等。

◆**甘味藥其它效用**

・補益氣血，滋陰潤燥，可使皮膚光滑鮮嫩，潔白細膩，以達到美容及抗衰老之目的。

・如人參、黃耆、麥門冬、天門冬、桑椹、菊花等。

（三）、酸味

・【酸味能收能澀】

指酸澀味具有「收斂」和「固澀」作用。

・味酸的主要成分類別多為有機酸類。

・收斂收澀是對於正氣不足使正常狀況下不流失，或超過正常程度的流

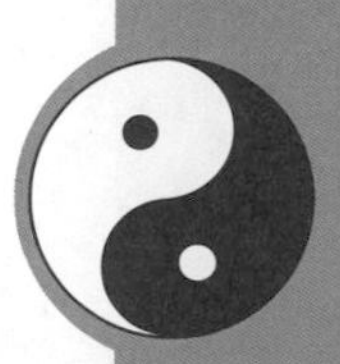

失的液態物質，具有收斂固澀作用。

- 如自汗、盜汗、小便頻長量、多慢性大便泄瀉、夢遺、失精、帶下清稀、虛性的失血、收斂瘡。
- 澀腸止瀉藥物（治療久痢脫肛）：如五倍子、石榴皮、訶子。
- 澀精斂汗藥物（治療遺精、白帶、經多、虛汗等）：如山茱萸收斂虛汗，金櫻子止遺精。

補充——白帶

- 白帶爲非血液性的陰道分泌物。
- 陰道內含一種無害的乳酸菌，可將陰道細胞內所含澱粉轉變成乳酸，使陰道保持微酸性，以抵抗感染。
- 從陰道流出白色蛋清樣粘液，綿綿如帶者，稱爲「白帶」。
- 在正常情況下，成年婦女陰道可以分泌少量粘液，多屬無色，無臭（或微腥）。
- 白帶增多則屬病態。
- 因脾虛者，白帶量多，兼見神疲，面黃、肢冷，便溏等症。
- 因肝鬱者，白帶時多時少，兼見精神不舒暢，頭眩、胸悶乳脹等症。
- 因濕熱下注者，帶下有腥臭味，兼有陰癢（以念珠菌陰道炎、滴蟲性陰道炎較爲多見），頭暈倦怠等。
- 此外，虛寒、虛熱，痰濕等均可引起白帶增多。

◆酸味藥其它效用

- 酸味藥為收斂瘡藥物。（瘡為皮膚或黏膜上的潰瘍如膿瘡。）
- 常用於皮膚濕瘡、燒燙傷、瘡瘍潰後久不收口等證。
- 如赤石脂、五倍子、龍骨、牡蠣等。

（四）、苦味

- 【苦味能泄能燥】
- 「泄」包含三種內涵：通泄、降泄、清泄，即通下大便，降氣上逆，清熱降火。
- 「燥」指燥濕，治療濕證。
- 通泄（通下大便）：如大黃瀉實熱通便，適用於熱結便秘。

‧降泄（降氣上逆）：如杏仁用於肺氣上逆的喘咳。
‧清泄（清熱降火）：如梔子用於熱盛心煩。
‧泄火存陰：用於腎陰虛而相火亢盛的痿證，如黃柏、知母。
‧燥濕（治療濕證）：如蒼朮性溫味苦，燥濕健脾，適用於寒濕;黃連性寒味苦，燥濕瀉火，適用於濕熱。
‧味苦的主要成分類別可能為生物鹼、苷類或苦味質。

◆苦味藥其它效用

‧苦味藥一般具有清熱瀉火，燥濕解毒，活血化瘀等作用
‧多用於皮膚濕疹、頭瘡疥癬、面部痤瘡等外表疾病。
‧疥癬（即疥瘡）：多生於手指，尤以指縫為最，刺癢難忍。其發病是由於疥蟲潛隱皮膚，輾轉攻行，引致患部發癢鑽刺，甚則傳遍肢體。有因抓搔破皮而繼發化膿感染者，多成「膿窩疥」。
‧苦味藥物可為治療性美容之使用。
‧如黃芩、黃連、黃柏、苦參等。

（五）、鹹味

‧【鹹味能軟堅潤下】
‧「軟可軟堅散結」，治療痰核、瘰癧 、痞塊等在體表可觸摸到的有形塊狀物。
‧瘰癧 ：主要指頸部淋巴結結核。又名「癧子頸」，「頸癧 」，或「鼠瘡」。小者為「瘰」，大者為「癧 」。
‧「下」指的是潤下、瀉下，治療大便燥結不通。
‧軟堅散結藥物：如海藻治瘰癧 、瓦楞子能軟堅散結。
‧瀉下藥物：如芒硝瀉（潤）下燥結的大便。

（六）、淡味

‧淡味無明顯味道，習慣上將淡味附於甘味，所以中醫藥只講五味，而未說六味。
‧【淡味能滲能利】
即滲濕和利小便之功。
‧淡味藥可用於水濕停滯，小便不利，水腫等證。

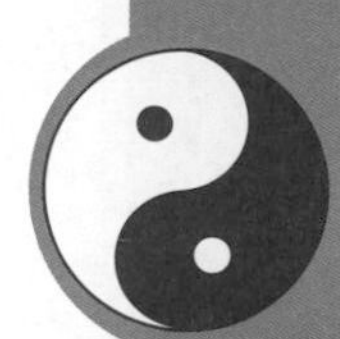

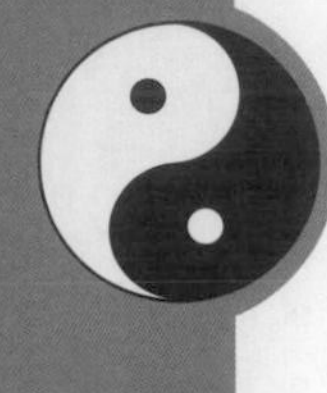

・藥物如通草、茯苓、豬苓等。

◆淡味藥其它效用

・具有滲濕、利水之調節水分功能。

・治療皮膚濕疹等証，可配伍應用，促進吸收，使皮膚修復。

・如薏苡、車前草、滑石等。

三、五色五味所入

・古人從五行學說出發，通過五色五味與五行所屬，與臟腑經脈相結合而產生的理論。

五行	五色	五味	歸經（臟）	歸經（腑）
木	青	酸	足厥陰肝	足少陽膽
火	赤(紅)	苦	手少陰心	手太陽小腸
土	黃	甘	足太陰脾	足陽明胃
金	白	辛	手太陰肺	手陽明大腸
水	黑	鹹	足少陰腎	足太陽膀胱

四、藥物性味組合的功用與配伍

	性	功用	主治	常用配伍舉例
辛味藥物的功能與配伍	寒	清熱降火	熱、氣熱	石膏、夏枯草
	涼	解表	外感風熱	薄荷、桑葉
	溫	解表	外感風寒	桂枝、麻黃、荊芥
		芳香化濕	脾濕、暑濕	豆蔻、藿香
		祛風濕	痹痿	獨活、五加皮、蠶砂
		理氣	氣滯	木香、烏藥
		活血化瘀	血瘀	川芎、乳香
		溫化寒痰	寒痰、濕痰	半夏、天南星
		殺蟲	蟲積	檳榔
	熱	溫裏	中寒亡陽	肉桂、乾薑、吳茱萸

	性	功用	主治	常用配伍舉例
甘味藥物的功能與配伍	寒(涼)	清熱生津	內熱灼津	天花粉
		清熱降暑	暑熱	綠豆、西瓜
		利尿	淋瘧	車前子、海金沙
		滋陰	陰虛	沙參、石斛、麥門冬
		清化熱痰	熱痰、燥痰	栝樓、竹茹
	平	潤下	津虧便秘	火麻仁
		補血	血虛	阿膠、枸杞子
	溫	補氣	氣虛	人參、黃耆
		補陽	陽虛	鹿茸
		補血	血虛	熟地黃、當歸、製首烏

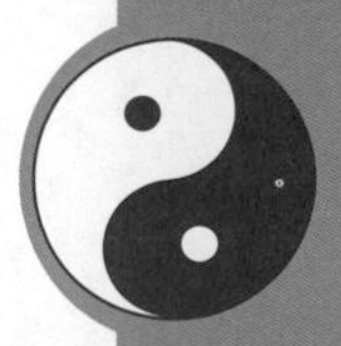

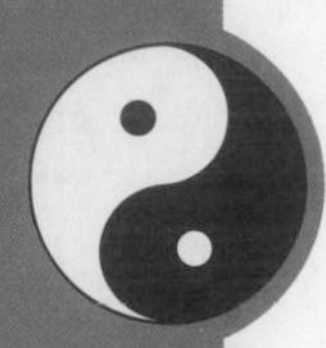

苦味藥物的功能與配伍	性	功用	主治	常用配伍舉例
	寒（涼）	清熱燥濕	濕熱	黃連、苦參、龍膽草
		清熱解毒	解毒、瘡瘍	連翹、白頭翁、貫眾
		利尿	濕帶、淋閉	瞿麥、茵陳
		瀉下	裏實積滯	大黃、甘遂
		止血	出血	槐花、側柏葉、仙鶴草
		涌吐	食積	瓜蒂
		殺蟲	蟲積	苦楝根皮
		止咳平喘	咳喘	馬兜鈴
	溫	理氣	氣滯	厚朴、枳實

酸味藥物的功能與配伍	性	功用	主治	常用配伍舉例
	溫	殺蟲	蟲積	烏梅、石榴皮
		收澀	滑脫不收（澀腸止瀉）	五倍子、罌粟殼
		收澀	滑脫不收（斂汗澀精）	山茱萸、五味子

鹹味藥物的功能與配伍	性	功用	主治	常用配伍舉例
	寒（涼）	重鎮安神	神志不寧	牡蠣、珍珠母
		平肝熄火	肝風內動	羚羊角、蚯蚓
		滋陰	陰虛內熱	鼈甲
		清化熱痰	頑痰	昆布、海浮石
		瀉下軟堅	裏實堅結	芒硝
		清熱涼血	血熱	玄參、犀角

淡味藥物的功能與配伍	性	功用	主治	常用配伍舉例
	平（寒）	利濕	濕滯淋閉	茯苓、豬苓
		利濕	濕滯淋閉	通草、燈心蕊

第二節 中藥的歸經

一、歸經

・把藥物的作用與臟腑經脈的關係結合起來，說明某藥對某些臟腑經脈的病變起一定的治療作用。

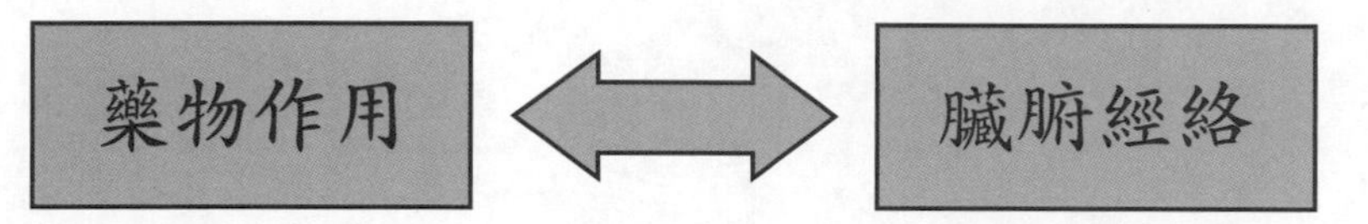

二、經絡

・十二經絡

手經	足經
手陽明大腸經	足陽明胃經
手太陰肺經	足太陰脾經
手太陽小腸經	足太陽膀胱經
手少陰心經	足少陰腎經
手少陽三焦經	足少陽膽經
手厥陰心包經	足厥陰肝經

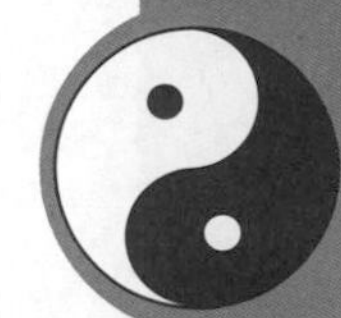

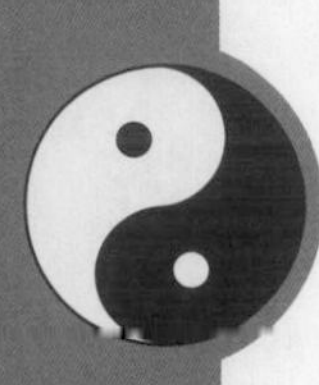

・例子

治療咳嗽氣喘的藥物歸爲肺經，如桔梗、杏仁、款冬花等。

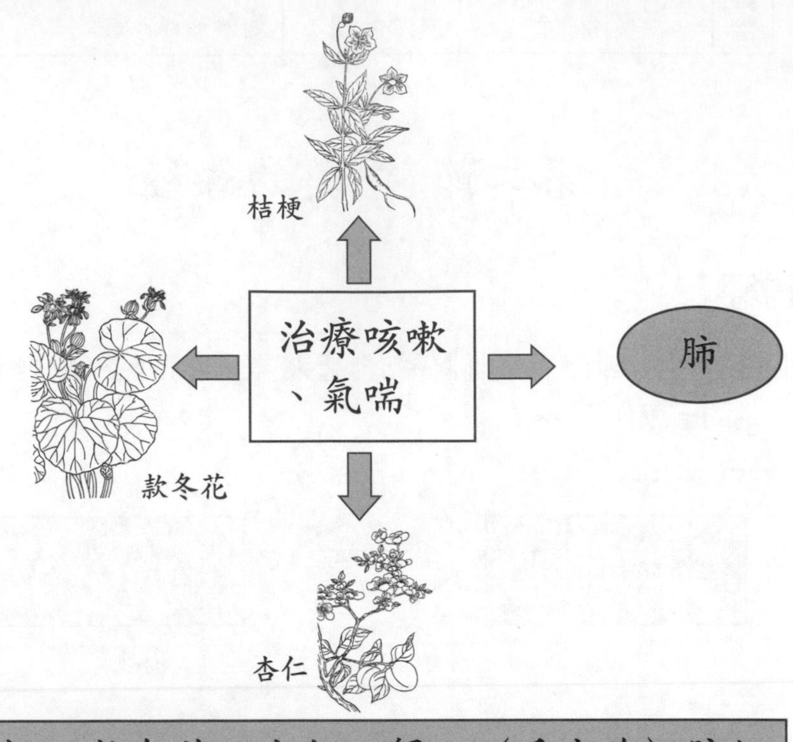

治療手足抽搐的藥物歸爲肝經，如羚羊角、天麻、全蝎等。

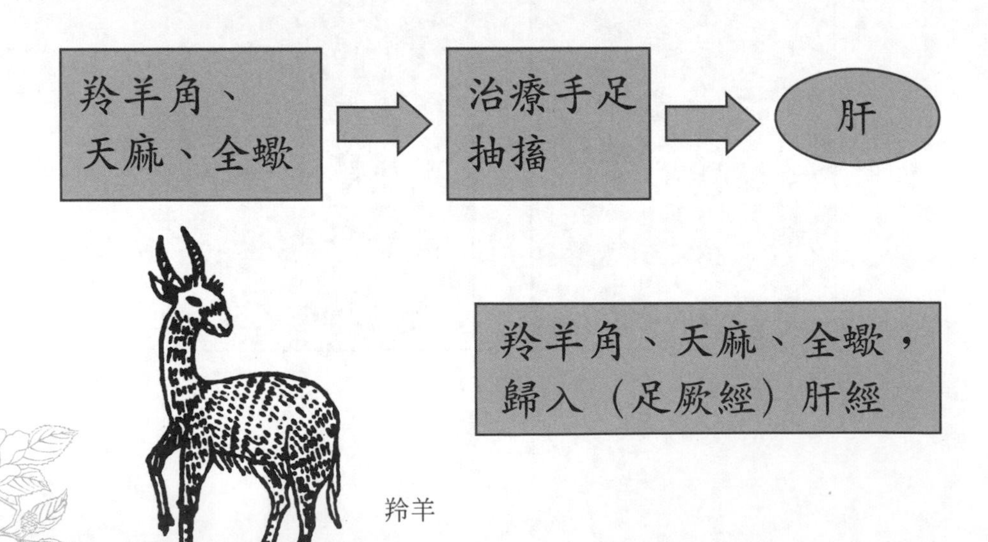

三、歸經是觀察療效後總結出來的

・一種藥物可歸入二經或數經的，說明它的治療範圍較大。

・以杏仁為例，可歸肺與大腸經。

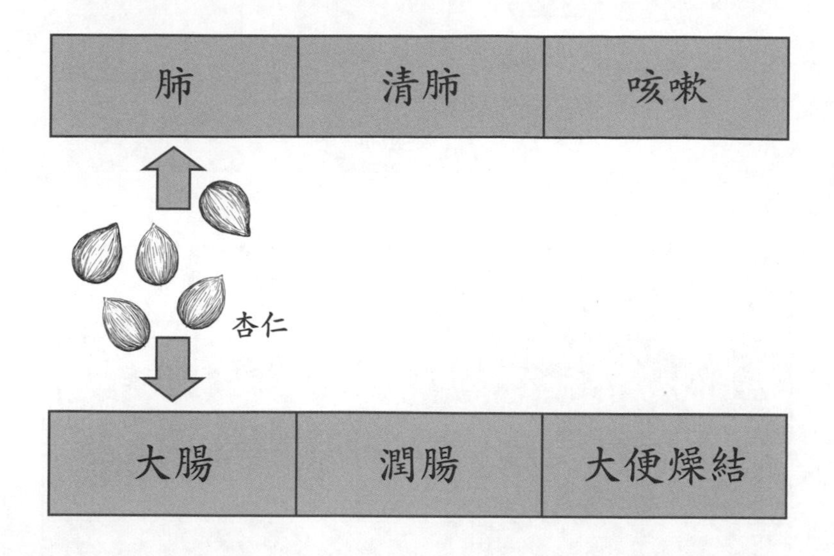

四、五行的理論導引

・藥物歸經學說：從五行學說出發，通過五色五味與五行所屬，與臟腑經脈相結合而產生的理論。(參考)

五行	五色	五味	歸經（臟）	歸經（腑）
木	青	酸	足厥陰肝	足少陽膽
火	赤(紅)	苦	手少陰心	手太陽小腸
土	黃	甘	足太陰脾	足陽明胃
金	白	辛	手太陰肺	手陽明大腸
水	黑	鹹	足少陰腎	足太陽膀胱

五、歸同一經，亦有差別

・歸同一經的藥物，其作用有溫清補瀉的不同。

・肺經為例

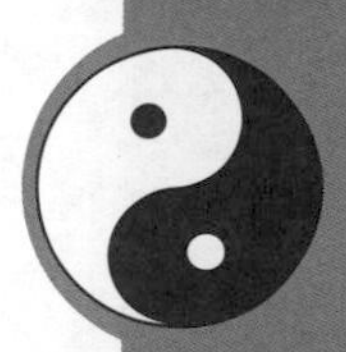

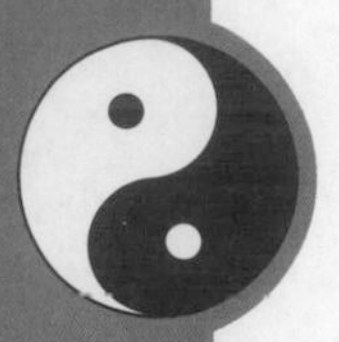

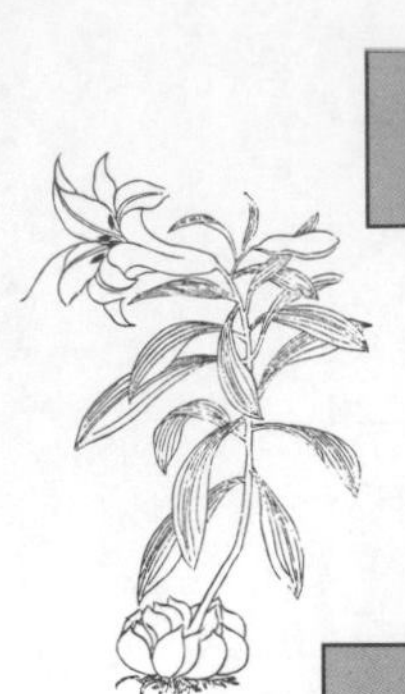

肺經	→	黃芩	清肺熱
		乾薑	溫肺寒
		百合	補肺虛
		葶藶子	瀉肺實

清肺熱	黃芩、石膏、貝母
溫肺寒	乾薑、麻黃、杏仁、紫菀
補肺虛	百合、人參、麥門冬、阿膠
瀉肺實	桑白皮、紫蘇子、葶藶子

六、歸經配合其它性能

- 中藥講究其氣味歸經和屬性。
- 某一歸經病變可能寒熱虛實表裡等不同性質，要加以分辨。
- 臨床用藥，除了掌握歸經外，還要配合藥物的四氣、五味、升降浮沉等性能。

第三節　中藥的升降浮沉

一、升降浮沉

- 指藥物作用的趨向。
- 升是上升，降是下降，浮是發散上行，沉是瀉痢下行。
- 升浮藥上行而向外，有升陽、發表、散寒等作用；沉降藥下行而向內，有潛陽、降逆、收斂、清熱、滲濕、瀉下等作用。

二、藥物性味與升降浮沉

・升浮性質屬陽，而溫熱、辛甘之藥屬陽，故辛甘溫熱之藥屬於升浮；沉降性質屬陰，而寒涼、酸苦鹹之藥屬陰，故酸苦鹹寒涼之藥屬於沉降。

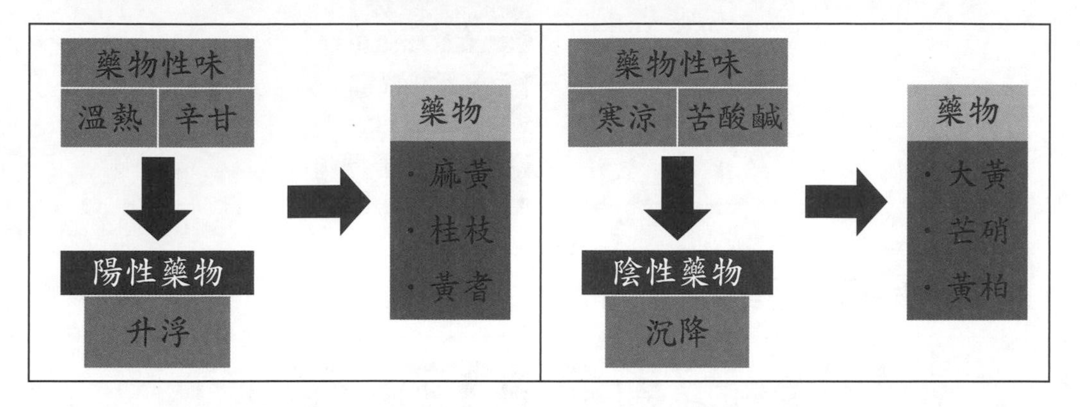

三、藥用部位與升降浮沉

・藥物使用部位因其質地和性質不同，而有不同的治療作用之趨向。

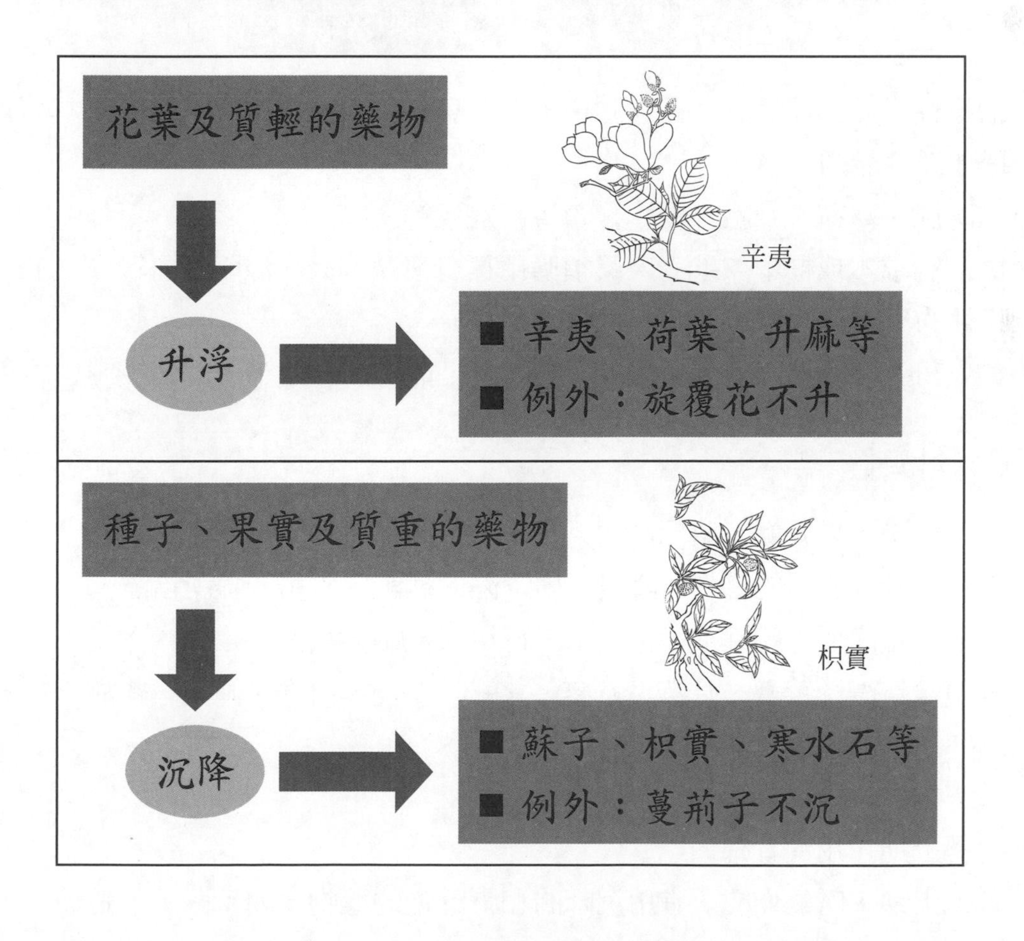

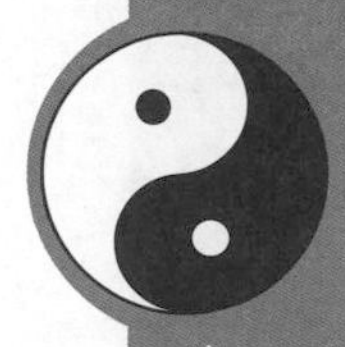

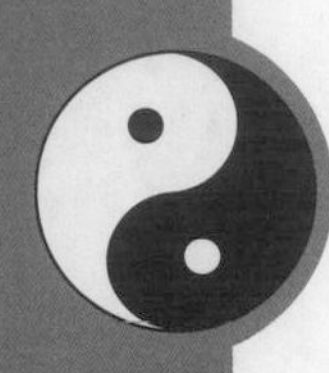

四、炮製與升降浮沉

炮製

- 酒炒能升
- 鹽炒能降
- 薑炒能散
- 醋炒能收斂

五、升降浮沉之藥理作用

升浮藥	沈降藥
■ 發汗散寒	■ 瀉下利水
■ 催吐止瀉	■ 降氣止嘔
■ 升舉陽氣	■ 鎮咳斂汗

・治療性之頭面部美容：欲達臉色美白、烏髮美容之目的，一般選用具有輕揚上浮性能的中藥。

→如防風、薄荷、升麻、藁本、藿香、麝香等。

・欲治病求本或標本兼顧者，又須應用具有清熱瀉火、滋陰補血等，具有沉降性的藥物。

→如知母、生地黃、黃連、朱砂、麥門冬、龍骨、牡蠣等。

六、升劑

・升可去降，如升麻、柴胡之類。

・升是有升提作用的藥物，降是氣虛下陷的病證，當用升提藥治療。

・例如因氣虛而患脫肛或子宮下垂，可用「補中益氣湯」。

・補中益氣湯：黃耆、甘草、黨參、當歸、橘皮、白朮、升麻、柴胡。

七、降劑

・病勢上逆，用藥宜降。

・胃氣上逆，噯氣作嘔，宜用沉降的和胃降逆的藥物，如：蘇子、竹茹等。

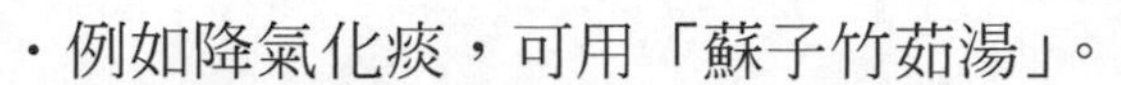

・例如降氣化痰，可用「蘇子竹茹湯」。
・蘇子竹茹湯：蘇子、竹茹、橘皮、桔梗、甘草

八、酸鹹無升、甘辛無降

・語出《本草綱目・序列》。
・酸、鹹味的藥性是向裡向下，沒有「升」的趨向。
・甘、辛味的藥性是向外向表發散，沒有「降」的趨向。
・這不是絕對的，例如蘇子辛溫、沉香辛微溫，從性味說都應升，不過由於質重，所以是降的。

九、結論

・注意藥物之升降浮沉之歸屬，避免貽誤病情，造成醫療事故。

第四節 中藥的毒性

・神農嚐百草，一日遇七十毒。
・藥物的性能均各有所偏性，此偏性就是「毒」，所以自古即有「藥即是毒」的概念。

一、神農本草經

・神農本草經爲我國最早藥物學著作。
・把藥物分爲上、中、下三品，共三六五味藥。
・上品一二〇爲君，能補養、無毒，可以多服久服。
・中品一二〇爲臣，能治病補虛，無毒或有毒，斟酌使用。
・下品一二五種爲佐使，專主治病，能除寒熱邪氣，破積聚，多毒，不可久服。

二、大毒、常毒、小毒、無毒

・語出《素問・五常政大論》：
大毒是藥物毒性劇烈的；常毒藥的毒性次於大毒；
小毒藥的毒性小；無毒藥即平性藥。

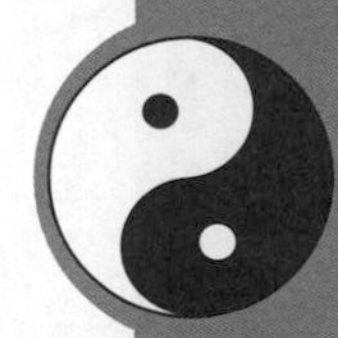

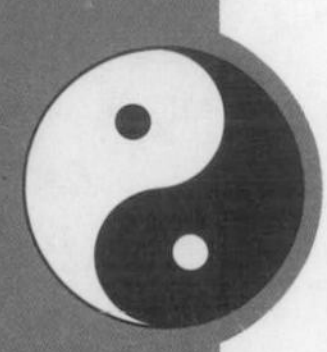

課後練習

1.中藥的性能包括那些內涵？

2.後世醫家以內經爲基礎，發展出的「藥物五味」之作用爲何？

3.中藥的歸經意義爲何？請舉例說明之。

4.中藥之升降浮沉的藥理作用爲何？

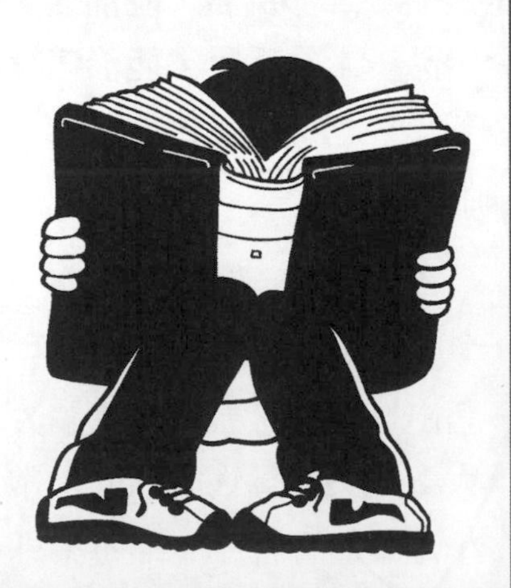

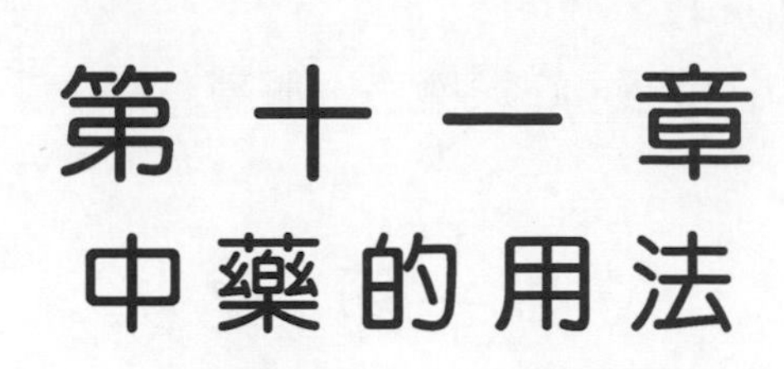

第十一章
中藥的用法

【摘　要】

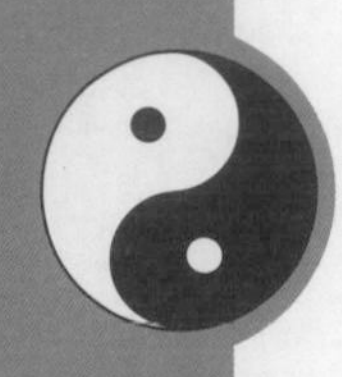

・中藥的用法藥學習的方向包括：
配伍一藥物之七情和合。
禁忌 一十八反、十九畏、妊娠藥忌、服藥禁忌。
用量、服法。

第一節 配伍

・傳統中醫學假設有七種中藥產生的藥理作用之模式，稱爲「七情」。
・「七情」包括：單行、相須、相使、相畏、相殺、相惡、相反。

一、單行

・使用單一種藥物發揮藥效。
・如：使用單一味藥「馬齒莧」，治療痢疾。
・如：使用單一味藥「人參」，治氣虛症。（獨參湯）
・獨參湯主治：元氣大虛，昏厥，脈微欲絕。
・因人參功能大補肺中元氣，瀉火，健脾補肺，能使心陽足(擴張心臟冠狀動脈，氧氣足（O2↑），養分足），壯脾胃（改善增加胃血流量，使腸道平滑肌吸收良好）。

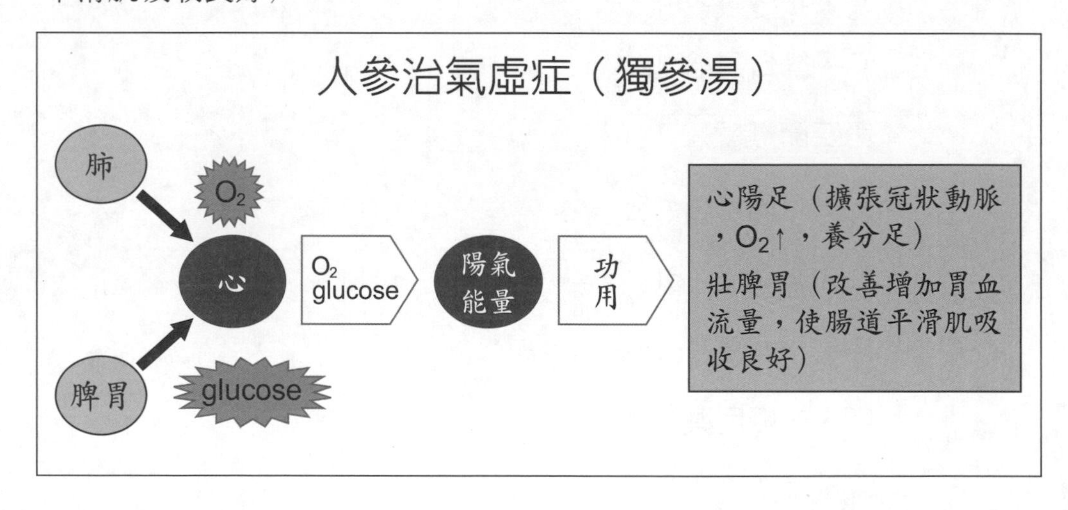

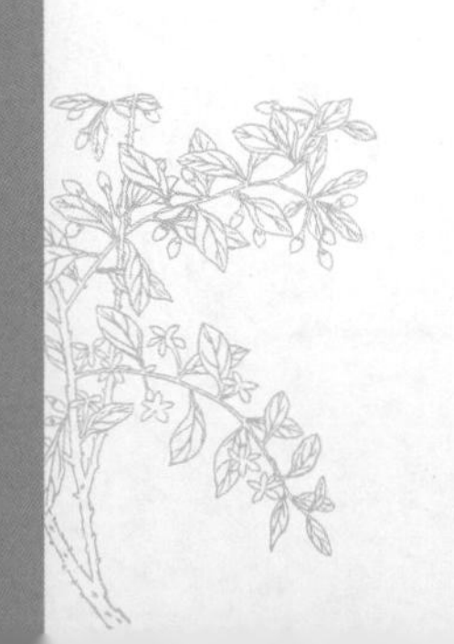

二、相須〔同類不可離〕

・使用兩味以上作用相同的藥物，合用後使藥效增強，即是兩種以上性能功效相似的藥物合用後，能增強原有功效。

・如知母與黃柏：

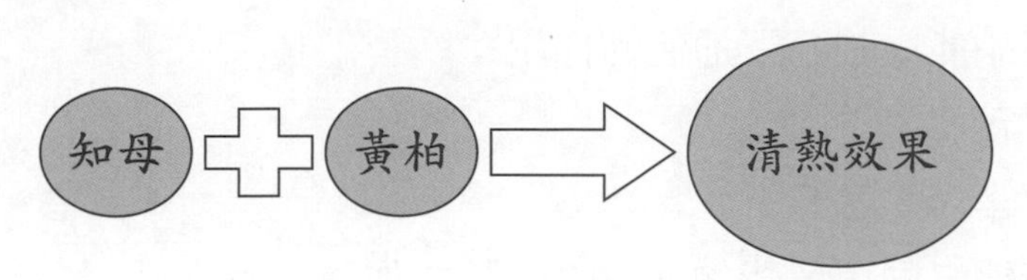

「知母」：清肺熱，下潤腎燥，解熱。

「黃柏」：瀉膀胱相火。

・方劑例如：知柏地黃丸。

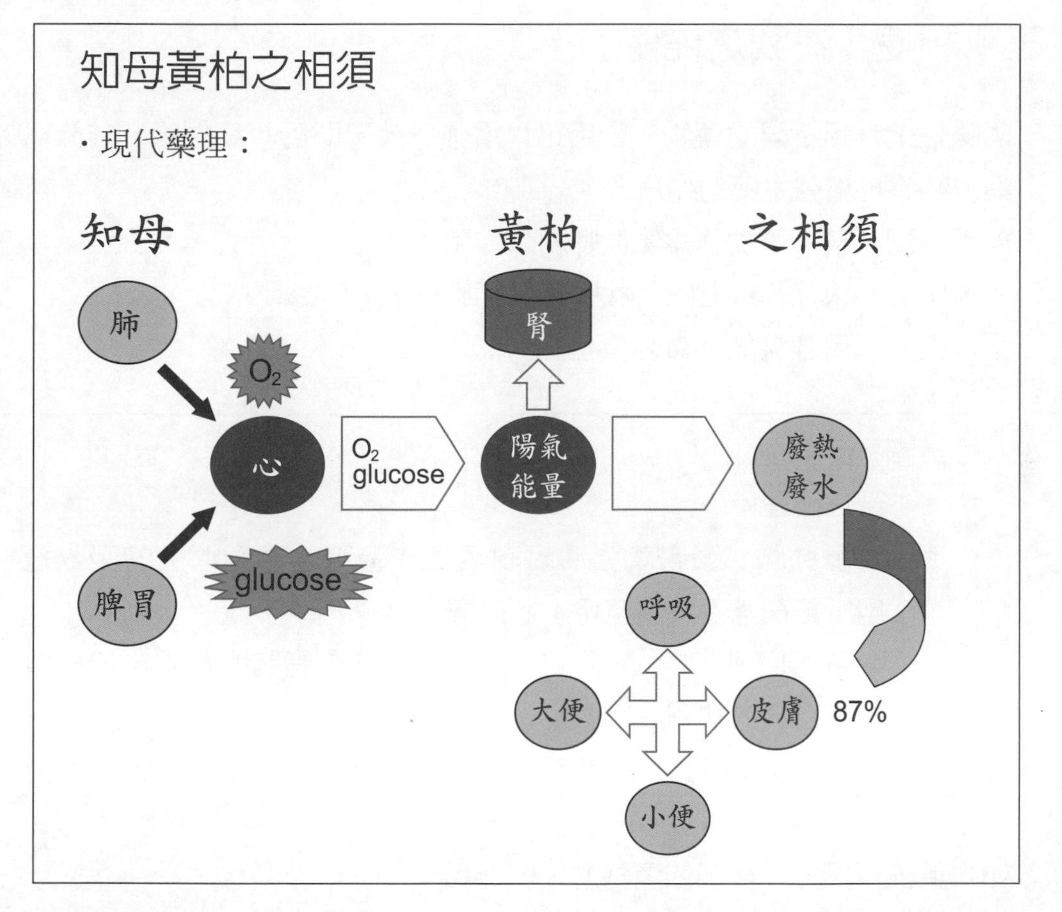

・腎血流量增加，進入腎之氧氣（O_2）與葡萄糖（glucose）多，陽氣增加（腎陽足）。

・當皮膚排廢熱功能不好時，則由呼吸排廢氣、廢熱，但此時氧氣（O_2）欲

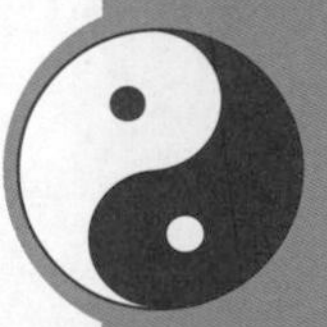

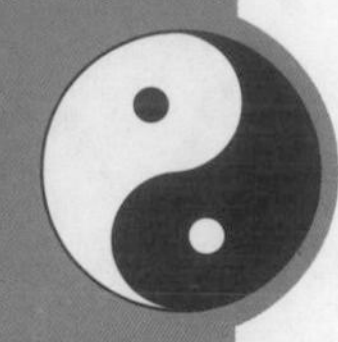

從呼吸道進入的阻力變大。

・「知母」：清肺熱，氧氣（O_2）進入阻力下降，腎血流增加，有輕微利尿的效果。（常用於支氣管發炎）

・「黃柏」：用黃柏解熱後，腎血流阻力下降減少，腎血流量增加，小便增加，廢水、廢熱排出。

・如大黃配芒硝能增強瀉下通便的作用：

「大黃」：苦寒瀉下。

「芒硝」：辛苦大寒瀉下。

・如元參與麥門冬同用，能加強養陰清肺的作用：

「元參（玄參）」：壯水以制火，益精明目。

「麥門冬」：清心潤肺，強陰益精。

三、相使〔為我之佐使〕

・兩味以上作用不同的藥物，合用可以增強藥效，即爲一爲主藥，其餘爲輔藥，輔藥可增強主藥的作用。

・如黃耆配茯苓，可加強益氣健脾利水作用：

「黃耆」：大補肺中元氣，壯脾胃（補肺固表），益氣。

「茯苓」：健脾益氣，祛濕。

<u>黃耆配茯苓相使</u>

・現代藥理：

・黃耆強心：黃耆增強心臟對氧氣、營養（葡萄糖）的吸收運用，加茯苓使脾陽氣足，壯脾胃。

・黃耆可增加（1）醣類（2）蛋白質（3）脂肪的利用，增強腎上腺皮質的功能。

・茯苓：健脾益氣，可幫助消化，促進吸收。

・如大黃佐以黃連，可加強清熱瀉火的作用：

「大黃」：瀉下而解熱。

「黃連」：苦寒清熱解毒。

加強與協同

- 「相須」、「相使」與現代藥理學中的加強（potentiation）或協同（synergism）相當。
- 加強（potentiation），也就是無藥理作用的一種化學物質，與一種具藥理作用的藥物併用，可以加大藥物的藥理作用。
- 協同（synergism），也就是各具相同藥理作用的藥物，併用時產生之藥效大於各藥物藥理作用之和。

四、相畏〔我受彼之制〕

- 一種藥物可抑制（或牽制）另一種藥物，以減低其毒性，即為前一藥物之毒性被後一藥物減輕或消除。
- 簡單說相畏就是藥物互相抑制作用。
- 如小柴胡湯中的半夏、生薑：

「半夏」：因含尿黑酸（homogentisic acid）會使聲音沙啞，用「生薑」處理，可以降低半夏的毒性。

生半夏及生天南星均為有毒藥物，在應用時須配合生薑來抑制其毒性。

- 如：「葛花」能治「米酒」的烈性（葛花有醒酒的功效）。

五、相殺

- 一種藥物能解另一種藥物的毒性，即為前一藥物能減輕或消除後一藥物之毒性。
- 解毒作用。
- 如：防風殺砒霜毒。
- 如：綠豆可殺巴豆毒。
- 如：蟹殼能殺漆毒。
- 如：杏仁能殺硫磺。

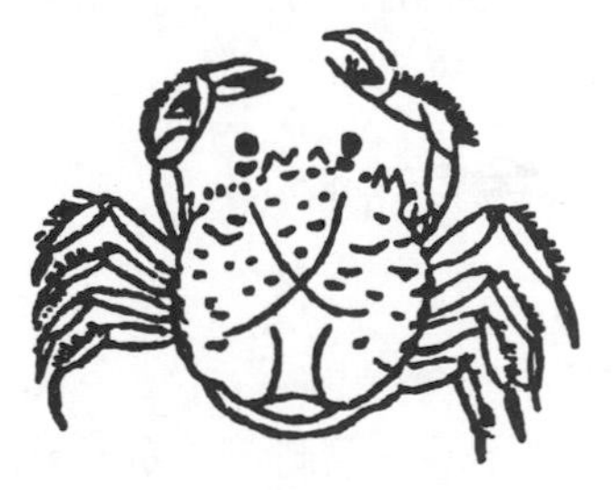

蟹

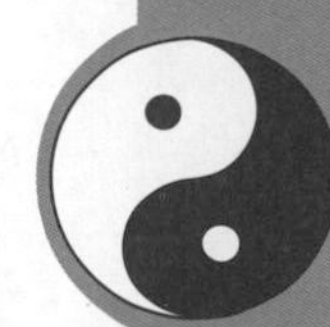

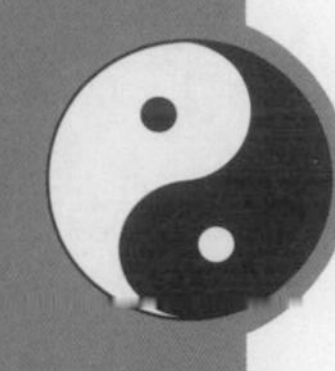

六、相惡〔能奪我之能〕

・一種藥物可牽制另一種藥物之藥理作用，即為一種藥破壞或降低減弱另一種藥之功效，這與生理性或藥效學拮抗相當。

・如豆花（內含石膏）+薑湯（含糖）：

「石膏」：大苦大寒（解熱發冷）。

「薑湯」：興奮延髓呼吸中樞，興奮血管運動中樞，使血管擴張，增加血液中氧氣（O_2）的量，溫經（胃）散寒。

・如黃芩與生薑使用在胃寒、胃火旺體質：

「黃芩」苦寒，「生薑」辛溫，和解劑。

因氧氣不足，造成循環不好，胃寒，用乾薑（辛溫）治之。

因循環不好，使廢熱（水）排不出去，胃火旺，用黃連（或黃芩）（苦寒）治之。

・如「萊菔子」可以減弱「人參」補氣的功效。

・如「乾薑惡黃連」，因為黃連能奪去乾薑溫中散寒的作用。

七、相反〔兩者不可合〕

・一藥物與另一藥物合用會產生副作用，即指兩種藥合用毒性加大。

・如：十八反。

・現代藥物meperidine與monoamine oxidase抑制劑併用會引起體溫上升可視為是「相反」，也所謂之禁忌（contraindications）。

・如：甘草反甘遂。

・如：半夏反川烏，因為半夏和川烏一溫一燥，兩者均有毒性，同用會加強毒性，發生副作用。

八、綜合討論

・單行。

・相須、相使---合作、協同，應用較廣泛且能增加效用。

・相畏、相殺---抑制、拮抗，有毒性的藥物方可考慮。

・相惡、相反---藥物的配伍禁忌。

第二節 禁忌

・中藥禁忌的範疇：
用藥禁忌、十八反及十九畏、妊娠用藥的禁忌、服藥禁忌。

一、用藥禁忌

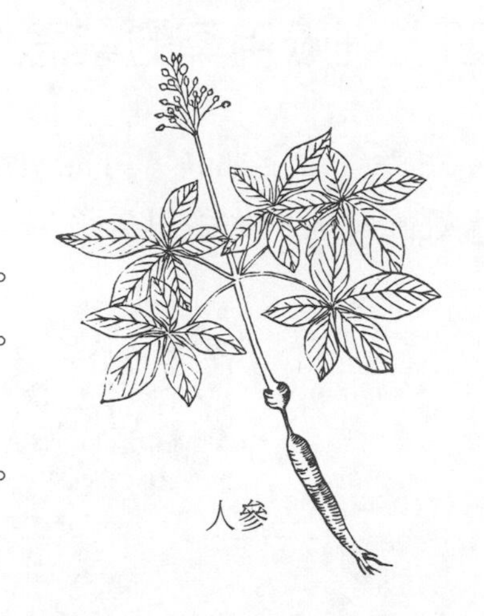
人參

・四時變化用藥：
熱性藥物應避開炎熱氣候，否則易發生熱病。
寒性藥物應避開寒冷氣候，否則易發生寒病。
・配合體質用藥：
熱性體質忌熱性藥物，寒性體質忌寒性藥物。

二、十八反

・十八反歌：
・「本草明言十八反，半樓貝斂芨攻烏，藻戟遂元俱戰草，諸參辛芍叛藜蘆。」
・特別指出在本草備要收錄的藥物，其中配伍會產生嚴重後果的幾味藥物。
・與烏頭相反的藥物：半夏、栝樓、貝母、白斂、白芨。
・與甘草相反的藥物：海藻、大戟、甘遂、元花。
・與藜蘆相反的藥物：人參、丹參、沙參、苦參、玄參、細辛、芍藥。
・藜蘆所反的參，原來只有人參、丹參、沙參、苦參四種，李時珍《本草綱目》又加入玄參，所以實際有十九種藥物。

三、十九畏

・中藥配伍禁忌的一類。
・加兩種藥物同用，一種藥物受到另一種藥物的抑制，減低其毒性或功效，甚至完全喪失功效，叫做相畏。
・相傳有十九種藥物相畏，稱爲十九畏。

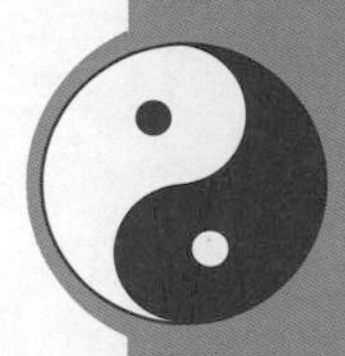

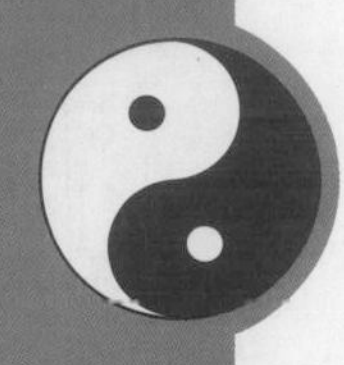

・十九畏：

・「硫黃畏朴硝；水銀畏砒霜；狼毒畏密陀僧；巴豆畏牽牛；丁香畏鬱金；牙硝畏三稜；川烏、草烏畏犀角；人參畏五靈脂；肉桂畏赤石脂。」

四、妊娠用藥的禁忌

・定義：懷孕期間，可能引起流產或損害母子的藥物，一般不得使用，叫做妊娠藥忌。大致可分爲以下三大類：

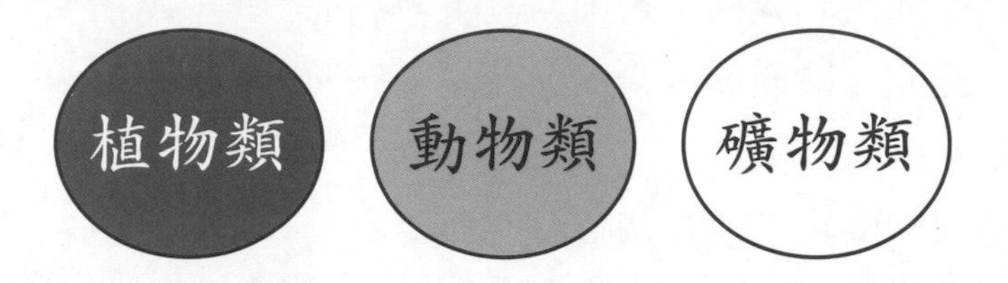

（一）植物藥類

1.毒草類：烏頭、附子、天雄、烏喙、南星、半夏、大戟、芫花、常山。

2.破血藥類：牛膝、桃仁、牡丹皮、茜根、乾漆、三棱、通草、紅花、蘇木。

3.吐、下、滑利藥類：藜蘆、巴豆、牽牛、皀莢、薏苡仁。

4.辛溫、辛熱藥類：厚朴、肉桂、生薑。

（二）動物藥類

1.毒蟲類：水蛭、斑螯、蟾酥、蜘蛛、蜈蚣、蛇蛻、蜥蜴。

2.其它動物藥類：麝香、蝟皮、牛黃、龜板、鱉甲。

（三）礦物藥類

代緒石、水銀、錫粉、硇砂、砒石、芒硝、硫黃、雄黃、雌黃。

・妊娠藥忌中屬於劇毒藥是絕對禁用，如砒石、巴豆、斑螯等。

・有的經過炮炙，可以使用，例如生半夏有毒能損胎，但用薑汁製過，成爲薑半夏，可以治療孕婦懷孕初期的經常惡心嘔吐。

〔妊娠藥忌依作用來分主要可歸納為以下幾類〕

（1）劇毒藥：對胎兒有毒害作用，並能引起墮胎，如斑蝥、芫青、烏頭、馬錢子、蟾酥等。

（2）峻瀉藥：強烈瀉下作用，導致盆腔充血而墮胎，如巴豆、大戟、大黃、甘遂、芫花等。

（3）活血祛瘀藥：能促進血行，有的會加強子宮收縮而墮胎，如牛膝、水蛭、虻蟲、三棱、莪朮等。

（4）辛香走竄藥：如麝香能興奮子宮，引起墮胎。

（5）辛熱藥：如附子、肉桂等應避免使用。

・古人將服藥期間之食物禁忌稱之為服藥禁忌。

・服藥期間必須忌口：生冷、油膩、辛辣刺激、黏膩不易消化之食物。

・古典記載，例如服麻黃、細辛忌油膩；服蜜及地黃忌蔥白；服黃臘忌鵝肉等。

第三節 用量

・中藥使用的劑量直接影響療效。

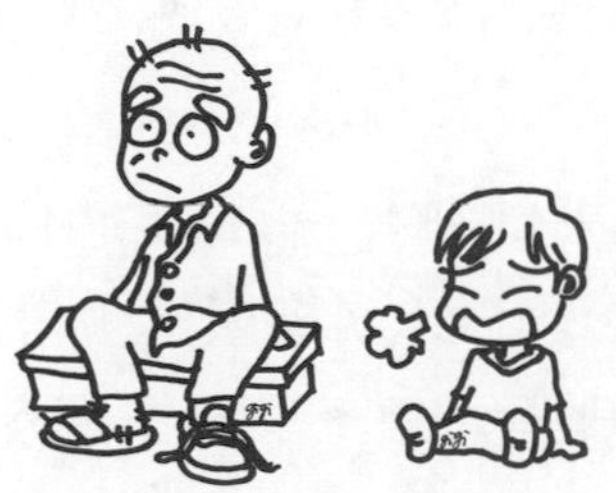

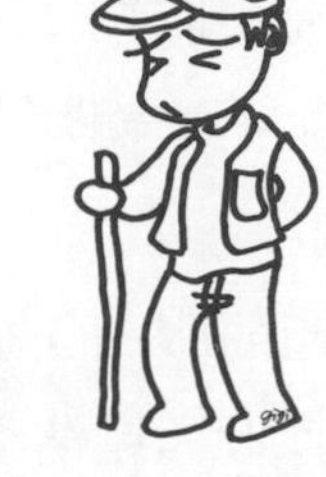

一、藥物劑量的考量

（一）藥物性質與劑量的關係

毒劇藥使用時，用量宜小，視病情而做加減，病勢已減時，應減少劑量或停服，以防中毒或副作用產生。

（二）劑型、配伍與劑量的關係

入湯劑比入丸劑用量要大些；複方應用比單味用藥量要小些。

（三）年齡、體質、病情與劑量的關係

成人和體質強實的病人，用量可適當的加大些；兒童及體質衰弱者，用量宜酌減。（6-10歲兒童為成人用量的1/2，5歲以下則為成人用量的1/4）

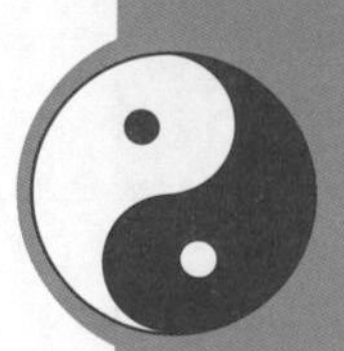

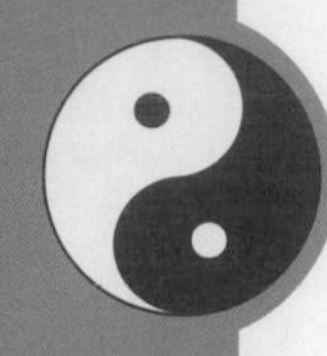

二、藥物性質與其使用原則

(一) 質地較輕或容易煎出者，用量不宜過大，如花、葉之類的藥物。
(二) 質地較硬或不容易煎出者，用量應相對大些，如礦石、貝殼之類的藥物。
(三) 新鮮藥物含有水分用量可以較大些，乾燥的藥物用量就較少些。
(四) 過於苦寒的藥物，多服損傷腸胃，劑量不宜過大，也不宜久服。

第四節 服法

- 藥物的服法，一般是每天二～三次。
- 湯劑一般主張溫服。特殊案例，治療熱性嘔吐，用冷服煎劑。
- 根據藥物性能和病情需要，掌握服藥時間是十分重要。
- 如急性病應當立即服藥，瘧疾宜未發病前服藥。

一、服用時間

- 飯前服用：《神農本草經》說：「病在心腹以下者（下焦），克服藥而後食」。一般認爲補養藥（尤其是補腎藥）可以飯前服。健胃藥也可在飯前服。
- 睡前服用：病在胸膈有積者，病在左右肋，病在肺，病在膈上者，可臨睡前服（見清・景日珍《嵩崖尊生書》）。安神藥屬之。
- 空腹服（平旦服）用：早晨未進食前服藥，稱爲空腹服。《神農本草經》說：「病在四肢血脈者，宜空腹而在旦。」治四肢血脈病和驅蟲藥都是空腹服。瀉下藥也可空腹服用。
- 飯後服用：《神農本草經》說：「病在胸膈以上者（上焦），先食後服藥」。一般認爲除補養藥，驅蟲藥外，多數藥都可以飯後服用。

二、服藥方式

沖服

- 沖服劑：是將中藥提煉成稠浸膏，加入適量的糖粉、矯味劑等，製成顆粒狀散劑，分劑量裝入塑料袋或玻璃瓶，封口。服用時加開水沖服。

· 沖服方劑中的沉香、木香等芳香藥的飲片，先放碗內。其餘藥加水煎好，趁熱沖入碗內，浸漬一會，待溫單喝藥湯，也有把少量散劑用藥湯沖，待溫攪勻服下，與「調服」相同。

調服、送服

· 調服：凡方劑中的犀角、羚羊角、鹿角、牛黃、朱砂等藥，須另製細末，把藥湯煎後，取藥湯少量，調入犀角末（或其他藥）和勻服下，再服其餘藥湯。
· 送服（送下）：服丸劑須用湯水送服，以助藥力。
· 一般丸劑用溫開水送服。
· 宜溫及兼制寒藥的用生薑湯。
· 清熱的丸劑或用薄荷湯。
· 清頭目的用清茶。
· 滋補藥或調劑峻藥以及補腎藥的均用淡鹽湯。
· 祛瘀活血藥用酒送服。

食遠、頓、頻服

· 食遠服：即離開正常進食時間較遠時服藥。治療脾胃病的藥可以食遠服，瀉下藥也可以食遠服。
· 頓服：病在下部，宜多量一次服完。病不在下部而危重，也有用這種服法的。
· 頻服：病在上部，藥湯宜少量多次分服。咽喉病，宜緩慢頻頻含咽。

溫、熱、冷服

· 溫服：即藥湯不冷不熱時服下。一般的補托、溫養等藥都可溫服。現在多種性質的藥湯都用溫服法。
· 熱服：熱劑熱服，適用於大寒證；寒劑熱服，適用於假寒真熱證（見《嵩崖尊生書》）。
· 冷服：寒劑冷服，適用於大熱證；熱劑冷服，適用於假熱真寒證（見《嵩崖尊生書》）。

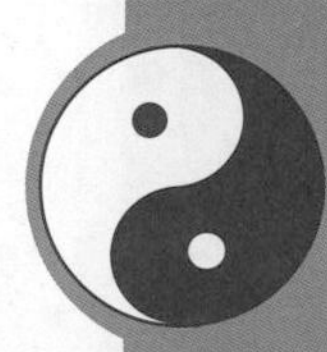

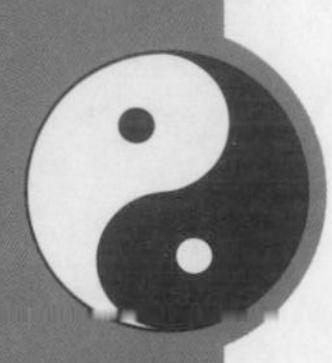

課後練習

1.何謂「藥物七情」？請解釋，並舉例說明之。

2.爲什麼蘿蔔不可與人參同時服用？

3.何謂妊娠藥忌？

4.服藥期間必須忌口，何謂「忌口」？請舉例說明之。

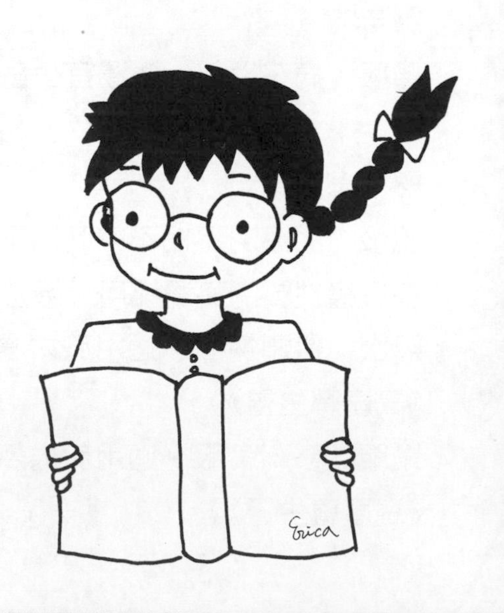

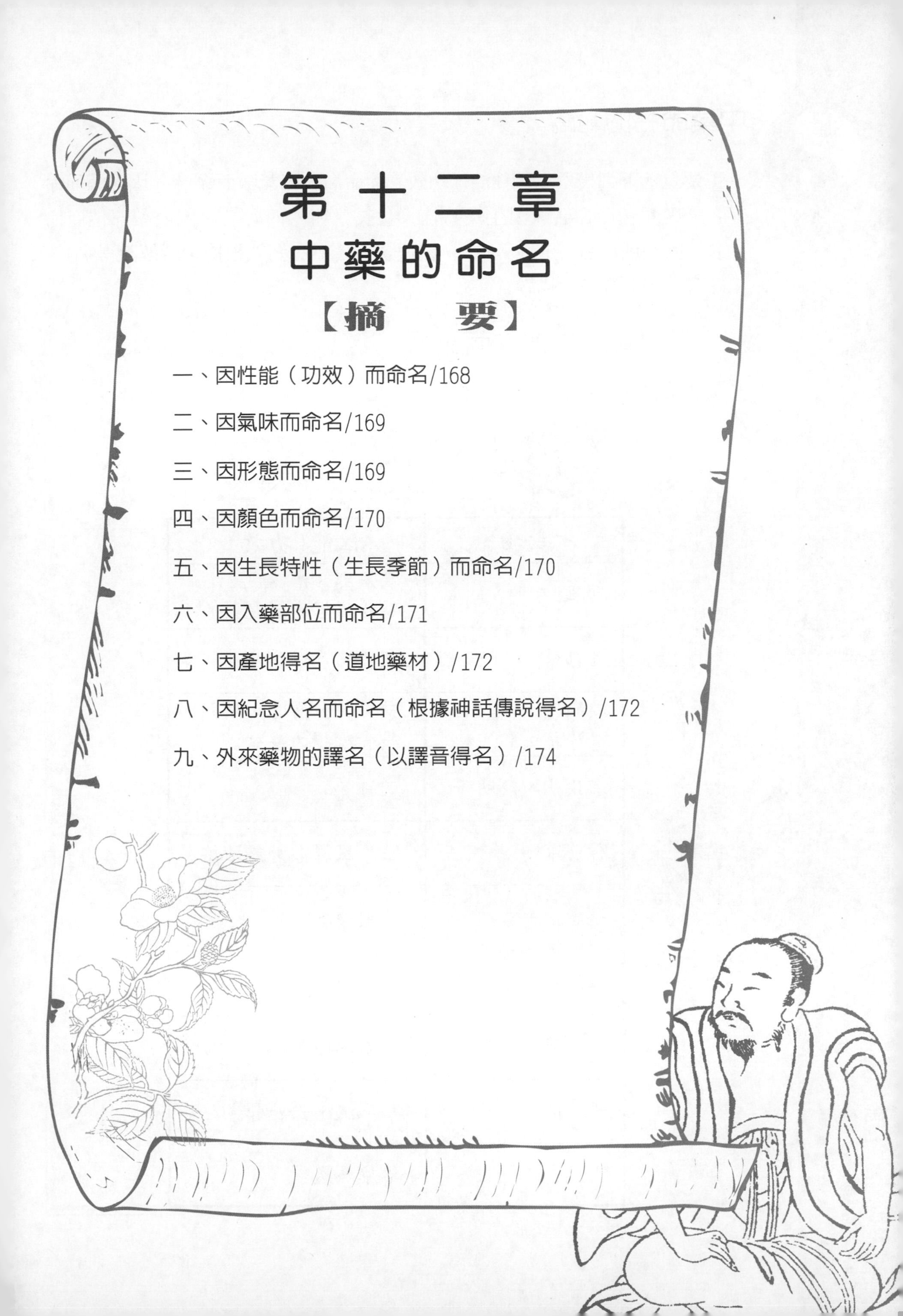

第十二章
中藥的命名

【摘　要】

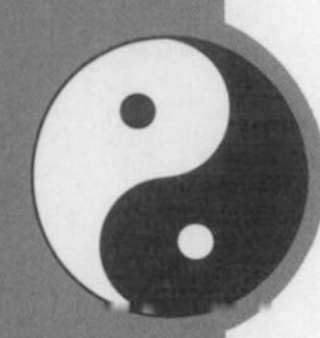

中藥命名的範疇

- 主要包括下列幾項：因性能（功效）而命名、因氣味而命名、因形態而命名、因顏色而命名、因生長特性（生長季節）而命名、因入藥部位而命名、因產地得名（道地藥材）、因紀念人名而命名（根據神話傳說得名）、外來藥物的譯名（以譯音得名）。

一、因性能（功效）而命名

- 依據藥物的主要治療疾病之性能來命名。

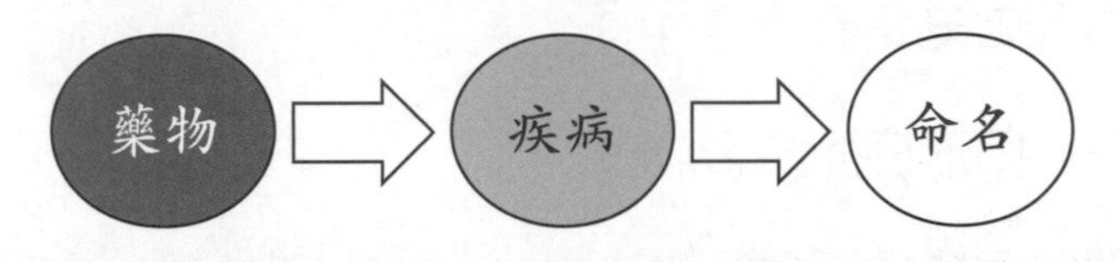

藥物	性能(功效)
防風	祛風邪、治諸風，爲治風寒感冒要藥。
益母草	治療婦產科疾病。
續斷（六汗）、骨碎補	補腎、強筋骨，增強接骨續損的療效。
石決明、決明子	明目。
伸筋草	祛除風濕，舒筋活絡。
遠志	益智強志。
澤瀉	勝濕利水。
肉蓯蓉	補而不峻。
千年健	祛風濕，強筋骨。
大風子	治療麻瘋。

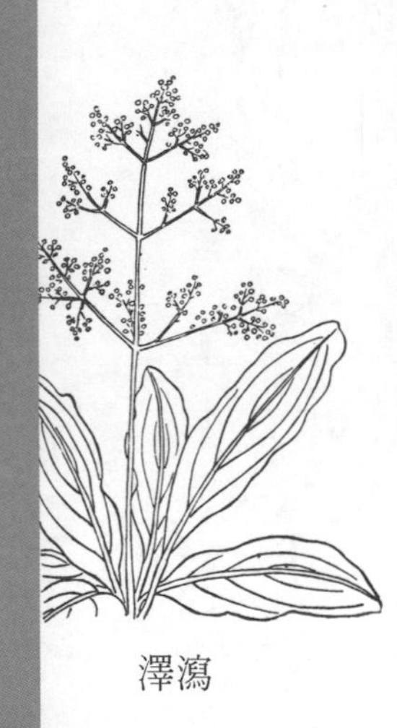
澤瀉

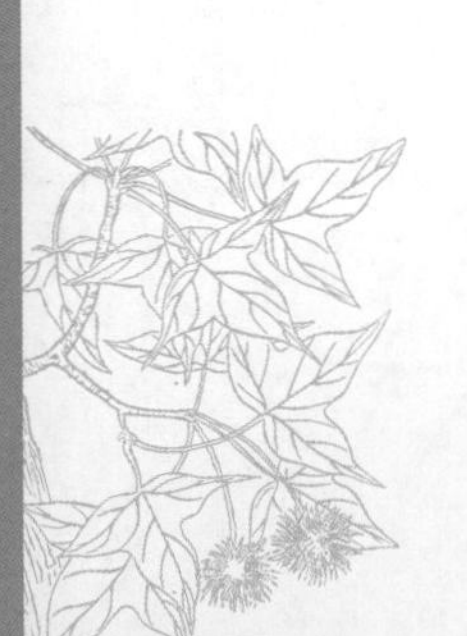

二、因氣味而命名

- 以中藥具有的獨特氣味或滋味命名。
- 使用味覺、嗅覺所得到的氣味如香、臭、甜、酸、苦、辣、鹹等來對藥物命名。
- 動物性藥材聞味道時要先看是否有蟲蛀，以免吸入蟲子。

藥物	氣味
香氣濃郁	如 麝香、丁香、木香、茴香、沉香、蘇合香、安息香、藿香、香薷、雞屎籐等。
略帶臭味	如 臭梧桐、臭牡丹等。
味甜	如 甘草、飴糖等。
味酸	如 酸棗仁。
味苦	如 苦參、苦楝子。
味辣（辛）	如 細辛、辣椒、五味子等。
味鹹	如 咸翻新石。

三、因形態而命名

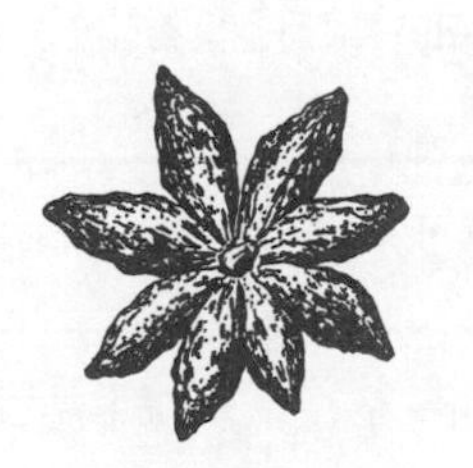
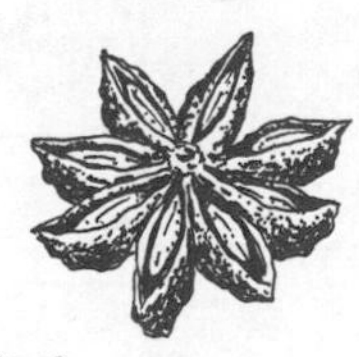
八角茴香

- 依據中藥本身的形態來命名的。
- 八角（茴香）：果莢有八個角。
- 鉤藤：有彎曲的鉤。
- 烏頭：其塊莖形如烏鴉之頭。
- 白頭翁：其果實，密生白毛，狀如老翁白髮。
- 牛膝：其莖節膨大，猶如牛的腿膝一樣。
- 狗脊：其根部都有金黃色的茸毛，恰似狗的背脊。
- 孩兒參：其根部像胖小孩的形狀。
- 其它，如：人參、黃裙竹蓀（黃網竹蓀、仙人傘）、龍眼、馬鞭草、雞爪黃連、半邊蓮、皀角刺、木蝴蝶、鳳尾草、罌粟殼（"罌"即大腹小口之瓶）、金櫻子等都是因其形而得名。

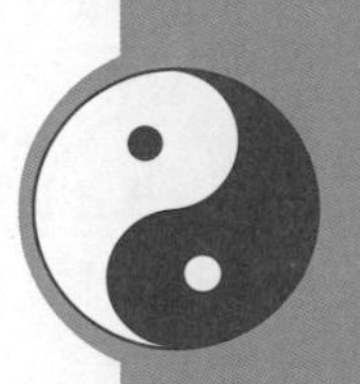

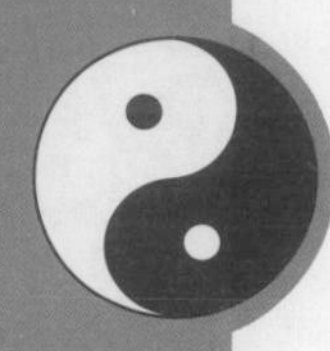

四、因顏色而命名

・中藥的顏色成爲該藥的顯著標誌時，便用它們來命名。如：棗有紅棗、黑棗。

顏色	藥物
紅色	紅棗、紅花、赤芍、朱砂、血竭、丹參等。
黃色	大黃、黃連、黃芩、黃柏等。
白色	白芷、白芨、白薇、白花蛇舌草等。
青色	青黛、青皮、青蒿等。
黑色	玄參、黑棗等。
其他	赭石、紫草、紫花地丁等。

白芨

五、因生長特性（生長季節）而命名

・藥材的採摘時間和季節與藥性有關的，有些中藥是以此特性來命名。

藥物	生長特性
夏枯草	每到夏至後花葉開始枯萎而得名。
半夏	塊莖多在農曆五月間（仲夏）成熟，這時夏季剛過一半，故名半夏。
忍冬（藤）	藤葉即便到寒冷的冬天也不凋零故稱忍冬。（經冬不凋）

夏枯草

藥物	生長特性
冬蟲夏草	冬季是蟲，夏季是草，夏季採收。
冬青	葉子歷冬仍青。
萬年青	葉子四季長青。
桑寄生	寄生於桑樹。
迎春花	花開早春。
款冬花	花在冬季盛開。

冬蟲夏草

六、因入藥部位而命名

・以入藥部位來命名，如：植物的根、葉、花、果實、種子或動物的骨、角等。

藥用部位	藥物
根	麻黃根、葛根、山豆根、白茅根等。
果仁	杏仁、桃仁等。
果實	枳實、枸杞子等。
果皮	青皮、陳皮等。
種子	車前子、紫蘇子、萊菔子等。
花	菊花、雞冠花、金銀花、洋金花。
枝	桑枝、桂枝。
葉	桑葉、薄荷葉等。
骨	虎骨等。
角	犀角、鹿茸、羚羊角等。
其他	蟬衣、鱉甲、牛黃。

虎

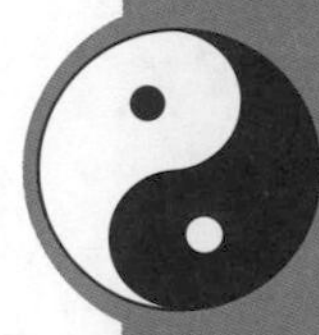

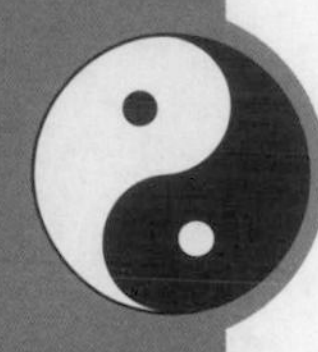

七、因產地得名（道地藥材）

・植物和它們的產地都是有對應的，同一植物如果生長在不同地方，它的特性也會變。

・道地藥材：指藥材貨眞質優的意思，是中藥學中控制藥材質量的一項獨具特色的綜合判斷標準。（「道地藥材」之詞，始見於《本草品匯精要》）

・「橘生淮南爲橘，生於淮北則爲枳」講的就是道地藥材的道理。

・中藥的產地和它們的藥性是相關的，有許多中藥因產地而得名。例如：

・巴豆、巴東忍冬（金銀花）。

・川芎、川貝母、川烏、川楝子、川牛膝、川白芷、川木通、銀柴胡（銀川）。

・房黨（房縣出產之黨參）。

・廟黨（巫山大廟出產之黨參）。

・北岸連（巫峽北岸一帶所產之黃連）。

・城口天麻（出產於大巴山麓之城口縣）。

・資丘木瓜（出產於峽東南岸之長陽縣）。

・廣防己、廣霍香、廣豆根、廣木香（廣東）。

・杭麥冬、杭白芷（杭州）。

・懷山（藥）、懷牛膝（河南）。

・多倫赤芍（內蒙古）。

・藏紅花（西藏）。

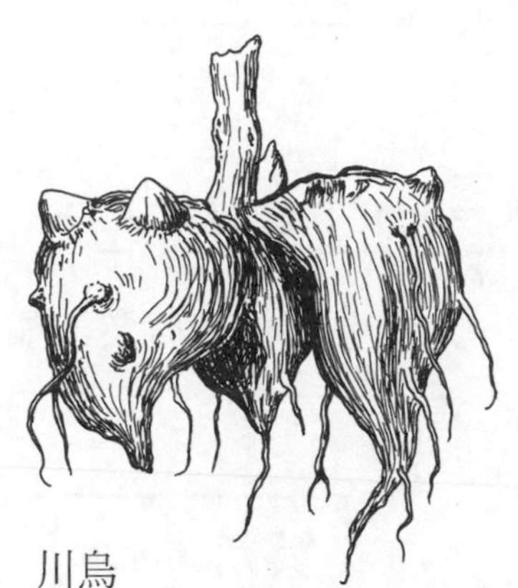

川烏

八、因紀念人名而命名（根據神話傳說得名）

・因故事傳說而命名，或以藥物發現者的姓名來命名

（1）因故事傳說而命名

・往往一味藥就是一個美麗動人的神話故事。

・有關長生不老、服藥成仙的神話故事最多。

・杜仲的傳說便是其中之一。

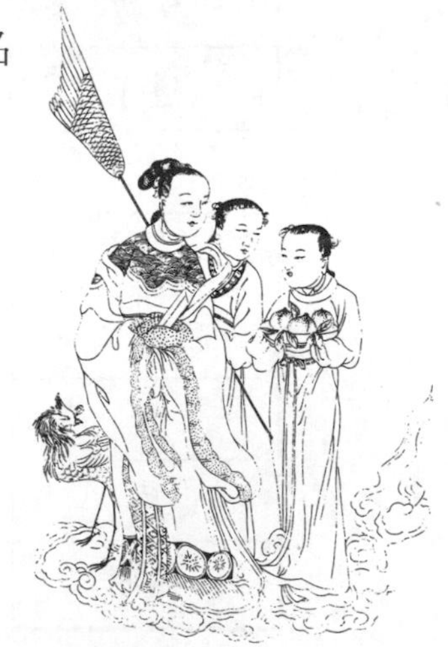

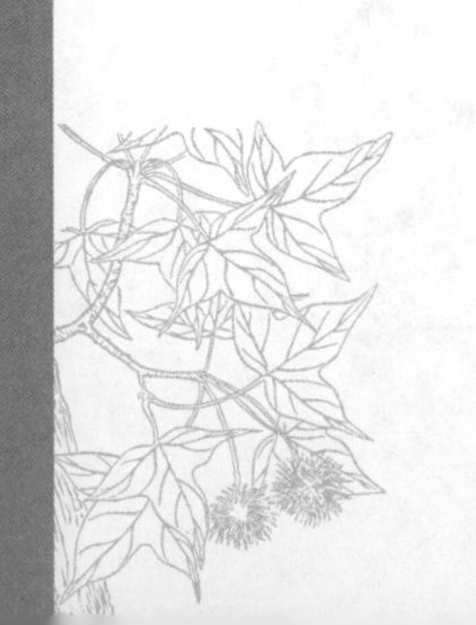

杜仲的傳說

・《本草綱目》描述道：古時候，有個叫杜仲的人，經常服食一種木本植物，後來竟得道成仙而去。

・杜仲，人名也。昔用杜仲服此得道，固此名之。後人把這種植物喚為「思仙」、「思仲」，或乾脆以其名「杜仲」稱之。

・其他：古代這類故事很多，大多記述某人服某藥得道成仙，如黃精、地黃、茯苓、菊花、枸杞等，這些藥都具有抗衰老作用。

（2）以藥物發現者的姓名來命名

・中藥徐長卿、何首烏、劉寄奴、使君子、牽牛子等就是這樣。

1.徐長卿：

・《抱樸子》載：古時一位醫生叫徐長卿，他常使用一種碾成粉末的小草治療各種瘟疫，人們於是稱此草藥為「徐長卿」。

2.何首烏：

・相傳古時有一姓何名田兒的人，身體虛弱，頭髮皆白，不曾有子，他在夜間看見一種籐本植物自行纏繞，很好奇，挖根煮吃，久而久之，身體好轉，頭髮變黑，壽長百餘歲，故有何首烏之名。

3.劉寄奴：

・《本草綱目》：宋代劉寄奴者，遇一大蛇射之，後知蛇是神替身，用此藥草治癒，為紀念而命名之。

・另有一說，此藥為寧高祖劉裕所發明，以他乳名寄奴命名。

4.使君子：

・《開寶本草》：古時潘州有郭使君善用此藥治療兒童蟲積病，效果特別好。後來，就把此草藥取名叫「使君」，以紀念郭使君這位良醫。

5.牽牛子：

・據說是因為醫生用這味藥治好病人的病，病家牽了一頭牛送給醫生作為酬謝，人們就稱這味藥為「牽牛子」。

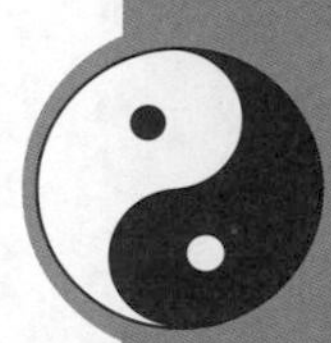

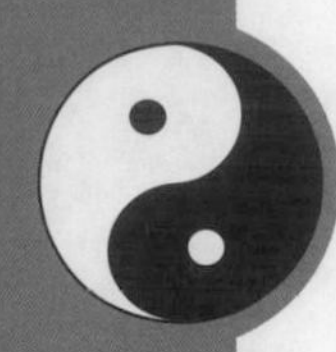

九、外來藥物的譯名（以譯音得名）

・國內不出產，靠國外進口的藥材，藥名常用譯音。如：

1.畢拔：

・唐・段成式《酉陽雜俎》載：該藥在拂林國（印度）呼爲「阿梨訶他」，出摩伽施國呼爲「畢撥梨」，進內地則直呼「畢拔」。

2.冠以番、胡字樣：如番木鱉、胡椒、胡麻等，其意義是表明這些藥當初並非國產。

3.其它：如阿魏、畢澄茄、曼陀羅、訶子（訶黎勒）等都是根據譯音而得名。

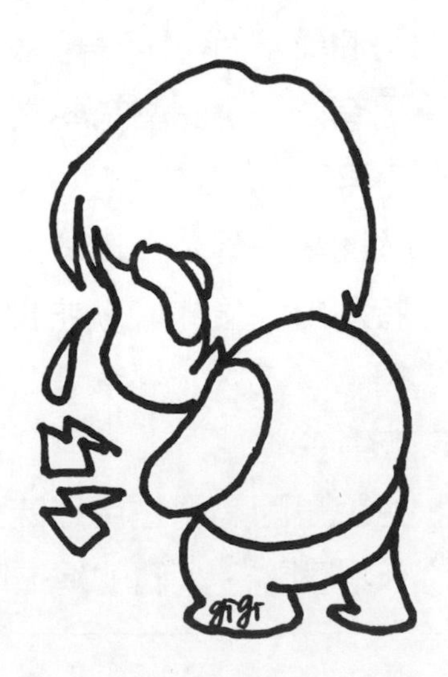

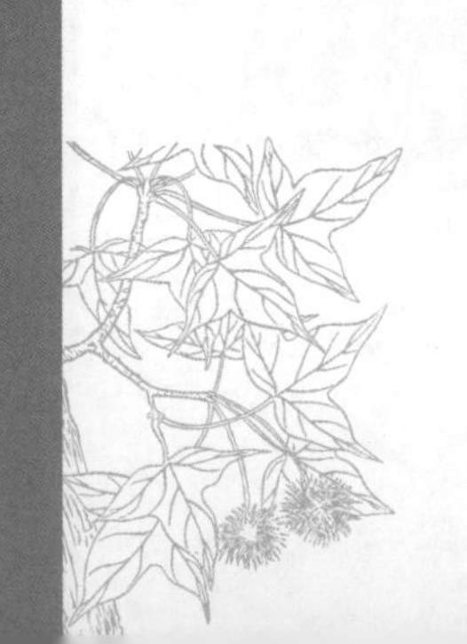

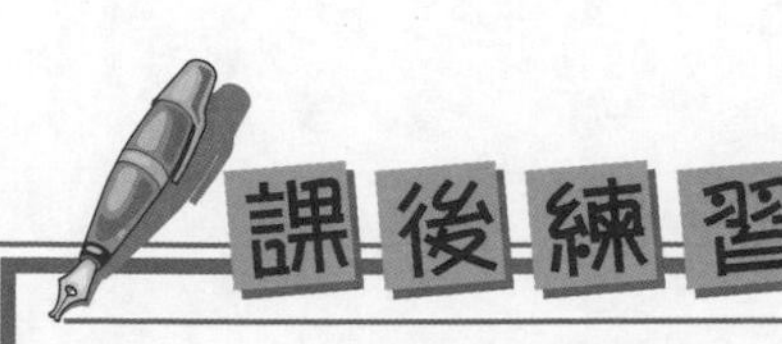

請說明下列藥物的名稱由來：(1)細辛；(2)鉤藤；(3)防風；(4)紅棗；(5)半夏；(6)杜仲；(7)胡椒；(8)何首烏；(9)川貝母；(10)杏仁；(11)玄參；(12)甘草；(13)鹿茸；(14)骨碎補；(15)車前子；(16)桑寄生。

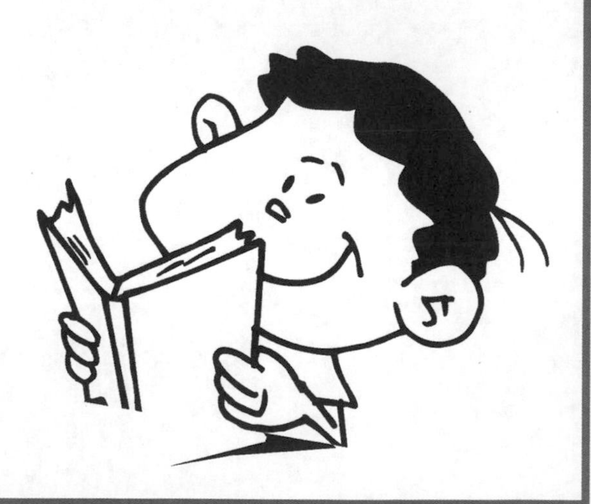

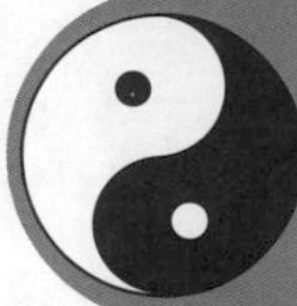

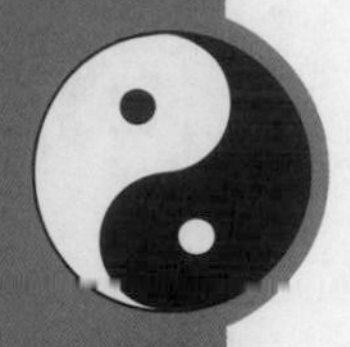

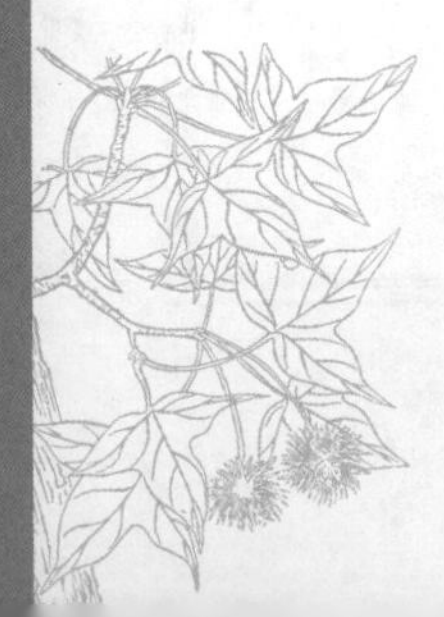

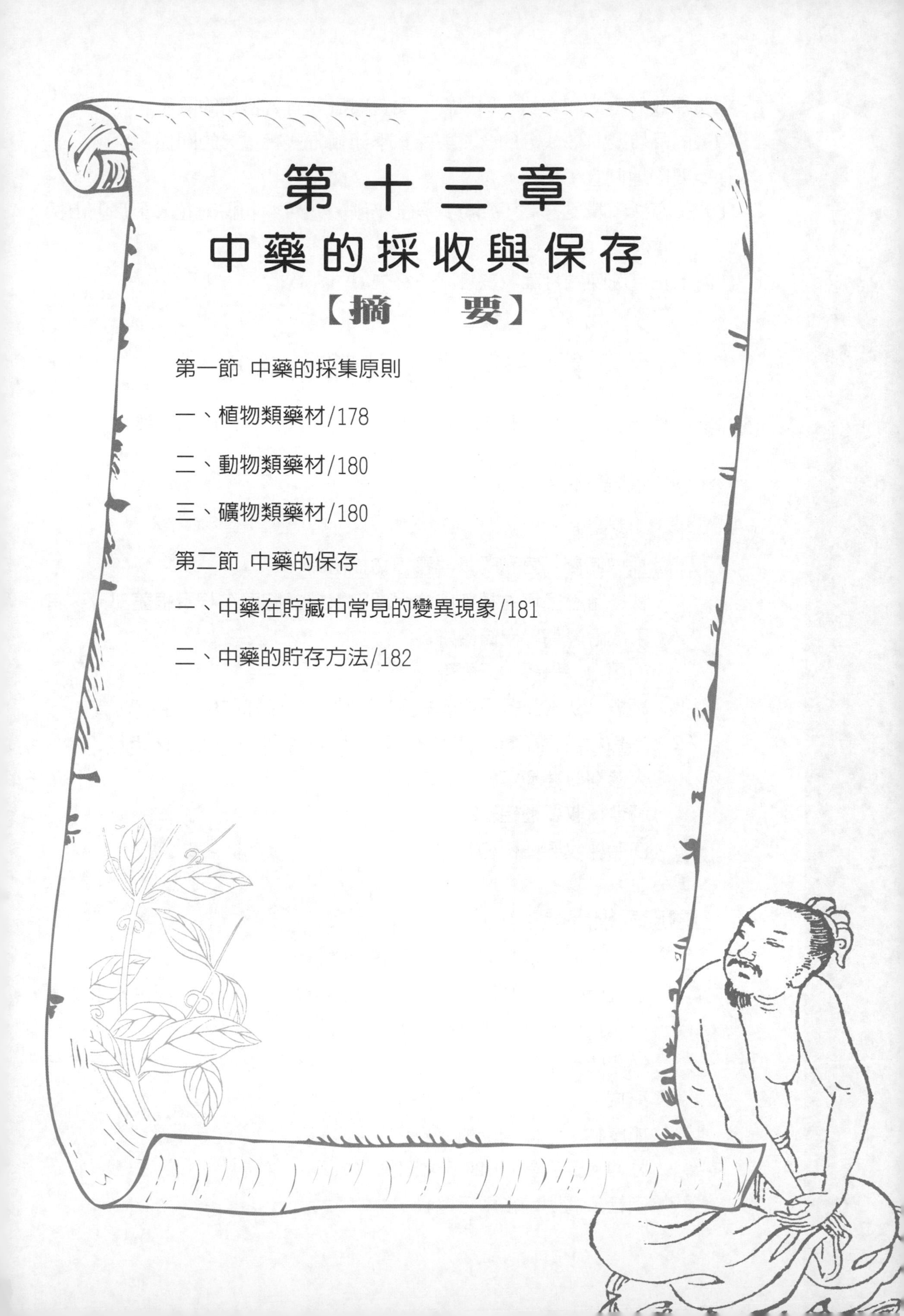

第十三章
中藥的採收與保存

【摘　　要】

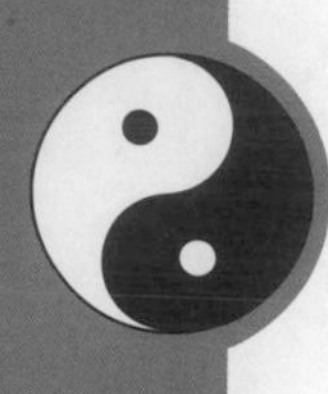

· 中藥採收的季節和方法，與藥物的性質與療效有著密切的關係。
· 中藥的品質及有效成分的含量與採集季節和方式有重大的關係。
· 採藥要因地制宜：如

北方：春採茵陳夏採蒿，知母黃芩全年刨，九月中旬採菊花，十月上山採連翹。

江南：正月茵陳二月蒿，三月蒿子當柴燒。

第一節 中藥的採集原則

· 中藥的採集原則分爲三類：植物類藥材、動物類藥材、礦物類藥材。

一、植物類藥材

（一）根及根莖類：

（1）採收時間，宜秋冬或早春植物抽苗時。

· 秋冬時為多年生植物的休眠期，養分多貯藏在根及根莖部分，有用成分最高，品質最好。
· 如葛根、丹參、天麻等。
· 葛根：秋末及冬季採收為實堅粉性，春天採收則完全無粉質。

（2）多數根及根莖類藥物需要1年以上才能採收，一般為2~5年。

· 人參採收要種植約5~7年。
· 黃耆採收要種植約2~3年。
· 白芍採收要種植約3~4年。

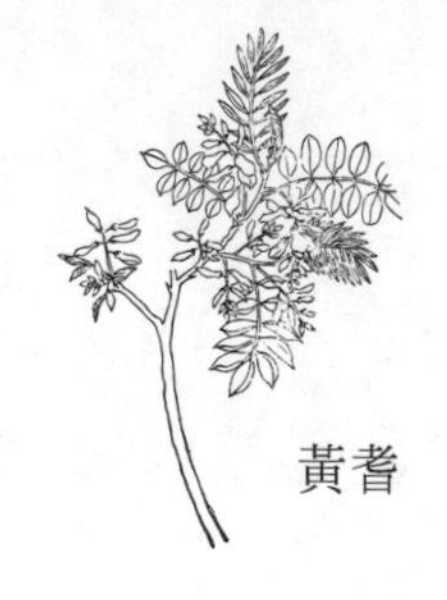
黃耆

（二）樹皮或根皮類：

（1）樹皮採收時間，以春、初夏間較適宜。

· 春夏時植物生長旺盛，從根吸收的營養，充分在皮部供給生長，皮肉養分充足，並且皮部與木部容易剝落採取。
· 採收樹皮不可環剝，祗可縱剝側面部分，以保持植物的生長避免死亡。
· 如厚朴、杜仲、黃柏等。
· 杜仲：要生長15~20年才可採收。
· 肉桂：清明前後雨天採收。

(2) 根皮採收時間，較宜在秋季採收。

- 挖取部分根而剝取根皮用之。
- 如桑白皮等。

杜仲

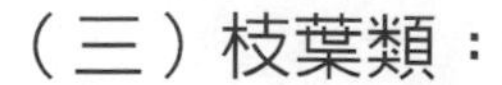

(三) 枝葉類：

- 採收時間，夏季。
- 植物生長充分旺盛、繁茂或開花時期採集。
- 如紫蘇葉、桑葉等。
- 人參葉夏季採收，葉濃綠。
- 紫蘇葉、艾葉在生長旺季採收。

(四) 花類：

- 採收時間，宜於含苞待放或花綻開時採收。
- 避免香氣散失，並宜在晴天的早晨採摘，採後迅速陰乾或曬乾，保持最佳品質。
- 如菊花、金銀花等。

(1) 採集花蕾者：金銀花、辛夷、槐花、丁香、芫花。

(2) 花粉盛開時採集者：蒲黃。

(3) 花初開及半開放時採集者：除蟲菊。

(4) 花盛開時採集者：菊花、旋覆花。

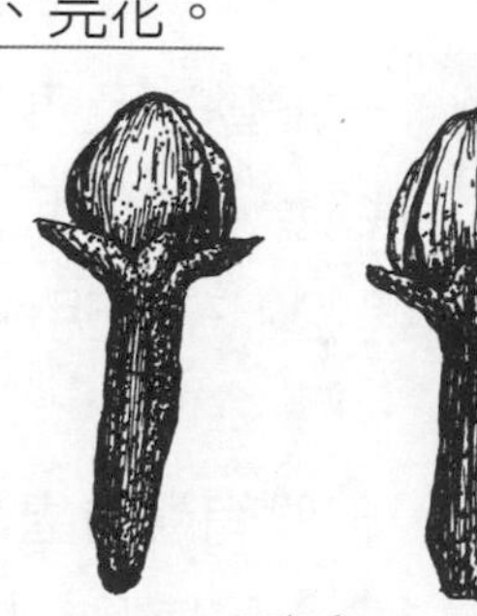

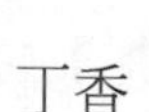

丁香

(五) 果實類：

(1) 採收時間，一般以充分成熟後採。

- 如枸杞、栝樓仁等。

(2) 少數採用未成熟果實。

- 如青皮、梅子等。

(六) 種子類：

- 採收時間，宜在初熟至完熟間採收，以避免種子散落，不易收集。
- 如決明子、望江南子等。

(1) 成熟果實的採收。

- 杏仁的採收：夏季果實成熟時採收，去果肉及核殼，取種子。

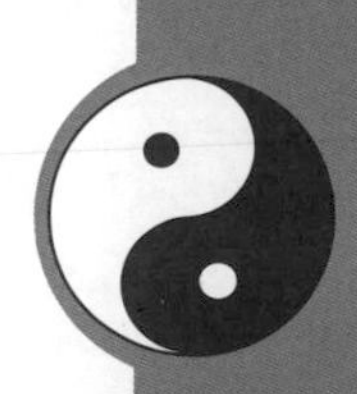

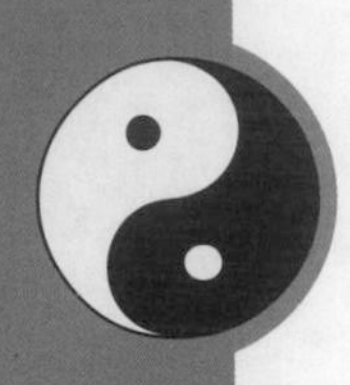

(2)初成熟果實的採收。

·蒴果或乾果，種子成熟後容易裂開或散落，如地膚子、急性子（鳳仙花子）等。

（七）全草類：

·採收時間，宜在植物生長充分茂盛或開花期間採收。

·一年生或較小植物則連根拔起。

·多年生草本植物割取地上部分。

·如益母草、澤蘭、蒲公英等。

二、動物類藥材

·動物種類的不同，採集也有所區別。

·鹿茸：在清明節後45～60天（五月中旬至七月上旬）之間鋸取，此時鹿茸只有兩岔，品質最優。

·桑螵蛸（螳螂卵）：3月中採收，過時會孵化。

·驢皮：以冬採者爲佳，其皮厚脂多，稱冬板。

蜈蚣

（一）一般動物及蟲類在活動時期捕捉。

·地龍：在6~8月捕捉此時數量多。

·蜈蚣：在清明前後剛開始活動較好捕捉。

（二）一般有翅的蟲類會在早晨露水未乾時棲息於植物上，此時不易起飛，易捕捉，如斑蝥。

（三）無一定之採收期，如雞內金。

三、礦物類藥材

·包括礦石、鹽、硝等，一般全年皆可採收。

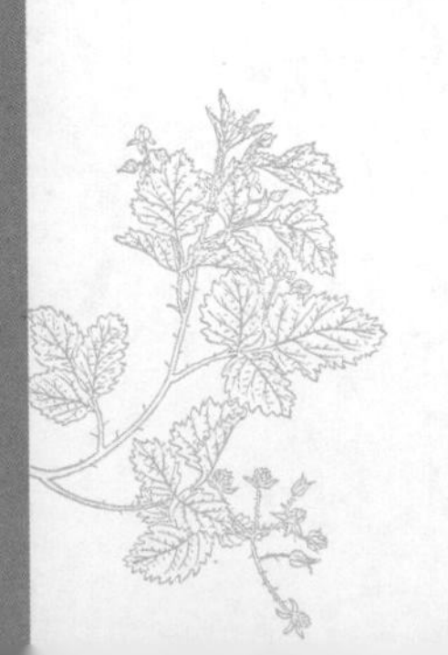

第二節 中藥的保存

- 中藥來自大自然，它的保存影響到它的效用，保存不當除了可能失去治療效果之外，嚴重者還可能使人食用後中毒。
- 中藥在貯藏中常見的變異現象，自然因素對中藥貯存的影響及貯存方法都是中藥保存所需要探討的。

一、中藥在貯藏中常見的變異現象

- 藥材貯藏中常見的變異現象有：發霉、蟲蛀、變色、泛油等。

（一）發霉

- 黴菌在藥材上面滋長的現象，稱為發霉。
- 發霉原因：空氣中存在著大量的真菌孢子，當這些孢子落在藥材上面，遇到適當的溫度（25℃左右）、溼度（空氣中相對溼度在85%以上，或藥材含水量超過15%），和足夠的營養條件下，就會萌發成菌絲，分泌酵素（酶）溶蝕藥材組織，使有效成分受到破壞而失效。
- 黴菌會分泌毒素，使用發霉的藥材可能使人產生拉肚子及中毒等症狀。

（二）蟲蛀

- 害蟲侵犯藥材而破壞藥材，使藥材失去其藥用價值。
- 藥材招蟲蛀的特徵：會形成孔洞、或產生蛀粉。
- 一般害蟲生長條件為：溫度16~35℃，相對溼度在60%以上，藥材含水量11%以上。

（三）變色

- 藥材色澤是藥材的品質標誌之一，藥材貯藏不當，其色澤會發生變異，品質改變。
- 變色原因：
  a. 有些藥材所含的成分結構中具有酚羥基，在酶的作用下經過氧化、聚合作用，形成大分子的有色化合物，如黃酮類、羥基蒽醌類、鞣質類的藥材較易變色。
  b. 藥材所含糖及糖酸類分解產生糖醛或其他類似化合物，具有活潑

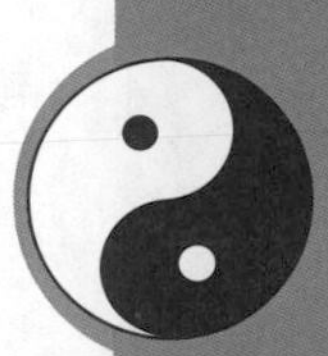

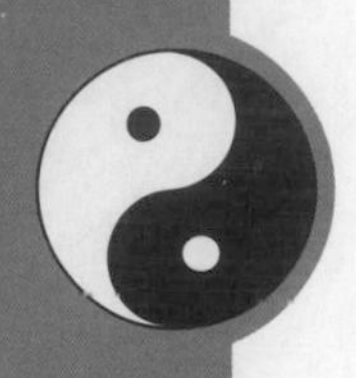

的羥基，可與一些含氮的化合物縮合成棕色色素。

c.藥材所含蛋白質中的胺基酸，可與還原糖作用產生大分子棕色物質。

d.藥材發霉、蟲蛀的過程，會造成藥材變色。

e.使用殺蟲藥劑而引起變色，如藥材經硫黃薰後，所產生的二氧化硫遇水形成亞硫酸，是還原劑，使藥材變色。

（四）泛油

・又稱「走油」，定義：

a.含油質藥材的油質泛於藥材表面，如柏子仁、杏仁、桃仁（含脂肪油）、當歸、肉桂（含揮發油）。

b.藥材受潮、變色、變質後泛出油樣物質，如天門冬、枸杞（含黏性糖質）。

・藥材泛油與貯藏的溫度及時間有相關性。

・有些藥材由於化學成分自然分解、揮發、昇華而不易貯藏，應注意貯存期限，如松香久貯，在石油醚中的溶解度降低；明礬、芒硝久貯易風化失水；洋地黃、麥角久貯成分易分解等。

二、中藥的貯存方法

・不同性質藥物採用不同的貯存方法，目的是要防止藥物受到潮溼、霉變、蟲蛀、強光及高溫（熱）等的破壞變質，而影響藥物的效用。

・中藥的貯存方法主要有：乾燥、高溫處理、冷藏處理、化學藥劑處理、經驗處理、充氮降氧儲藏。

（一）乾燥

・藥材貯藏前之處理需要乾燥，以避免藥材產生發霉或蟲蛀等情形。

（二）高溫處理

・高溫可以殺死害蟲，一般用曝曬、烘焙。

（三）冷藏處理

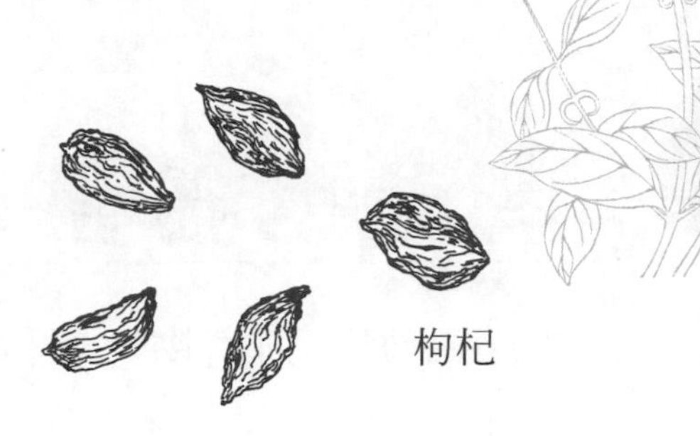

・低溫（-5℃以下）貯藏藥材，可以滅蟲、防止黴菌生長、以及防止變色、泛油等，如人參、枸杞、鹿茸等。

（四）化學藥劑處理

・要注意藥劑能消滅害蟲及黴菌，而不會影響藥材性質以及人體的安全。

（五）經驗處理

・用於數量不多的藥材，如澤瀉與牡丹皮同貯，澤瀉不生蟲，牡丹皮不變色；動物藥材如蘄蛇、海馬放入花椒可防蟲蛀變質；栝樓仁、哈士蟆油灑酒可防蟲、防霉；利用穀糠、乾砂埋藥防蟲；撒石灰防蟲等。

（六）充氮降氧儲藏

・將藥材貯存於密閉塑膠帳內，充氮氣使氧含量降到5%以下，在較短時間內可使害蟲缺氧窒息而亡；如防霉、防蟲，將含氧量控制在8%以下即可達到預期目的。

・充氮氣降氧法可保持藥材原有的品質，無化學製劑處理的殘留污染和對人體影響的問題。

・此法可用於如人參等貴重藥材，能確保藥材品質。

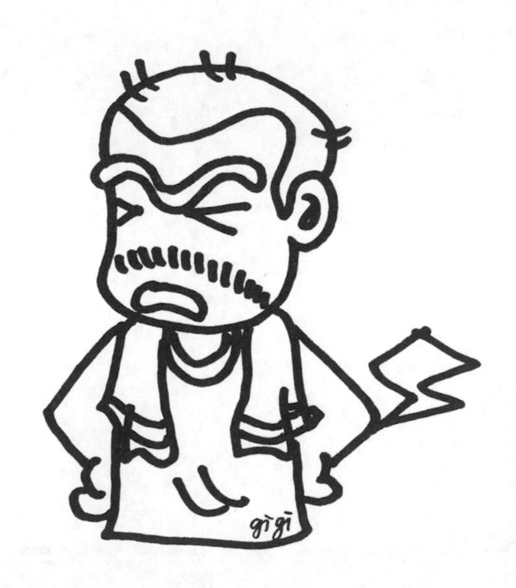

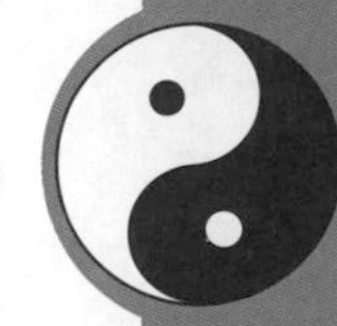

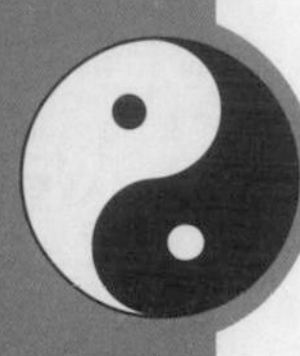

課後練習

1.請說明下列植物性藥材的最佳採收時間：(1)人參；(2)肉桂；(3)紫蘇葉；(4)枸杞子；(5)金銀花。

2.請說明下列動物性藥材的最佳採收時間：(1)鹿茸；(2)蜈蚣；(3)驢皮；(4)桑螵蛸；(5)地龍。

3.什麼是藥材走油？請舉例說明之。

4.中藥材的貯存方法中主要有那些方式，請舉例說明五種方法。

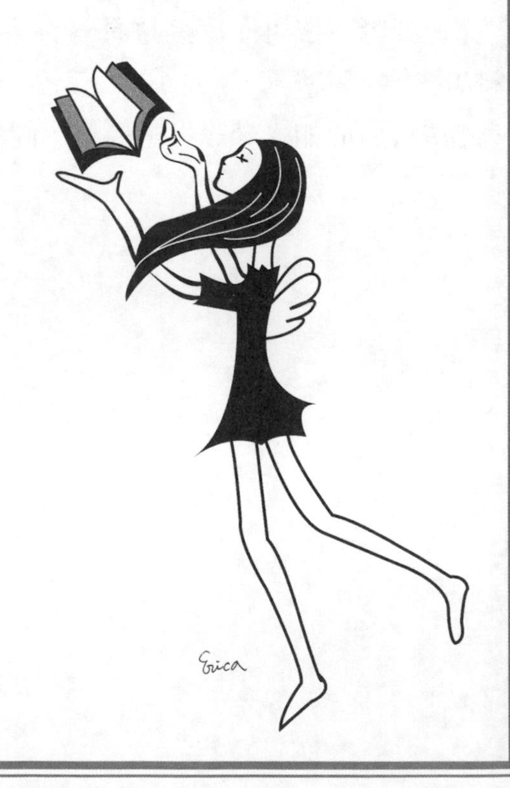

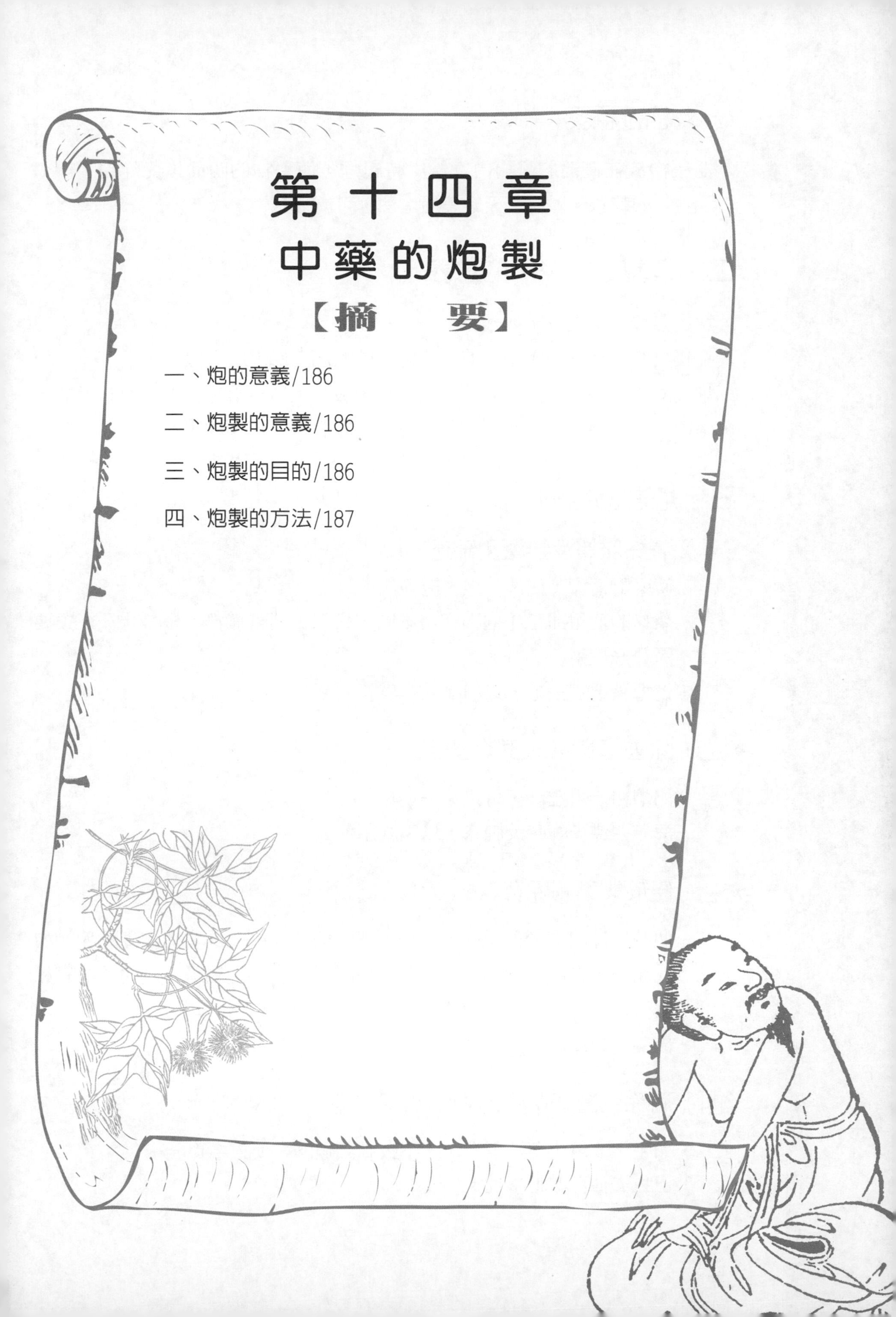

第十四章
中藥的炮製

【摘　　要】

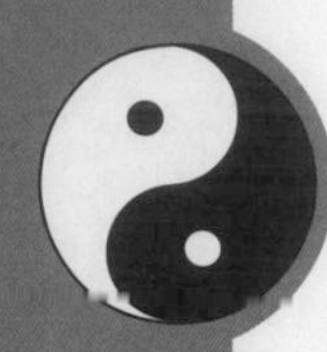

一、炮的意義

・把藥物放在高溫的鐵鍋內急炒片時起煙，使藥物的四面焦黃炸裂，叫做「炮」。如乾薑、附子、天雄等用炮法，可減弱烈性。

二、炮製（炮炙）的意義

・語出張仲景《金匱玉函經》。

・指藥材在製成各種劑型之前，經過不同的加工處理的過程。

・炮炙原來是兩種不同的製藥方法，以後被用來作爲藥材加工處理的總稱。

・南朝劉宋・雷斆的《炮炙論》就是敘述藥材加工處理的專書。

三、炮製的目的

（一）清除雜質及無藥用部份

・使藥物清潔，如洗，漂、泡等法。

・藥物的使用部位不同而作用不同，如麻黃葉可發汗，根是止汗，須要區分好使用。

・枇杷葉要刷去毛，以消除毛對氣管的刺激作用。

（二）除去腥臭氣味便於服用

・如椿白皮用麩炒，可以除去臭味。

・海藻要漂去鹹味及腥味，以利服用。

（三）便於製劑和保存

・便於粉碎和易於煎取有效成分：礦物類、介殼類或質地較硬的藥物如代赭石、磁石、牡蠣、鱉甲等，用醋處理後質地鬆脆，既便於粉碎和減少煎煮時間，也有助於煎出有效成分。

・使藥物乾燥，便於保存，用烘、曬、陰乾等法。

（四）消除或減低藥物的毒性和副作用

・如生半夏用生薑汁製過，才不致刺激喉嚨，使人中毒。

・巴豆去油可減低毒性。

・常山酒製可減弱其催吐的副作用。

（五）改變藥物性能

・如生地黃清熱涼血，酒蒸成爲熟地黃，就變爲性溫而補血。
・常山用醋製，催吐的作用加強，用酒製可減弱其催吐作用。
・蒲黃生用行血破瘀，炒黑成碳則能止血。
・何首烏生用能瀉下通便，製熟後則失去瀉下作用而專補肝腎。

（六）加強藥物療效

・治療咳嗽化痰的藥物如款冬花、紫菀等藥材蜜炙使用，因爲蜂蜜可增強潤肺止咳的作用。

四、炮製的方法

・炮製分爲：修治、水製、火製、水火合製以及其他製法等五類。
・「修治」爲藥材的前處理方式，包含淨製和切製兩種方法。
・「水製」有洗、漂、泡、漬、水飛等。
・「火製」有煅、燙、炮、煨、炒、烘、焙、炙等。
・「水火合製」有蒸、煮、淬等。
・「其他製法」有製霜、發酵、發芽等。
・以下介紹水製、火製、水火合製三類。

（一）水製

漂

・將藥材用流水或常換水浸漂，除去其毒性、鹽分雜質、腥味。
・如海藻、肉蓯蓉、鹽附子、半夏等用水製漂法。

泡（浸泡、漬）

・用水浸泡藥物。如枳殼、芍藥浸泡後使之柔軟，便於切片。
・當歸、桔梗等浸濕後放容器中經過一定時間即變軟容易切片，叫「伏」。
・桃仁、杏仁等放沸湯內浸泡，易於去皮尖，叫做「燀」（音「闡」）。

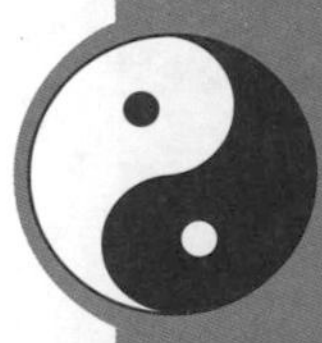

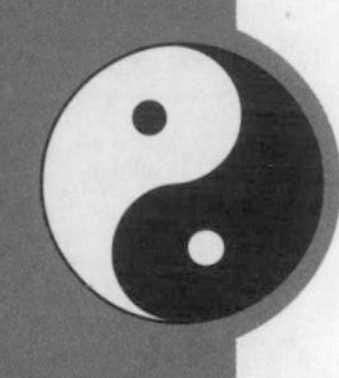

・用水將藥漸漸滲透，使它變軟，又不走失藥性，叫做「漬」。

水飛

・先將藥物碾成末，再放在乳缽內加水同研極細，又加入多量的水攪拌，將含有藥粉的水傾出，分出藥粉，使之乾燥，至成極細粉為度。

・礦石類如滑石、礦石、朱砂、爐甘石等，多經過水飛。

（二）火製

炒

・清炒（黃、焦、炭）：加固體輔料拌炒（麵炒、米炒、土炒）。

燙

・燙與炒相似，但燙的溫度較炒高，一般在200-300度，燙的中間傳熱體與炒不同，分為砂燙、滑石粉燙等。

炙

・藥材與液體輔料拌炒。分為蜜炙、酒炙、鹽水炙、醋炙、薑汁炙。

煅

・將藥材直接放入無煙爐火中或置於適宜的耐火容器中煅燒。

目的：藥材經過高溫（300-700度）處理，改變原有性質，使藥材質地疏鬆，便於粉碎與煎煮。

煨

・將藥材用吸附油質的輔料（濕面紙、濕紙等）包裹，置加熱的滑石粉中，或將藥物直接置於加熱的滑石粉或麥麩中；或將藥物鋪攤於吸油紙上，層層隔紙加熱。

目的：去除藥材中部分揮發性和刺激性成分，以緩和藥性，降低副作用。

烘

・將藥材置於近火處或利用烘房或烘箱，使所含的水分徐徐蒸發，以便於粉碎和貯藏。

焙

・利用文火烘乾，不需要經常翻動。

（三）水火合製

煮

・藥材與水或其他液體或其他藥材共煮。

例：白芍（清水煮）、何首烏（酒煮）、香附子（酒醋同煮）。

蒸

・用水蒸氣直接加熱，多用於滋補類生藥。

如地黃（酒蒸）、五味子（醋蒸）、女貞子（清蒸）等，藥材經蒸後，其顏色加深或變黑，甜味增加，藥性也有些改變，或有驅臭、矯味的作用。

淬

・藥材火中燒赤後，投入水或醋中，反覆操作數次，多用於礦物類藥材。

例：磁石、自然銅、代赭石等。

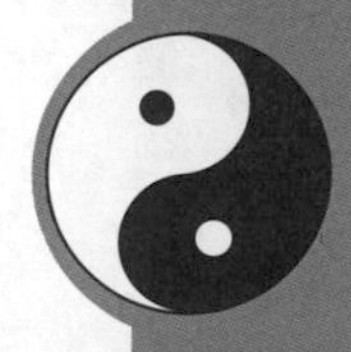

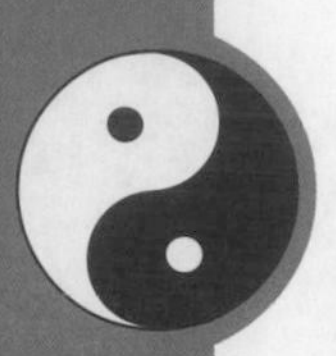

課後練習

1.炮製的意義爲何？

2.炮製的目的有那些？請舉例說明之。

3.杏仁的炮製方式爲何？

4.什麼是水飛法？舉例兩種適合水飛法炮製的藥材。

5.炮製方法有那些？請舉例說明之。

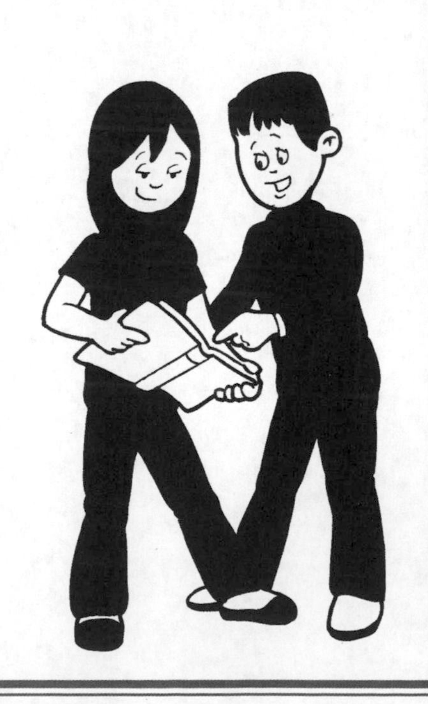

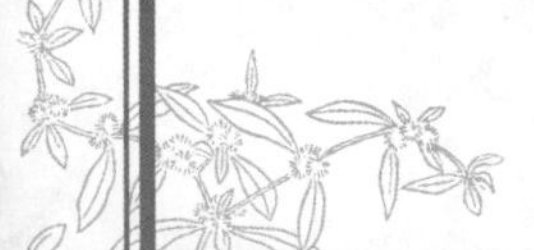

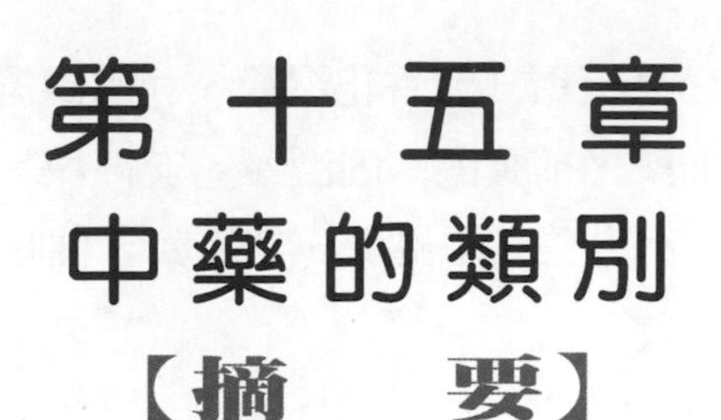

第十五章
中藥的類別

【摘　要】

中藥依功能作用分類

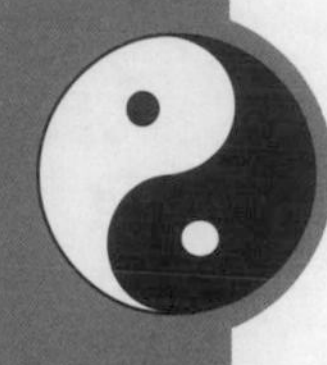

中藥依功能作用分類

‧解表藥、清熱藥、瀉下藥、芳香化濕藥、利水滲濕藥、袪風藥、溫裏袪寒藥、理氣藥、理血藥、補養藥、固澀藥、安神藥、芳香開竅藥、熄風鎮痙藥、化痰止咳藥、消導藥、驅蟲藥、外用藥、催吐藥。

一、解表藥

‧能發汗解除在表邪之藥物，即汗法所用之藥，稱爲解表藥。
‧解表藥主要可分爲兩類：
（一）辛溫解表藥；（二）辛涼解表藥。

（一）辛溫解表藥

‧藥物性味辛溫、能發汗力強，可治療表證。
‧藥物如麻黃、防風、荊芥、桂枝、細辛、羌活、白芷、蔥白、生薑、辛夷、紫蘇、香薷、藁本、芫荽。

（二）辛涼解表藥

‧藥物性味辛涼、能發汗力弱但有退熱作用，可治療表證。
‧藥物如牛蒡子、柴胡、升麻、葛根、薄荷、菊花、桑葉、蟬蛻、木賊、浮萍、淡豆豉、蔓荊子。

二、清熱藥

‧寒涼性質的藥物，可以清除火熱證，具有清熱、瀉火、涼血、袪暑、生津、解毒的作用。
‧適用於熱性病和其它雜病，以及膿瘍症出現熱證等。
‧主要可分爲六類：
（一）清熱瀉火藥；（二）清熱涼血藥；（三）清熱燥濕藥；
（四）清熱解毒藥；（五）清熱解暑藥；（六）清虛熱藥。

（一）清熱瀉火藥

‧能清氣分熱，對氣分實熱證，有瀉火泄熱的作用。
‧藥物如知母、梔子、石膏、天花粉、淡竹葉、蘆根、夏枯草、穀精

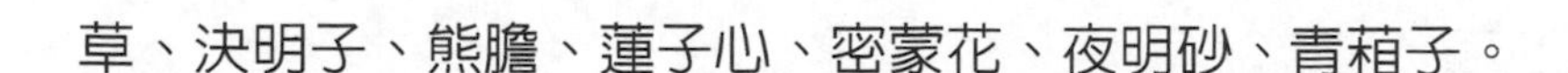

草、決明子、熊膽、蓮子心、密蒙花、夜明砂、青葙子。

（二）清熱涼血藥

· 能入血分，清血分熱，對血分實熱有涼血清熱的作用。
· 藥物如生地、玄参、牡丹皮、紫草、白薇、犀角、牛黃。

（三）清熱燥濕藥

· 一般性質偏為苦寒，有清熱燥濕作用的藥物。可用於濕熱證。
· 藥物如黃芩、黃連、黃柏、秦皮、龍膽草、苦參。

（四）清熱解毒藥

· 火熱極盛所致，稱為「熱毒」或「火毒」。
· 能清熱邪、解熱毒的藥物。
· 治療熱性病的裡熱盛及癰瘡、癤腫疔毒、斑疹等，即是清熱解毒法。
· 藥物如金銀花、連翹、大青葉、板藍根、射干、蒲公英、紫花地丁、青黛、白頭翁、白蘚皮、貫衆、敗醬草、白蘞。

（五）清熱解暑藥

· 清熱藥中可以解除感受暑熱而不挾濕的藥物。
· 藥物如西瓜皮、荷葉、綠豆、白扁豆。

（六）清虛熱藥

· 用於陰虛內熱證（發熱、骨蒸潮熱、手足心熱以及口燥咽乾、虛煩不寐、盜汗、舌紅少苔、脈細數等）。
· 藥物如地骨皮、青蒿、白薇。

三、瀉下藥

· 有瀉下或潤下作用的藥物。
· 可通導大便，消除積滯，蕩滌實熱，攻逐水飲。
· 瀉下藥主要分爲三類：
（一）攻下藥；（二）潤下藥；（三）峻下逐水藥。

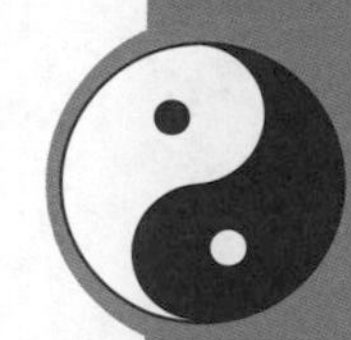

（一）攻下藥

· 有瀉下作用的藥物，以通導大便，消除積滯，蕩滌實熱。
· 藥物如大黃、芒硝、巴豆、番瀉葉。

（二）潤下藥

· 有潤滑作用的藥物。
· 可治療熱性病過程中津液損耗的便秘，或老年腸燥便秘或習慣性便秘，以及孕婦或產後便秘。
· 藥物如火麻仁、郁李仁。

（三）峻下逐水藥

· 瀉水作用峻烈的藥物，瀉出大量水份，可治療水腫實證。
· 藥物如牽牛子、大戟、芫花、甘遂、商陸、續隨子、葶藶子。

四、芳香化濕藥

· 氣味芳香，具有化濕運脾作用的藥物。
· 藥物如藿香、白豆蔻、草豆蔻、草果、蒼朮、佩蘭、砂仁、厚朴。

五、利水滲濕藥

· 能通利水道、滲泄水濕的藥物。
· 藥物如茯苓、豬苓、木通、澤瀉、車前子、滑石、防己、薏苡仁、茵陳蒿、冬瓜仁、瞿麥、萹蓄、石葦、冬葵子、萆解、金錢草、燈心草、赤小豆、通草。

六、祛風藥

· 能疏散風邪作用的藥物。
· 可以疏散經絡及肌肉、關節間留滯的風邪。
· 藥物如獨活、五加皮、秦艽、威靈仙、蠶砂、木瓜、臭梧桐、海桐皮、海風藤、伸筋草、桑枝、絡石藤、石南藤、虎骨、蒼耳子、豨簽草、白花蛇。

七、溫裏祛寒藥

・能溫散裡寒，治療裏寒證的藥物。
・藥物如附子、肉桂、乾薑、吳茱萸、丁香、小茴香、川椒、高良薑。

八、理氣藥

・有行氣解鬱、補中益氣作用的藥物。
・治療氣滯、氣逆、氣虛的方法。
・藥物如沉香、檀香、木香、降眞香、陳皮、青皮、大腹皮、枳實、枳殼、香附子、川楝子、烏藥、荔枝核、薤白、柿蒂。

九、理血藥

・主要有二類：止血藥和活血藥

（一）止血藥

・能抑制體內外出血作用的藥物。
・藥物如側柏葉、茜草根、三七、蒲黃、艾葉、槐花、地榆、白茅根、藕節、大薊、小薊、仙鶴草、白芨、百草霜、伏龍肝。

（二）活血藥

・能通利血脈、促進血液循環、消散瘀血作用的藥物。
・藥物如川芎、丹參、乳香、沒藥、益母草、桃仁、紅花、赤芍、牛膝、鬱金、薑黃、延胡索、蟅蟲、三稜、莪朮、五靈脂、澤蘭、穿山甲、王不留行、路路通、絲瓜絡。

十、補養藥

・能補充人體物質，增強機能，以提高抗病能力，消除虛弱證候的藥物，又稱補虛藥或補益藥。
・主要分爲四類：
（一）補氣藥；（二）補血藥；（三）補陽藥；（四）補陰藥。

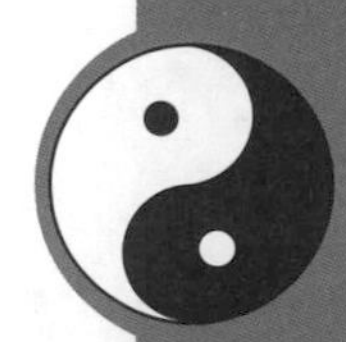

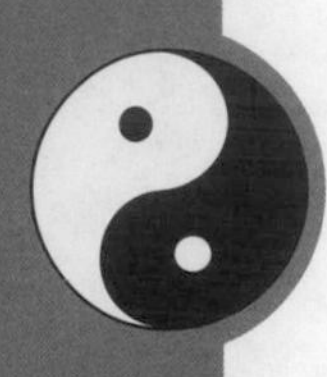

（一）補氣藥

・藥物如人參、黨參、黃耆、山藥、白朮、甘草、大棗、飴糖。

（二）補血藥

・藥物如當歸、熟地、白芍、何首烏、阿膠、枸杞子、桑椹、龍眼肉。

（三）補陽藥

・藥物如鹿茸、狗脊、杜仲、鎖陽、續斷、肉蓯蓉、冬蟲夏草、巴戟天、菟絲子、海馬、海龍、蛤蚧、紫河車、骨碎補、胡蘆巴。

（四）補陰藥

・藥物如沙參、石斛、天門冬、麥門冬、百合、女貞子、旱蓮草、鱉甲、龜板、桑寄生、玉竹。

十一、固澀藥

・澀可去脫，固澀藥以收斂固澀爲主要作用的藥物。

・藥物如山茱萸、五味子、金櫻子、覆盆子、桑螵蛸、海螵蛸、訶子、芡實、白果、烏梅、石榴皮、黃麻根、浮小麥、赤石脂、肉豆蔻。

十二、安神藥

・有安定神志功效的藥物。

・主要分爲二類：

（一）重鎮安神藥；（二）養心安神藥。

（一）重鎮安神藥

・藥物如朱砂、龍骨、牡蠣、珍珠、磁石、代赭石。

（二）養心安神藥

・藥物如酸棗仁、柏子仁、遠志、合歡皮。

十三、芳香開竅藥

・具辛香走竄之性，有開竅、醒神功效的藥物。
・藥物如麝香、蘇合香、安息香、龍腦、菖蒲。

十四、熄風鎮痙藥

・有平熄肝風或潛陽鎮靜作用的藥物又稱平肝熄風藥。
・藥物如羚羊角、殭蠶、天麻、鉤藤、全蠍、蜈蚣、地龍、石決明、白蒺藜。

十五、化痰止咳藥

・能祛痰或消痰作用的藥，稱爲化痰；能減輕咳嗽和喘息的藥，稱爲止咳平喘藥。
・主要可分爲三類：
（一）清化熱痰藥；（二）溫化寒痰藥；（三）止咳平喘藥。

（一）清化熱痰振作

・藥物如貝母、前胡、竹茹、竹瀝、天竺黃、栝樓仁、天花粉、昆布、海藻、胖大海。

（二）溫化寒痰藥

・藥物如半夏、天南星、白前、旋覆花、白芥子、桔梗、皀角、白附子。

（三）止咳平喘藥

・藥物如杏仁、紫蘇子、馬兜鈴、款冬花、紫菀、桑白皮、枇杷葉、百部。

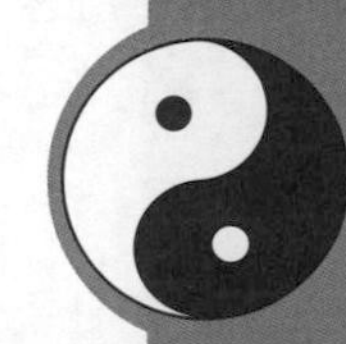

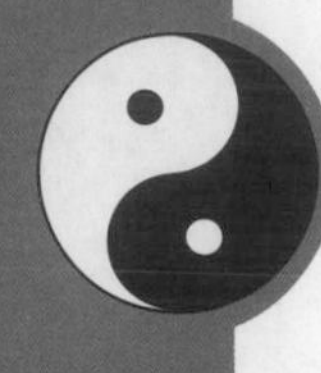

十六、消導藥

・具有消食化積功效的藥物。

・藥物如萊菔子、山楂、麥芽、穀芽、神曲、雞內金。

十七、驅蟲藥

・具有驅殺寄生蟲作用的藥物。治療人體寄生蟲病。

・藥物如使君子、鶴虱、苦楝根皮、檳榔、鴉膽子、榧子。

十八、外用藥

・外用爲主的藥物。

・藥物如雄黃、輕粉、明礬、硼砂、樟腦。

十九、催吐藥

・能促使嘔吐的藥物，又稱湧吐。

・藥物如瓜蒂、藜蘆。

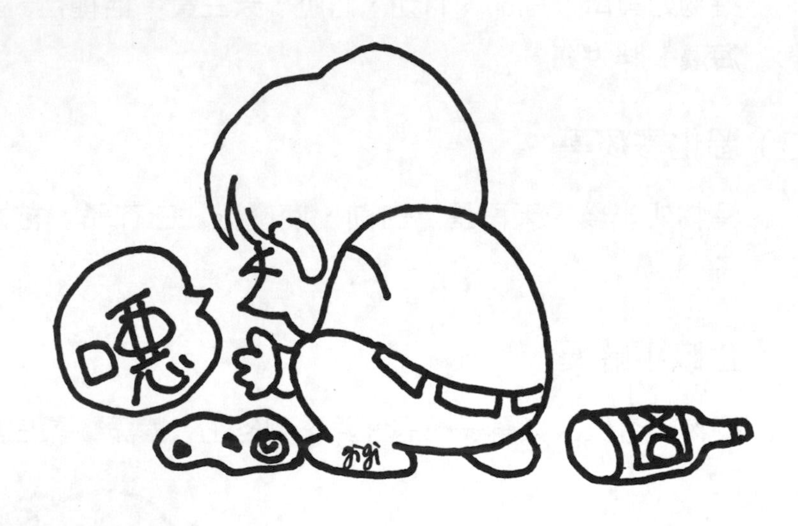

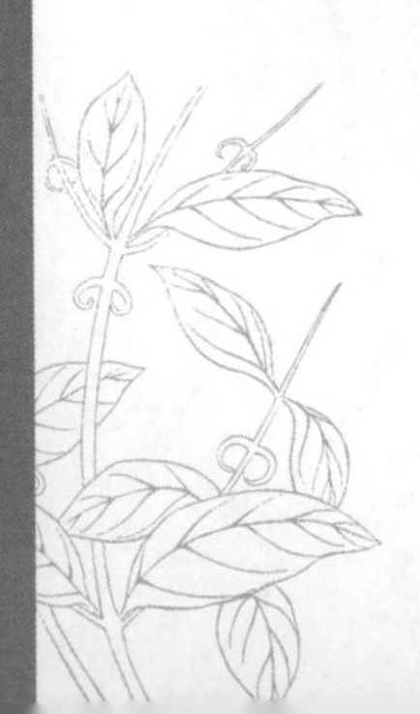

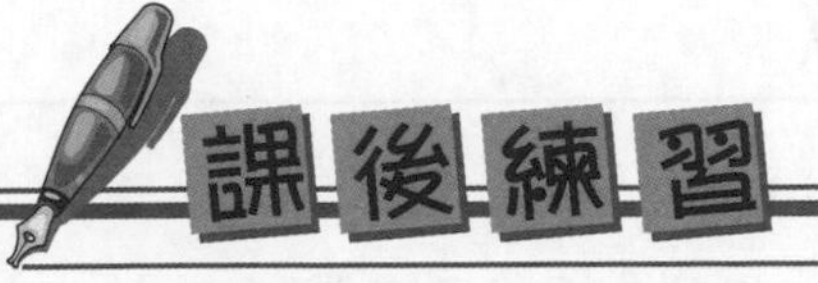

下列藥物以功能作用而言，分類上爲何類藥物？(1)黃芩；(2)菊花；(3)茯苓；(4)大黃；(5)石膏；(6)川芎；(7)黃耆；(8)熟地黃；(9)酸棗仁；(10)鹿茸。

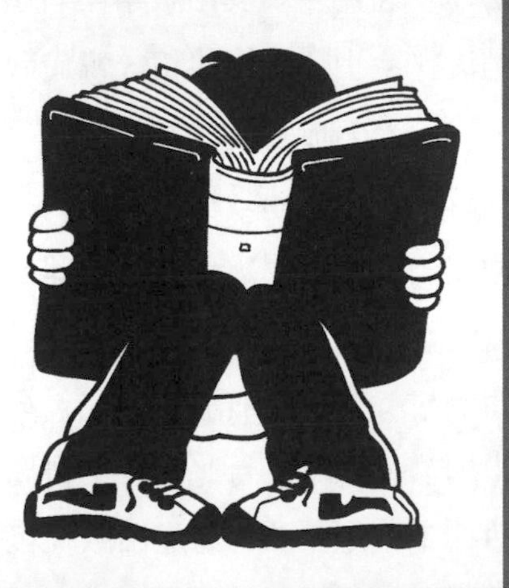

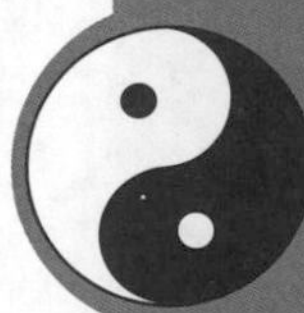

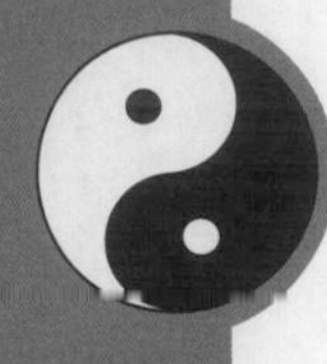

參考文獻

王文健：中醫藥學，上海，復旦大學出版社，2003。

王惟一：補註銅人腧穴鍼灸圖經，台中，文興出版事業有限公司，2004。

吳其濬：植物名實圖考(上、下)，台北，世界書局印行，1992。

汪訒庵：醫方集解，高雄，尙志文化出版社，1992。

周春才：中醫藥食圖典，北京，中國文聯出版社，2002。

林仲昆：中國漢方醫學概論，台中，昭人出版社，1980。

林宗旦、林宗平、林景彬：中藥藥理學，台北，華香園出版，1996。

林俊清：應用生藥學III 中國醫藥概論，高雄，富山出版社，1996。

姚瀾：分經本草，台中，文興出版事業有限公司，2004。

段逸山：素問通檢，台中，文興出版事業有限公司，2005。

段逸山：靈樞通檢，台中，文興出版事業有限公司，2005。

淩一揆：中藥學，台北，知音出版社，2002。

孫利群：中藥美容養顏，廣州，華南理工大學出版社，2002。

徐國鈞、何宏賢、徐珞珊、金蓉鶯等主編：中國藥材學，北京，中國醫藥科技出版社，1996。

張賢哲、蔡貴花：中藥炮製學，台北，國立編譯館，1992。

梁玉瑜：舌鑑辨正，台中，文興出版事業有限公司，2005。

陳澈：藥症忌宜，台中，文興出版事業有限公司，2004。

章廷珪重修：五彩繪圖增補針灸大成，上海，中原書局印行，1926。

喻本元、喻本亨、趙浚、金士衛、權仲和、韓尙敬：動物疾病治療驗方【牛篇】，台中，文興出版事業有限公司，2005。

趙浚、金士衛、權仲和、韓尙敬：動物疾病治療驗方【馬篇】，台中，文興出版事業有限公司，2005。

劉時覺：中醫學教程，北京，人民衛生出版社，2002。

謝文全：本草學，台中，文興出版事業有限公司，2004。

謝文全：食經概論(飲食養生大全)，台中，文興出版事業有限公司，2004。

謝明村：中藥學概論，台北，國立中國醫藥研究所出版，1996。

中國醫學史略，台北，啓業書局印行，1987。戴新民(發行人)

新編中藥炮製法，易道出版社發行，台中，1983。周隆鴻(發行人)

國家圖書館出版品預行編目資料

圖解中醫藥概論 / 林宗輝編著. --初版.--
臺中市：文興出版：彰化縣：明道管理學院
休閒保健學系發行，2006〔民95〕
面；　公分. --（大專用書：5）
ISBN：986-81740-9-0（平裝）
1. 中國醫藥 2. 方劑學（中醫）
413　95003380

圖解中醫藥概論

大專用書

❺　(D005)

發行單位：明道管理學院休閒保健學系
地址：523彰化縣埤頭鄉文化路369號
電話：(04)8876660轉7903　傳真：(04)8879013
編著兼發行人：林宗輝
共同發行人：洪心容
總策劃：黃世勳
執行監製：賀曉帆
美術編輯：林士民、蔡致光
封面設計：林士民
插圖繪製：張家嘉、劉盈君、江淑萍

歡迎郵政劃撥
戶名：文興出版事業有限公司
帳號：22539747

出版單位：文興出版事業有限公司
總公司：407臺中市西屯區漢口路2段231號
電話：(04)23160278　傳真：(04)23124123
營業部：407臺中市西屯區上安路9號2樓
電話：(04)24521807　傳真：(04)24513175
E-mail：wenhsin.press@msa.hinet.net
總經銷：紅螞蟻圖書有限公司
地址：114臺北市內湖區舊宗路2段121巷28號4樓
電話：(02)27953656　傳真：(02)27954100
初版：西元2006年3月
定價：新臺幣350元整
ISBN：986-81740-9-0(平裝)